Ethik in Seelsorge und Spiritual Care

Studies in Spiritual Care

Edited by
Simon Peng-Keller, Eckhard Frick,
Christina Puchalski and John Swinton

Band 16

Ethik in Seelsorge und Spiritual Care

Herausgegeben von
Michael Coors, Sebastian Farr, Christof Mandry
und Simon Peng-Keller

DE GRUYTER

Die Open-Access-Version dieser Publikation wurde vom Schweizerischen Nationalfonds zur Förderung der wissenschaftlichen Forschung unterstützt.

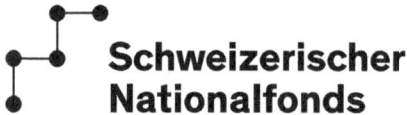

ISBN 978-3-11-914361-5
e-ISBN (PDF) 978-3-11-221951-5
e-ISBN (EPUB) 978-3-11-221968-3
ISSN 2511-8838
DOI https://doi.org/10.1515/9783112219515

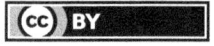

Dieses Werk ist lizenziert unter einer Creative Commons Namensnennung 4.0 International Lizenz. Weitere Informationen finden Sie unter http://creativecommons.org/licenses/by/4.0.

Library of Congress Control Number: 2025940166

Bibliografische Information der Deutschen Nationalbibliothek
Die Deutsche Nationalbibliothek verzeichnet diese Publikation in der Deutschen Nationalbibliografie; detaillierte bibliografische Daten sind im Internet über http://dnb.dnb.de abrufbar.

© 2025 bei den Autorinnen und Autoren, Zusammenstellung © 2025 Michael Coors, Sebastian Farr, Christof Mandry, Simong Peng-Keller, publiziert von Walter de Gruyter GmbH, Berlin/Boston. Genthiner Straße 13, 10785 Berlin.
Dieses Buch ist als Open-Access-Publikation verfügbar über www.degruyterbrill.com.
Druck und Bindung: CPI books GmbH, Leck

www.degruyterbrill.com
Fragen zur allgemeinen Produktsicherheit:
productsafety@degruyterbrill.com

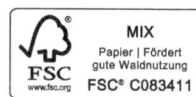

Inhalt

Michael Coors, Sebastian Farr, Christof Mandry, Simon Peng-Keller
Ethik, Seelsorge und Spiritualität im Gesundheitswesen —— 1

Christoph Rehmann-Sutter
Angesprochenwerden: Zur Adressierungsstruktur der Medizinethik —— 13

Hille Haker
Spiritual Care und Klinikseelsorge-Ethik: Konzepte, Methoden, Themen —— 33

Annette Haußmann und Thorsten Moos
Verantwortete Seelsorge: Plädoyer für eine ethische Professionalisierung der Klinikseelsorge —— 59

Lea Chilian
Mit Risiken und Nebenwirkungen ist zu rechnen: Belastungspotentiale von Spiritualität als ethische Aufgabe —— 95

Andrea Bieler
Zwischen Vulneranz und moralischer Verletzung: Moralisch-ethische Perspektiven im Kontext der Seelsorge —— 121

Traugott Roser
Wenn der Rat der Seelsorge gefragt ist: Zum Rollenverständnis der Seelsorge zwischen Spiritual Care und Ethik —— 143

Markus Zimmermann
Zusammenarbeit von Klinikseelsorge und klinischer Ethik bei schwierigen Lebensende-Entscheidungen: Überlegungen im Anschluss an das Nationale Forschungsprogramm „Lebensende" —— 159

Florian-Sebastian Ehlert
Spiritual Care und klinische Ethik: Über eine fruchtbare Beziehungsaufnahme zweier Perspektiven —— 177

Simon Peng-Keller
Ethische Grundlagen spezialisierter Spiritual Care —— 201

Register —— 219

Michael Coors, Sebastian Farr, Christof Mandry, Simon Peng-Keller
Ethik, Seelsorge und Spiritualität im Gesundheitswesen

Die Beiträge zu diesem Band beruhen auf Vorträgen, die im September 2021 im Rahmen der Tagung „‚Was willst Du, dass ich Dir tun soll?' – Ethik in Seelsorge und Spiritual Care" gehalten wurden. Wir freuen uns, dass sie hier in erweiterter und ausgearbeiteter Fassung der Fachöffentlichkeit zugänglich gemacht werden. Tagung und Publikation greifen einander überlagernde Diskurse auf, die beide an der Schnittstelle von Praktischer Theologie und theologischer Ethik situiert sind: Es geht um ethische Fragen, die im Kontext klinischer Seelsorge auftreten und die damit auch das umfassendere Feld interprofessioneller Spiritual Care betreffen, und die darüber hinaus grundsätzliche Fragen zum Verhältnis von Ethik und Spiritualität aufwerfen.

1 Ethik und Moral

Dass ethische Fragen in einer immer unübersichtlicher werdenden Gesellschaft und angesichts immer neuer technischer Herausforderungen Konjunktur haben, ist offensichtlich. Weniger klar scheint indes, was man dabei alles unter dem Begriff der Ethik zu verhandeln hat. Ethik, so lautet die gängige Lehrbuchdefinition, ist Reflexion von Moral[1] und der Begriff der Moral steht dabei gleichbedeutend mit dem älteren deutschen Begriff der Sitten. In der Ethik stehen also die Sitten des Umgangs miteinander, in denen Menschen ihr gemeinsames Leben gestalten, zur Diskussion. Es geht damit zum einen um Fragen nach dem, was Menschen einander tun dürfen oder auch müssen: Es geht um moralische Rechte und Pflichten. Solche präskriptiven normativen Geltungsansprüche stehen häufig im Zentrum der neuzeitlichen Ethik. Die Frage „Was darf ich (nicht) tun?" ist insbesondere in der an-

---

[1] Vgl. z.B. William K. Frankena, *Analytische Ethik: Eine Einführung* (München: dt. Taschenbuch Verlag, ²1975), 20; Tom L. Beauchamp und James F. Childress, *Principles of Biomedical Ethics* (New York/Oxford: Oxford University Press, ⁸2019), 1; Bettina Schöne-Seifert, *Grundlagen der Medizinethik* (Stuttgart: Alfred Kröner, 2007), 9f; Micha H. Werner, *Einführung in die Ethik* (Heidelberg: J.B. Metzler, 2020), 6–13; Paul Ricœur, *Das Selbst als ein Anderer*, Übers. Jean Greisch, (München: Wilhelm Fink, 2005), 6; Rochus Leonhardt, *Ethik* (Leipzig: Evangelische Verlagsanstalt, 2019), 3–5; Johann S. Ach und Ludwig Siep, „Was ist Ethik, was ist Moral?," in *Grundkurs Ethik*, Bd. 1, *Grundlagen*, ed. Johann S. Ach, Kurt Bayertz, Michael Quante und Ludwig Siep (Münster: Brill Mentis, 2008), 9–16, 10.

∂ Open Access. © 2025 bei den Autorinnen und Autoren, publiziert von De Gruyter. Dieses Werk ist lizenziert unter einer Creative Commons Namensnennung 4.0 International Lizenz.
https://doi.org/10.1515/9783112219515-001

gewandten Ethik wie der Medizinethik die Grundfrage ethischer Reflexion, weil es hier angesichts zunehmend komplexer werdender Handlungsalternativen ethisch begründete Antworten braucht. Ärzt*innen und forschende Mediziner*innen fragen danach, welche Behandlungsoptionen zulässig sind bzw. was im Rahmen der Forschung an Mensch und Tier erlaubt ist oder auch nicht. Der Wunsch nach klarer Orientierung und möglichst eindeutigen und konsensuellen Kriterien des richtigen Handelns steht hier gut begründet im Vordergrund.

Allerdings ist das nur ein – wenn auch sicher wichtiger – Ausschnitt dessen, worum es in der ethischen Reflexion auf Moral geht. Denn der Begriff der Sitten steht auch für die Kunst des individuellen wie des gemeinsamen Lebens, die Kunst der Lebensführung.[2] Es geht daher in der Ethik nie nur um die Reflexion präskriptiver Geltungsansprüche, sondern immer auch um evaluative Geltungsansprüche und Orientierungsgrößen, um die Lebensführung, das gute Leben und die moralischen Güter, an denen sich die Lebensführung und das Handeln ausrichten können – individuell, aber auch kollektiv. Ethik hat es mit der Reflexion auf das richtige Handeln und das gute Leben zu tun.[3] All diese Dimensionen der Moral hat der französische Philosoph Paul Ricœur in seiner Definition von Ethik auf den Punkt gebracht: Es geht in der Ethik um „das ‚gute Leben' mit Anderen und für sie in gerechten Institutionen".[4] Gerade der Blick auf die in medizinethischen Kontexten nach wie vor eher vernachlässigten Fragen des guten Lebens,[5] die Kunst der Lebensführung als Gegenstand der Ethik, verweist nun aber auf Schnittmengen

---

2 Das hat im Kontext der theologischen Ethik insbesondere betont: Trutz Rendtorff, *Ethik: Grundelemente, Methodologie und Konkretionen einer ethischen Theologie*, ed. Reiner Anselm und Stephan Schleissing, (Tübingen: Mohr Siebeck, ³2011), 11: „In der Ethik geht es darum, was eine einzelne Handlung im Zusammenhang der Lebensführung bedeutet." Vgl. auch Christof Mandry, „Christliche Lebensführung als Aufgabenstellung der theologischen Ethik," in *Den österlichen Mehrwert im Blick, Theologische Beiträge zu einer Kirche im Umbruch*, ed. Benedikt Kranemann und Maria Widl (Würzburg: Echter, 2012), 151–59.
3 Vgl. in diesem Sinne auch: Hans-Richard Reuter, „Grundlagen und Methoden der Ethik," in *Handbuch evangelische Ethik*, ed. Wolfgang Huber, Torsten Meireis und Hans-Richard Reuter (München: C.H. Beck, 2015), 9–124, 14.
4 Vgl. Ricœur, *Das Selbst als ein Anderer*, 210.
5 Vgl. Roland Kipke, „Das ‚gute Leben' in der Bioethik," *Ethik in der Medizin* 25 (2013): 115–28. Vgl. zur Aufnahme der Fragestellung in der aktuellen deutschsprachigen Medizinethik das Editorial zum Themenheft „Medizin und die Zeitstruktur des guten Lebens" in der Zeitschrift „Ethik in der Medizin": Claudia Wiesemann und Mark Schweda, „Medizin und die Zeitstruktur des guten Lebens," *Ethik in der Medizin* 35 (2023): 1–5.

zwischen dem Gegenstand der Ethik und der Praktischen Theologie, zwischen Moral und Spiritualität,[6] zwischen Ethik und seelsorglicher Praxis.[7]

2 Ethik und Seelsorge im Gesundheitswesen

In Gesundheitsinstitutionen tätige Seelsorge hat es in vielfacher Weise mit ethischen Entscheidungen über das richtige Handeln in klinisch komplexen Situationen zu tun. Insbesondere dort, wo sie involviert ist in strukturierte ethische Beratungsprozesse. Schon seit einigen Jahren lässt sich in der Praxis des Gesundheitswesens in der Schweiz wie auch in Deutschland beobachten, dass Seelsorgenden insbesondere im Kontext von Spitälern eine wichtige Funktion für den Umgang mit ethischen Konflikten zukommt. So waren es in den 1990er Jahren nicht nur die grossen konfessionellen christlichen Kirchen, die in Deutschland den Anstoss zum Aufbau erster klinischer Ethikkomitees gaben, sondern es waren seitdem und sind bis heute häufig – wenn auch bei weitem nicht immer – Seelsorger*innen in den Spitälern oder Kliniken, die wichtige Impulse zur Gründung von Ethikkomitees geben oder aber diese sogar selbst gründen und die Arbeit wesentlich stützen.[8] Die Gründe dafür sind vielfältig. Es hat z.E. schlicht mit der institutionellen Besonderheit zu tun, dass Seelsorgende in der Regel nicht in die Hierarchien des Spitals integriert sind, sondern von den Kirchen in die Spitäler entsandt sind. Sie haben damit eine Sonderstellung im System Krankenhaus, indem sie zugleich ‚Insider' und ‚Outsider' sind. Selbst da, wo sie von den Gesundheitsinstitutionen angestellt oder staatlich finanziert werden – das ist in der Schweiz wie so vieles „von Kanton zu Kanton verschieden" –, sind die Seelsorgenden diejenigen Personen, deren Charakteristikum wesentlich darin besteht, Zeit zu haben: Zeit zuzuhören, Zeit für spirituelle und existenzielle Kommunikation und auch für die Moderation schwieriger Prozesse. Seelsorgende sind gerade im Vergleich zu den anderen im Spital tätigen Berufsgruppen (Ärzt*innen, Pflegekräfte, Sozialar-

---

[6] Vgl. Lea Chilian und Michael Coors, „Zur moralischen Dimension von Spiritualität im Gesundheitswesen. Eine ethische Perspektive auf Spiritual-Care-Diskurse," *Zeitschrift für Evangelische Ethik* 67 (2023): 22–33.

[7] Vgl. Michael Coors, „Gesprächsräume als Urteilsräume. Der Beitrag der Seelsorge zur ethischen Urteilspraxis im Krankenhaus," *Wege zum Menschen* 67 (2015): 451–63.

[8] Vgl. Deutscher Evangelischer Krankenhausverband e.V. und Katholischer Krankenhausverband Deutschlands e.V. : Ethik-Komitee im Krankenhaus, Freiburg 1997, https://www.ev-medizinethik. de/damfiles/default/ev-medizinethik/dokumente/Texte.zip/Texte/Gesundheitswesen_Soziales/Ethik beratung/dekv_-_ethik-komitee.pdf-83dbcd1f6f80f79d6466bde324d9d269.pdf, [letzter Zugriff am 14.5.2024].

beiter*innen etc.) weniger durch Tätigkeitsstandards, Behandlungsrichtlinien und Zeitvorgaben darin festgelegt, wie sie ihre Arbeit gestalten. In dieser strikten Hinwendung zur existenziellen Situation der Klient*innen realisieren sie ihren spirituellen Auftrag.

Hinzu kommt sicher auch, dass Seelsorgende in mancher Hinsicht gut für die Aufgaben der Ethikarbeit im Klinikum qualifiziert sind. Sie verfügen qua Ausbildung über kommunikative Kompetenzen und sollten in der Lage sein, sich auf die individuellen Personen und ihre Problemlagen einzustellen und komplexe Prozesse zu moderieren.[9] Allerdings verfügen sie nicht unbedingt über im engeren Sinne ethische Kompetenzen im Allgemeinen – hier verstanden als die Befähigung zur kritischen Reflexion und Argumentation von moralischen Fragen – und medizinethische Kompetenzen im Besonderen. Diese Kompetenzen trifft man bei Seelsorgenden nur an, wenn sie diese in ihrem theologischen Studium und ihrer klinikseelsorglichen Weiterbildung erworben haben, und das ist – abhängig von den curricularen Voraussetzungen an den Studienorten – mal mehr, mal weniger intensiv der Fall. Die ethischen Reflexionskompetenzen, die im theologischen Studium in der Regel erworben werden, sind oft nicht praxisnahe genug, als dass sie für die ethischen Probleme der klinischen Praxis unmittelbar hilfreich wären. Darum zeigt sich hier ein erheblicher Bedarf an Weiterbildung und Qualifikation von Seelsorgenden.[10] Zugleich ergeben sich aus dem Engagement und auch der Erwartung, dass Seelsorgende sich in strukturierten ethischen Beratungsprozessen engagieren sollen, aber auch Fragen bezüglich der Rolle von Seelsorgenden im Schnittfeld von Seelsorge und klinischer Ethikberatung.

Die Einbindung von Seelsorgenden in strukturierte Prozesse der Ethikberatung ist dabei allerdings nur ein Phänomen unter vielen. Die qualitative Studie von Thorsten Moos et al. hat gezeigt, dass es vielmehr noch die informellen Gesprächssettings der Seelsorge sind, in denen ethische Fragestellungen zum Thema werden,[11] und in einer quantitativen Studien, die von zwei Herausgebern dieses Bandes mit verantwortet wurde, konnte gezeigt werden, dass aus der Perspektive der Seelsorgenden im deutschsprachigen Raum die ganz gewöhnlichen Seelsorge-

---

9 Vgl. für die Bedeutung der Kommunikation in der klinischen Ethik: Reiner Anselm, Hg., *Ethik als Kommunikation: Zur Praxis klinischer Ethik-Komitees in theologischer Perspektive* (Göttingen: Universitätsverlag Göttingen, 2008).
10 Vgl. Torsten Moos, Simone Ehm, Fabian Kliesch und Julia Thiesbonenkamp-Maag, *Ethik in der Klinikseelsorge: Empirie, Theologie, Ausbildung* (Göttingen: Vandenhoeck & Ruprecht, 2016), 301–14; Christof Mandry, Christian Sperneac-Wolfer und Gwendolin Wanderer, *Klinikseelsorgerinnen und Klinikseelsorger als medizinethische Akteure: Profil und Kompetenzen. Ergebnisse einer partizipativen Interview- Studie* (Frankfurt/Main: Fachbereich Katholische Theologie, 2019).
11 Vgl. Moos et al., *Ethik in der Klinikseelsorge*, 18.

gespräche derjenige Ort sind, an dem sie am häufigsten mit ethischen Fragestellungen konfrontiert werden.[12] Seelsorge ist also mit Blick auf Ethik nicht erst dann gefragt, wenn es in strukturierten ethischen Beratungsprozessen um die Frage geht, was getan werden darf oder muss, sondern Seelsorgende kommen vor allem ausserhalb dieser strukturierten Beratungsformen mit ethischen Fragen in Kontakt, nämlich im Gesprächen mit Klient*innen, die sich der Frage stellen: Was ist gut für mich? Was ist gut für meine An- und Zugehörigen? Wie will ich leben bzw. wie will ich dem Ende meines Lebens entgegen gehen? Solche Fragen sind ethische Fragen der Lebensführung: Es sind individuelle Fragen, aber als individuelle Fragen sind es nie Fragen, die ein Mensch für sich allein beantworten kann, sondern die in einen kommunikativen Prozess abgewogen und erörtert werden. Es sind aber auch Fragen, die diejenigen Menschen betreffen, mit denen die Betroffenen zusammenleben – Eltern, Kinder, Geschwister, Freund*innen. Das heisst, es geht – ganz im Sinne des oben angeführten Zitats von Ricœur – um die Frage nach dem guten Leben mit und für andere: Wie kann der (letzte) Weg im Leben gut gemeinsam gestaltet werden?

In der klassischen Medizinethik sind solche Fragen nach der Lebensführung bisher selten Thema.[13] Hier stehen v. a. Fragen nach Handlungsoptionen für diejenigen im Raum, die professionell im Gesundheitswesen handeln müssen, und da besteht sehr nachvollziehbar v. a. ein Interesse an klaren Regeln für das Handeln. Dieser pragmatische Kontext passt gut zusammen mit der prägenden Moral des Liberalismus, der Fragen der Lebensführung weitgehend den Individuen überlässt: Was das gute Leben ist, das hat jede und jeder für sich selbst zu entscheiden. So wenig diese grundsätzliche Individualität der Entscheidungen über das gute Leben in Frage gestellt werden soll, so wichtig scheint aber doch der Hinweis, dass allein die Delegation der Entscheidung an das Individuum den Abwägungsprozess des Individuums damit noch nicht aus dem sozialen Feld verdrängt. Schon Daniel Callahan insistierte darauf, dass damit die ethische Frage für die betroffenen Personen eigentlich erst anfängt.[14] Denn für die betroffenen Personen stellen sich

---

12 Vgl. Sebastian Farr, Traugott Roser und Michael Coors, „Ethical Conflicts in Healthcare Chaplaincy: Results of an Exploratory Survey Among Protestant Chaplains in Switzerland, Germany, and Austria," *Journal of Religion and Health* 62 (2023): 130–46, https://doi.org/10.1007/s10943-022-01681-8.
13 Vgl. Kipke, „Das ‚gute Leben' in der Bioethik," 115–28. Vgl. Wiesemann, und Schweda, „Medizin und die Zeitstruktur des guten Lebens," 1–5.
14 Vgl. Daniel Callahan, *Setting Limits: Medical Goals in an Aging Society* (Washington D. C.: Georgetown University Press, 2007), 176: „All too often, moral discussion of competent patients begins and ends with a declaration that they have a right to do with their lives as they please and to terminate their treatment when they choose to do so. That is legally true and long a part of our

nun Fragen danach, was denn das Gute ist, das sie wollen und das andere ihnen tun können. Die Frage „Was willst Du, dass ich Dir tun soll?" stellt die Angesprochenen vor die im medizinischen Kontext oft sehr komplexe Frage: Was will ich eigentlich – angesichts einer schweren Erkrankung mit unsicherer Prognose oder angesichts des bald sicher eintretenden Todes oder angesichts eines Lebens mit chronischen Schmerzen?[15]

Wie findet man in solchen Fragen zu einer Antwort? Ein wichtiges Element sind Gespräche. Denn selbstbestimmte ethische Urteilsbildung ist ein kommunikativer Prozess. Seelsorgende in Spitälern sind für Gespräche da, nehmen sich Zeit und haben dabei immer wieder mit Menschen zu tun, denen sich solche ethischen Fragen des guten Lebens stellen.[16] Darum verwundert es nicht, dass sie immer wieder in Seelsorgegesprächen mit derartigen Fragen konfrontiert werden.

3 Spiritual Care, Spiritualität und Ethik im Gesundheitswesen

Im Kontext eines ethischen Diskurses, der sich auf Fragen des richtigen Handelns fokussiert, können Fragen der Lebensführung mitunter gar nicht mehr als ethische Fragen adressiert werden und werden stattdessen manchmal als spirituelle oder auch existenzielle Fragen charakterisiert.[17] Das hat auch mit der Weite dieser Begriffe zu tun, aber eben auch damit, dass unter der Überschrift „Spiritualität" in Kontext konkret gelebter Religion immer schon auch Fragen der Lebensführung verhandelt wurden und werden. Das provoziert für Ethiker*innen allerdings die Frage, ob der Begriff der Spiritualität nicht inzwischen in bestimmten Kontexten eigentlich als Moral-Begriff fungiert, der dazu dient, moralische Überzeugungen über die Lebensführung in einem säkularen Gesundheitswesen zu kommunizieren – Überzeugungen also, die einer ethischen Reflexion bedürfen.

Diese Fragen haben im Kontext interprofessioneller Spiritual Care eine zusätzliche Dringlichkeit gewonnen. Im Zentrum dieses interdisziplinären und interprofessionellen Forschungs- und Praxisfeld steht das Anliegen, die ‚spirituelle

---

moral tradition. But why should that be thought, as it often is the case, to be the end of moral analysis? What should the individual with that right think about?".
15 Vgl. Christof Mandry und Gwendolin Wanderer, Hg., *Narrative Ethik in der Klinikseelsorge: Ethische und theologische Analysen und Diskussionen von Fallerzählungen* (Stuttgart: Kohlhammer, 2023), v. a. 143–47.
16 Vgl. Coors, „Gesprächsräume", 460–62.
17 Vgl. Lea Chilian und Michael Coors, „Zur moralischen Dimension von Spiritualität," *Zeitschrift für evangelische Ethik* 67 (2023): 22–33, 25.

Dimension' – in Verbindung mit der physischen und der psychosozialen Dimension – ins Gesundheitswesen zu integrieren.[18] Die spirituellen Bedürfnisse, die in diesem Zusammenhang verstärkt in den Blick der Gesundheitsversorgung treten, sind in vielfacher Weise mit Fragen existenzieller Lebensorientierung verknüpft und betreffen nicht selten auch therapie- und entscheidungsrelevante Überzeugungen sowie Haltungen. Hinzu kommt, dass sich mit dem Aufkommen interprofessioneller Spiritual Care die professionellen Rollen und deren Zusammenspiel verändern. Während Gesundheitsfachpersonen vor der Herausforderung stehen, bisher unberücksichtigte und unter einem gesellschaftlichen Tabu stehende Aspekte einzubeziehen, sehen sich Seelsorgende vor die Notwendigkeit gestellt, ihr professionelles Verständnis und ihren Ort innerhalb der Gesundheitsversorgung neu zu überdenken. Obwohl die Fragen um die klinische Integration der Seelsorge und ihrem therapeutischen Beitrag bereits in den 1970er Jahren intensiv diskutiert worden sind und die Grundanliegen einer integrierten und therapeutisch orientierten Seelsorge sich seelsorgetheoretisch und institutionell zu etablieren vermochten,[19] zeigt die jüngere, von einer grossen Verunsicherung geprägten Seelsorgediskussion, dass sie unerledigt geblieben sind und sie heute in einem Kontext beantwortet werden müssen, in dem der gesellschaftliche Einfluss und die finanziellen und personellen Ressourcen der Kirchen in starkem Rückgang begriffen sind. Das Ringen um eine angemessene Verortung kirchlich beauftragter Seelsorge findet sich auch in einigen der Beiträge zu diesem Band. Die Thematisierung von Seelsorge als Spiritual Care hat nicht zuletzt dazu geführt, dass das Thema der Spiritualität in der Seelsorge heute neu auf der Agenda der Seelsorge und der Praktischen Theologie steht. Während die deutschsprachige Seelsorgebewegung der 1970er und 1980er Jahren stärker zu einem psychologisch-psychotherapeutischen Vokabular neigte, wird klinische Seelsorge heute sehr viel selbstverständlicher wieder als eine spirituelle Aufgabe verstanden.

Wenn aber Spiritualität im Zuge von Spiritual Care wieder neu zu einem zentralen Thema der Seelsorge wird, dann wird man gut daran tun, auch die moralischen Dimensionen dieses Gegenstandes bewusst zu halten und zu thematisieren. Wir gehen davon aus, dass mit dem Begriff Spiritualität immer auch moralische Vorstellungen des Guten kommuniziert werden – zum Beispiel in der

---

[18] Simon Peng-Keller, Fabian Winiger und Raphael Rauch, *The Spirit of Global Health: The World Health Organization and the 'spiritual. dimension' of health* (Oxford: Oxford University Press, 2022), http://fdslive.oup.com/www.oup.com/academic/pdf/openaccess/9780192865502.pdf. Vgl. auch Ulrich H. J. Körtner, Sigrid Müller, Maria Kletečka-Pulker, Julia Inthorn, Hg., *Spiritualität, Religion und Kultur am Krankenbett* (Wien/New York: Springer, 2009).
[19] Vgl. Simon Peng-Keller, *Klinikseelsorge als spezialisierte Spiritual Care: Der christliche Heilungsauftrag im Horizont globaler Gesundheit* (Göttingen: Vandenhoeck & Ruprecht, 2021).

Rede von spirituellen Werten oder Haltungen, von Spiritualität als Thematisierung der Verbundenheit der Menschen oder als Kunst des Widerfahren-Lassens. Solche moralischen Güter verstehen sich nicht von selbst, sondern sind einer ethischen, kritischen Reflexion zugänglich bzw. bedürfen dieser. Gerade die theologische Ethik blickt dabei auf eine lange Tradition der ethischen Reflexion auf Spiritualität zurück.[20] Dabei war natürlich in der Regel die spezifisch christliche Form der Spiritualität im Blick. Doch lässt sich daraus manches für unsere gegenwärtigen Diskurse über Spiritualität, Ethik und Gesundheit lernen.

4 Zu den Beiträgen des Bandes

Am Anfang steht eine philosophische Reflexion auf die spirituelle Dimension ethischer Entscheidungsprozesse. *Christoph Rehmann-Sutter* greift die phänomenologischen Ausführungen von Emmanuel Lévinas zur Theorie der Alterität und den Begriff des Adressierungsverhältnisses von Judith Butler auf, um die Konstellation von Arztperson und Patient*in im Prozess der Entscheidungsfindung in der (klinischen) Ethik zu analysieren. Im Zentrum der Entscheidungssituation steht für ihn die Position des Anderen in seiner narrativen Identität. Der Einbezug der spirituellen Dimension (als Teil der narrativen Identität / Lebensgeschichte) in die Medizinethik wird damit auf einer dialogischen, fundamentalen Ebene bestimmt – und gerade nicht auf der Ebene der Methoden oder Ansätze. Mit ihr wird die Nichtselbstverständlichkeit der eigenen Position und die Einsicht, dass moralisches Urteilen über andere Menschen auch gewaltsam sein kann, zum Thema.

Hille Haker untersucht in ihrem Beitrag Konzepte und Methoden der Klinikseelsorge-Ethik und Spiritual Care-Ethik. Sie verweist dabei insbesondere auf die narrativen Deutungspotentiale dieser Zugänge. Klinikseelsorge-Ethik geht es um das gute Leben und nicht um eine vorschnelle Verengung auf Entscheidungsfragen. Verantwortung wird zum Zentralbegriff – ausbuchstabiert in vier Zugängen: Selbstsorge und Fürsorge, soziale Freiheit in Kooperation und Solidarität, Würde, Rechte und verletzliche Freiheit, sowie Recht und Gerechtigkeit. Der eigene Orientierungspunkt der Klinikseelsorge-Ethik liegt in der Zeugenschaft moralischer Solidarität.

Annette Haußmann und *Thorsten Moos* sehen in der Konfrontation der Klinikseelsorge mit klinischer Ethik nicht nur medizinische, rechtliche und ethische

---

20 So zählte im katholischen Fächerkanon die Theologie der Spiritualität (bzw. die *theologia ascetica*) lange als Subdisziplin der Moraltheologie. Vgl. Simon Peng-Keller, *Einführung in die Theologie der Spiritualität* (Darmstadt: WBG, 2010), 15–19.

Fragen berührt, sondern erkennen eine generelle professionsethische Herausforderung für die Seelsorge. In den konkreten Fällen überlagern sich häufig mehrere Ebenen, sodass eine klare Trennung zwischen einem „Seelsorgemodus" in der Individualseelsorge und stark institutionalisierten Formen der klinischen Ethikberatung nicht mehr tragfähig ist. Stattdessen schlagen sie ein heuristisches Strukturierungsmodell vor, das den Verantwortungsbegriff als Kern setzt.

In ihrem Beitrag untersucht *Lea Chilian* negative, krisenhafte und traumatische Erfahrungen mit Spiritualität im Kontext gesundheitlichen Hilfehandelns. Dafür identifiziert sie das Spiritualitätsverständnis im Gesundheitswesen als ethisch relevant und entwickelt eine erweiterte Prinzipienethik für eine verantwortbare Spiritual Care-Praxis, die den ambivalenten Aspekten von Spiritualität Rechnung tragen soll. Die Verantwortung der im Gesundheitswesen Handelnden für das spirituelle Wohlbefinden von Patient*innen stellt den Ausgangspunkt für weitergehende Überlegungen zur moralischen Involvierung der Hilfehandelnden und der Ausbildung einer ethischen Sensibilität (nicht nur) im Kontext von Seelsorge und Spiritual Care dar.

Andrea Bieler weist in ihrem Beitrag die Wahrnehmung und Deutung von Vulnerabilitätsphänomenen als eine zentrale Aufgabe seelsorglicher Praxis aus. In ihren Ausführungen wendet sie sich gegen ein defizitorientiertes Verständnis von Vulnerabilität – gerade in der fundamentalen Vulnerabilität verbinden sich Seelsorge- und Klient*innenseite. Besonderes Augenmerk legt sie dabei auf das Phänomen moralischer Verletzungen, das sie in vier Dimensionen von Vulnerabilität mit Blick auf seelsorgliche Gespräche aufschlüsselt.

Die in Deutschland virulente Debatte zur Rolle von kirchlicher Seelsorge im Kontext von assistierten Suiziden greift *Traugott Roser* in seinem Beitrag auf. Neben Begleitung in der Seelsorge, die im Sinne einer erweiterten Kasualpraxis gedeutet werden kann, stellt Seelsorge insbesondere Schutzräume als Angebot zur Verfügung. In diesen Schutzräumen wird eine Distanz zur eigentlichen Entscheidungssituation ermöglicht. Auch läuft die Beratung nicht zwangsläufig auf eine Urteilsbildung hinaus. Seelsorge zeichnet sich auch hier durch einen sensiblen Umgang mit subjektivem Empfinden von Vulnerabilität aus – hierin liegt ihre eigene Wirksamkeit sowie das Spezifikum von Seelsorge in einem umfassenden Care-Konzept.

Der Beitrag von *Markus Zimmermann* untersucht die Zusammenarbeit von Klinikseelsorge und klinischer Ethik am Beispiel schwieriger Entscheidungen am Lebensende. Die leitende These dabei ist, dass es nur begrenzte Möglichkeiten der Zusammenarbeit der verschiedenen Disziplinen aufgrund von Unterschieden in Rolle und Selbstverständnis gibt. Während Seelsorge sich an der Einzelperson orientiert und dabei in kritische Distanz zur Organisation und den dazugehörigen Entscheidungsprozessen stellt, treten Ethikfachpersonen eher in kritische Distanz zu den persönlichen Schicksalen. Im Einzelfall zeigen sich dann jedoch auch fruchtbare Elemente einer Zusammenarbeit, die insbesondere im Einbringen von existenziellen und wertebasierten Anliegen in die Beratungsprozesse liegen. So können eudaimonistische Ethikansätze (z. B. das gute Leben und Sterben betreffend) in die normativen Entscheidungsprozesse über Maßnahmen eingetragen werden.

Florian-Sebastian Ehlert geht in seinem Beitrag den Wechselwirkungen von Spiritual Care und klinischer Ethik nach. Spiritualität liegt immer schon als Dimension im Gesundheitswesen vor und hat somit Einfluss auf zu treffende Entscheidungen. Im Anschluss an Patrick Schuchter kritisiert er eine Engführung klinischer Ethik auf moralische Dilemmasituationen und aktuelle Handlungsentscheidungen und plädiert für die Frage, wie sich Sorge in Einzelfällen, in der Institution und im Gesundheitswesen insgesamt realisieren lässt. Darin werden Phänomene von Spiritualität bzw. ihre bewusste Ausgestaltung als Spiritual Care aufgenommen.

Der Beitrag von *Simon Peng-Keller* erkundet abschliessend die ethischen Grundlagen klinischer Seelsorge im Horizont interprofessioneller Spiritual Care. Als Leitfaden dient ihm die Beobachtung Peter Sedgwicks, dass klinikseelsorgliches Handeln sich in normativer Hinsicht in einem doppelten ethischen Rahmen bewegt: dem medizinethischen und jenem einer bestimmten religiösen (gegebenenfalls auch humanistischen) Tradition. Dazu werden einerseits zwei nordamerikanische Ethikkodizes jüngeren Datums analysiert und andererseits der Vorschlag diskutiert, spezialisierte Spiritual Care durch eine ethische Orientierung zu profilieren.

Literatur

Ach, Johannes S. und Ludwig Siep. „Was ist Ethik, was ist Moral?." In *Grundkurs Ethik.* Bd. 1, *Grundlagen.* hg. v. Johann S. Ach, Kurt Bayertz, Michael Quante und Ludwig Siep, 9–16. Münster: Brill Mentis, 2008.

Anselm, Reiner. Hg. *Ethik als Kommunikation: Zur Praxis klinischer Ethik-Komitees in theologischer Perspektive.* Göttingen: Universitätsverlag Göttingen, 2008.

Beauchamp, Tom L. und James F. Childress. *Principles of Biomedical Ethics.* New York/Oxford: Oxford University Press, [8]2019.

Callahan, Daniel. *Setting Limits: Medical Goals in an Aging Society.* Washington D. C.: Georgetown University Press, 2007.

Chilian, Lea und Michael Coors. „Zur moralischen Dimension von Spiritualität im Gesundheitswesen. Eine ethische Perspektive auf Spiritual-Care-Diskurse." *Zeitschrift für Evangelische Ethik* 67 (2023): 22–33.

Coors, Michael. „Gesprächsräume als Urteilsräume. Der Beitrag der Seelsorge zur ethischen Urteilspraxis im Krankenhaus." *Wege zum Menschen* 67 (2015): 451–63.

Deutscher Evangelischer Krankenhausverband e.V. und Katholischer Krankenhausverband Deutschlands e.V.: Ethik-Komitee im Krankenhaus, Freiburg 1997. https://www.ev-medizinethik.de/damfiles/default/ev-medizinethik/dokumente/Texte.zip/Texte/Gesundheitswesen_Soziales/Ethikberatung/dekv_-_ethik-komitee.pdf-83dbcd1f6f80f79d6466bde324d9d269.pdf [letzter Zugriff am 14.5.2024].

Farr, Sebastian, Traugott Roser und Michael Coors. „Ethical Conflicts in Healthcare Chaplaincy: Results of an Exploratory Survey Among Protestant Chaplains in Switzerland, Germany, and Austria." *Journal of Religion and Health* 62 (2023): 130–46. https://doi.org/10.1007/s10943-022-01681-8.

Frankena, William K. *Analytische Ethik: Eine Einführung.* München: dt. Taschenbuch Verlag, ^{2}1975.

Kipke, Roland. „Das ‚gute Leben' in der Bioethik." *Ethik in der Medizin* 25 (2013): 115–28.

Körtner, Ulrich H. J., Sigrid Müller, Maria Kletečka-Pulker und Julia Inthorn, Hg. *Spiritualität, Religion und Kultur am Krankenbett.* Wien, New York: Springer, 2009.

Leonhardt, Rochus. *Ethik.* Leipzig: Evangelische Verlagsanstalt, 2019.

Mandry, Christof. „Christliche Lebensführung als Aufgabenstellung der theologischen Ethik." In *Den österlichen Mehrwert im Blick, Theologische Beiträge zu einer Kirche im Umbruch,* hg. v. Benedikt Kranemann und Maria Widl, 151–59. Würzburg: Echter, 2012.

Mandry, Christof, Christian Sperneac-Wolfer und Gwendolin Wanderer. *Klinikseelsorgerinnen und Klinikseelsorger als medizinethische Akteure: Profil und Kompetenzen. Ergebnisse einer partizipativen Interview- Studie.* Frankfurt/Main: Fachbereich Katholische Theologie, 2019.

Mandry, Christof und Gwendolin Wanderer. Hg. *Narrative Ethik in der Klinikseelsorge: Ethische und theologische Analysen und Diskussionen von Fallerzählungen.* Stuttgart: Kohlhammer, 2023.

Moos, Thorsten, Simone Ehm, Fabian Kliesch und Julia Thiesbonenkamp-Maag. *Ethik in der Klinikseelsorge: Empirie, Theologie, Ausbildung.* Göttingen: Vandenhoeck & Ruprecht, 2016.

Peng-Keller, Simon, Fabian Winiger und Raphael Rauch. *The Spirit of Global Health: The World Health Organization and the 'spiritual. dimension' of health.* Oxford: Oxford University Press, 2022. http://fdslive.oup.com/www.oup.com/academic/pdf/openaccess/9780192865502.pdfL.

Peng-Keller, Simon. *Klinikseelsorge als spezialisierte Spiritual Care: Der christliche Heilungsauftrag im Horizont globaler Gesundheit.* Göttingen: Vandenhoeck & Ruprecht, 2021.

Peng-Keller, Simon. *Einführung in die Theologie der Spiritualität.* Darmstadt: WBG, 2010.

Rendtorff, Trutz. *Ethik: Grundelemente, Methodologie und Konkretionen einer ethischen Theologie.* hg. v. Reiner Anselm und Stephan Schleissing. Tübingen: Mohr Siebeck, ^{3}2011.

Reuter, Hans-Richard. „Grundlagen und Methoden der Ethik." In *Handbuch evangelische Ethik,* hg. v. Wolfgang Huber, Torsten Meireis und Hans-Richard Reuter, 9–124. München: C.H. Beck, 2015.

Ricœur, Paul. *Das Selbst als ein Anderer,* übers. v. Jean Greisch. München: Wilhelm Fink, 2005.

Schöne-Seifert, Bettina. *Grundlagen der Medizinethik.* Stuttgart: Alfred Kröner, 2007.

Werner, Micha H. *Einführung in die Ethik.* Heidelberg: J.B. Metzler, 2020.

Wiesemann, Claudia und Mark Schweda. „Medizin und die Zeitstruktur des guten Lebens." *Ethik in der Medizin* 35 (2023): 1–5.

Christoph Rehmann-Sutter
Angesprochenwerden:
Zur Adressierungsstruktur der Medizinethik

Die sozialen Realisierungsformen klinischer Ethikberatung, die sich in den letzten Jahrzehnten entwickelt haben, sind vielfältig und unterscheiden sich zum Teil beträchtlich.[1] Es gibt inzwischen einen reichen Erfahrungsaustausch, auch über die Sprachgrenzen hinweg. Die im Jahr 2010 von der deutschen *Akademie für Ethik in der Medizin* verabschiedeten und breit zur Kenntnis genommenen „Standards für Ethikberatung in Einrichtungen des Gesundheitswesens" legen sich nicht auf eine bestimmte Gestaltungsform klinischer Ethikberatung fest, sondern formulieren Qualitätskriterien und Basisanforderungen, die sich an „Strukturen wie z. B. Ethik-Komitees, Ethik-Konsile oder Ethik-Foren" richten. Darunter werden „Gremien" verstanden, die aus mehreren (5–20) Personen mit unterschiedlichen Kompetenzen bestehen und eine in einer Satzung festgelegte Arbeitsweise kennen.[2] Hinzu kommen an verschiedenen Orten die von einzelnen ethischen Beraterinnen[3] vor Ort durchgeführten Konsultationen oder explizit dialogisch aufgebaute Reflexionsformen in ad-hoc Gruppen, wie zum Beispiel das Amsterdamer Modell der „Moral Case Deliberation", die mit Einbezug der jeweils beteiligten Klinikern (Ärztinnen, Pflegende, Seelsorgende, Psycho-Onkologen, Kunsttherapeutinnen usw.) und mit Hilfe eines trainierten Moderators realisiert werden, die sich als Vermittlerin („non-directive facilitator") eines Klärungsprozesses versteht.[4] Die verschiedenen Formen klinischer Ethikberatung haben aber zwei gemeinsame Eigenschaften: Erstens werden sie in der Situation eines aktuellen oder erwarteten Konflikts oder moralischen Dilemmas angerufen. Zweitens handelt es sich, wenn auch in sehr unterschiedlichen Rollen, um zugezogene Personen.

---

[1] Zur Geschichte der klinischen Ethikberatung in Deutschland Axel W. Bauer und Laura K. Dewies, „Klinische Ethikberatung: Hohe Anforderungen, verhaltene Umsetzung," *Deutsches Ärzteblatt* 115/22 (2018): 1046–1048.

[2] Akademie für Ethik in der Medizin e. V., „Standards für Ethikberatung in Einrichtungen des Gesundheitswesens," *Ethik in der Medizin* 22 (2010): 149–153.

[3] Ich verwende abwechselnd ein generalisiertes Femininum und ein generalisiertes Maskulinum.

[4] Albert C. Molewijk, Tineke Abma, Margreet Stolper und Guy Widdershoven, „Teaching Ethics in the Clinic: The Theory and Practice of Moral Case Deliberation," *Journal of Medical Ethics* 34/2 (2008): 120–124; Margreet Stolper, Bert Molewijk und Guy Widdershoven, „Bioethics Education in Clinical Settings: Theory and Practice of the Dilemma Method of Moral Case Deliberation," *BMC Medical Ethics* 17 (2016): 1–10.

Damit sind gewiss nicht alle Orte im klinischen Raum genannt, an denen sich Ethik als ernst gemeinte Reflexion über moralische Fragen im Zusammenhang einer medizinischen Behandlung ereignet. Ärztinnen sprechen mit ihren Kollegen über ethische Fragen, ebenso Pflegende. Patientinnen sprechen mit ihren An- und Zugehörigen; diese sprechen unter sich. Außerdem ist auch der innere Dialog, also das gedankliche Selbstgespräch ein Ort, in dem ethische Reflexion stattfindet.[5] Informelle Dialoge und gedankliche Selbstgespräche sind weder organisierte noch formalisierte Praxen der ethischen Orientierung und Vergewisserung. Sie treten auch nicht nur bei Konflikten oder Dilemmata auf, sondern begleiten die medizinische Praxis im Alltag. Aber auch in diesen Diskursformen der Ethik stellt sich die Frage, wie sich ethische Einsichten und die Praxis involvierten und betroffenen Personen aufeinander beziehen. Lassen sich Kriterien für die ethisch richtigen Entscheidungen stets aus moralischen Prinzipien deduzieren?

Der jugendliche Leichtsinn, den Robert Burch noch vor 25 Jahren der professionalisierten Bio- und Medizinethik attestierte, mag heute durch eine bestimmt „erwachsener" gewordene Disziplin der klinischen Medizinethik aufgeholt worden sein. Burchs Kritik, die er im umweltethischen Kontext formulierte, lässt sich auch auf die Medizinethik beziehen: „Confronted with the contemporary phenomenon of philosophers who, much versed in the abstract subtleties of ethical metatheory and moral calculation, transmogrify themselves into ‚professional ethicists', yet without much appreciation for the actual experiences of those whom they would counsel, one might think that there is more than a youthful shortcoming to be remedied."[6] Klinische Ethikerinnen und die Menschen, die in der Praxis ethische Überlegungen anstellen, verstehen unter „Ethik" meistens kein abstraktes Räsonieren über metaethische Probleme; sie verwenden ethische Einsichten nicht wie mathematische Formeln. Aber ein Nachdenken über die Quelle der Normativität eines ethischen Rats, wer auch immer ihn wem auch immer gegenüber äußert, bleibt dennoch relevant: Woher kommt überhaupt die Geltungskraft eines ethischen Rats? Folgt sie aus der Gültigkeit abstrakter Argumente, die außerhalb des Begegnungskontextes objektiv verankert sind, oder entsteht sie aus den Beziehungen in der konkreten Situation?

In diesem Beitrag möchte ich die Frage behandeln, wie die gelebten Erfahrungen derjenigen, die ethische Beratung verlangen oder benötigen, in der Struktur der ethischen Klärung Platz finden können und sollten. Aus der ethischen

---

5 Margaret Archer, *Structure, Agency and the Internal Conversation* (Cambridge: Cambridge University Press, 2003).
6 Robert Burch, „On the Ethical Determination of Geography: A Kantian Prolegomenon," in *Space, Place, and Environmental Ethics*, ed. Andrew Light und Jonathan M. Smith (Lanham: Rownman & Littlefield, 1997): 15–47, 30.

Klärung eines praktischen Problems soll sich ein ethischer Rat ergeben. Dazu ist zu fragen, aus welcher Position heraus der ethische Rat überhaupt in die Situation hinein sprechen kann. Ein „Rat" kann dabei z. B. sein, ein Problem von einer anderen Seite aus zu betrachten, einen neuen Gesichtspunkt ins Spiel zu bringen oder eine bestimmte Handlungsoption zu favorisieren. Diese Fragen zum Verhältnis von Erfahrung und ethischer Reflexion und zum Verhältnis von ethischem Rat zur Praxis stellen sich unabhängig davon, ob die Beratenden tatsächlich dritte Personen sind, die in das therapeutische Verhältnis von außen einbezogen werden, oder ob die Beratenden selbst die Personen sind, die in einem therapeutischen Verhältnis zueinander stehen und die sich selbst beratschlagen. In der ethischen Reflexion und im beratenden Gespräch beziehen sich sowohl Patienten, An- und Zugehörige, wie auch behandelnde Ärztinnen und Pflegende jeweils auf eine ethische Ebene von Argumenten, deren Rolle in Bezug auf die im therapeutischen Verhältnis tätigen Praktikerinnen zu klären ist. Oft übernimmt die Ethik die Funktion eines Dritten. Speziell beleuchten möchte ich im Folgenden das Verhältnis zwischen Ethik und Seelsorge bzw. Spritual Care. Diese Berufsrollen sind ebenfalls Teil der Reflexion über Ethik im klinischen Raum.

Ich folge der Intuition, dass der ethische Ratschlag immer eine dialogische Struktur aufweist, indem er entweder an andere Menschen gerichtet ist, oder in einem inneren Dialog die eigene Handlungsfähigkeit erweitert. Die These, für die ich in diesen Beitrag argumentiere, geht noch einen Schritt weiter und bezieht sich auf Spiritual Care: Der Ethik wohnt in dem für sie konstitutiven Dialog eine notwendige Dimension von Transzendenz und Spiritualität inne. Diese Dimension ist für das ethische Verhältnis sowohl konstitutiv als auch zentral, sodass sie für ein adäquates Verständnis der dialogischen Struktur des ethischen Ratschlags berücksichtigt werden muss.

Die Untersuchung des interprofessionellen Verhältnisses zwischen Spiritual Care und Ethik bietet die Gelegenheit, eine für Ethik in allen Bereichen praktischen Lebens grundlegende Dimension zu erörtern. Um ein Argument für die Transzendenz innerhalb einer dialogisch verstandenen Ethik zu gewinnen, werde ich auf die aus der Phänomenologie der Alterität begründete Ethikkonzeption von Emmanuel Lévinas eingehen und auf Autorinnen, welche die dialogische Struktur des ethischen Urteils explizit thematisiert haben. Ich beginne deshalb mit dem Impuls, den Judith Butler der Ethik mitgegeben hat, indem sie ethische Diskurse hinsichtlich des möglichen Vorwurfs kommunikativer, moralischer *Gewalt* untersucht hat. Speziell geht es mir um ihren Hinweis, dass die Ethik auf die Strukturen der Beziehung achten muss, in welcher sie die handelnden Subjekte adressiert. Danach werde ich auf die Konzeption des „klinischen Raumes" eingehen, den Larry Churchill, Joseph Fanning und David Schenk auf der Grundlage einer qualitativen Studie zu therapeutischen Begegnungen entwickelt haben. Damit wird es möglich, die spezifische teleologische Struktur des ethischen Dialoges, wie er sich in der medizinischen Praxis entfaltet, genauer in den Blick zu nehmen.

1 Die Adressierungsstruktur der Ethik

In ihren Frankfurter Adorno-Vorlesungen vom November 2002, denen sie den provokativen Titel „Kritik der ethischen Gewalt" gegeben hat,[7] spricht Judith Butler von den Adressierungsbedingungen bzw. -verhältnissen, ja von der Struktur des Adressiert*seins* im ethischen Klärungsakt.

Um das von ihr vorgebrachte Anliegen für diesen Beitrag verständlich zu machen, nehme ich Bezug auf das Modell guter klinischer Entscheidungsfindung, wie es gegenwärtig in der Medizinethik und von Klinikerinnen unter dem Titel von *Shared Decision Making* (SDM) konzeptionell diskutiert und untersucht wird.[8] In SDM soll in einer gemeinsamen Abklärung der Situation und der in ihr bestehenden Handlungsmöglichkeiten eine Option gesucht werden, über deren Durchführung zwischen A (primär verantwortliche Ärztinnen, aber auch die anderen involvierten Professionen) und P (Patientinnen) Einverständnis besteht.

Die zentrale ethische Orientierung in dieser Konzeption des medizinischen Entscheidens ist die Selbstbestimmung von P. Aus ärztlicher Sicht ist deshalb die der Entscheidung zugrundeliegende Maxime folgendermaßen zu beschreiben: *Du sagst mir, was du willst, dass ich dir tun soll. Ich kann dich dabei mit meinem Fachwissen und meiner ärztlichen Erfahrung bestmöglich unterstützen, damit du deine Situation und die Möglichkeiten, die ich dir in dieser Situation anbieten kann, verstehen kannst. Ich kann dir auch auf Grund meines Wissens und meiner Erfahrung einen Rat geben, den wir nach deinen Fragen gemeinsam erörtern können. Aber du hast das letzte Wort, wenn es darum geht, was jetzt getan werden soll.* – Es gibt Patienten, die in bestimmten Situationen nicht selbst bestimmen wollen und ihrer Ärztin lieber die Verantwortung überlassen. Dies ist im Rahmen von SDM auch eine Möglichkeit, weil auch ein freiwilliges Akzeptieren der fürsorglichen Entscheidung durch die ärztliche Fachperson eine autonome Wahl ist. Die von SDM ins Zentrum

---

[7] Eine englische Fassung erschien zwei Jahre später: Judith Butler, *Giving an Account of Oneself* (New York: Fordham University Press, 2005).
[8] Stellvertretend für eine ausgedehnte Literatur: Glyn Elwyn, Dominick Frosch, Richard Thomson, Natalie Joseph-Williams, Amy Llyod, Paul Kinnersley, Emma Cording, Dave Tomson, Carole Dodd, Stephen Rollnick, Adrian Edwards und Michael Barry, „Shared Decision Making: A Model for Clinical Practice," *Journal of General Intern Medicine* 27/10 (2012): 1361–67; Semra Özdemir und Eric Andrew Finkelstein, „Cognitive Bias: The Downside of Shared Decision Making," *JCO Clinical Cancer Informatics* 2 (2018): 1–10.

gestellte Autonomie soll, wie häufig betont wird, in einem relationalen Sinn verstanden werden.[9] Jemand kann sich also auch autonom entscheiden, sich situativ in die fürsorgliche Verantwortung einer Vertrauensperson zu begeben.

Der bei SDM aus ärztlicher Sicht zu klärenden Frage: „Was willst du, dass ich dir tun soll?",[10] liegt immer eine andere Frage zugrunde, nämlich die, wer denn dieses Du ist, dessen Wille letztlich maßgeblich sein soll. Ich meine nicht, um welche konkrete Person es sich handelt (Frau X oder Herr Y), sondern wie sich das Du, vom Ich aus gesehen, auf die Person des Anderen bezieht. Das ist im Grunde die phänomenologische Frage der Alterität, der sich Emmanuel Lévinas gewidmet hat. Der Andere ist aus der Sicht des Ichs nicht einfach ein anderes Ich-Wesen, also dasselbe, wie ich selbst eines bin. Ich und Du können in dieser Perspektive der Involviertheit nicht als zwei austauschbare Subjektpositionen behandelt werden, ohne genau das zu verlieren, wie der Andere *mir* erscheint, das heißt was die *andere* Person *mir* gegenüber auszeichnet, indem sie eben nicht ein weiteres Ich an anderer Stelle, sondern diese andere Person ist, die mich anblickt, mich anspricht und sich zu mir verhält. Sie ist auf mich angewiesen, braucht von mir etwas. Wenn wir das phänomenologisch genau beschreiben, müssen wir davon ausgehen, dass mir der Andere in einer radikal anderen Weise gegeben ist als ich mir selbst gegeben bin. Der Andere ist nicht ein *alter ego*, kein zweites Ich „dort drüben", kein Selbes, sondern, wie Lévinas argumentiert, eine Unendlichkeit, der ich mein Ich-Sein verdanke und die mich in eine Verantwortung stellt.

Natürlich ist der Andere *auch* ein Ich. Und aus der Perspektive des Anderen bin ich *ihm* ein Anderer. Insofern bleiben die beiden Perspektiven immer aufeinander bezogen. Aber wenn wir konsequent aus der Perspektive des denkenden, fühlenden und handelnden Ich sprechen (ob das A ist, P, eine Angehörige oder eine klinische Ethikerin) ist der Andere durch die Andersheit gekennzeichnet, in der er mir erscheint und mich dabei, wie Levinas sagt, in die Pflicht nimmt.[11]

Dies zeigt sich in der asymmetrischen therapeutischen Beziehung zwischen A und P so, dass sich für A und P je spezifische Verantwortungen gegenüber dem jeweils Anderen ergeben. Die Verantwortung von P gegenüber A ist so strukturiert, dass A nicht die Person ist, die in anderen Lebenslagen auch ein P sein könnte (was zweifellos stimmt), sondern die Arztperson, die sich durch bestimmte professio-

---

9 Elwyn et al., Shared decision, z. B. verweisen für „relational autonomy" auf Vikki A. Entwistle, Stacy M. Carter, Alan Cribb und Kirsten McCaffery, „Supporting Patient Autonomy: The Importance of Clinician-patient Relationships," *Journal of General Intern Medicine* 25/7 (2010): 741–45.
10 Lk 18,41. So lautete der Titel des Symposiums, aus dem dieser Beitrag entstanden ist.
11 Emmanuel Lévinas, *Humanismus des anderen Menschen*, Übers. Ludwig Wenzler (Hamburg: Meiner, 1989), 37–47; Emmanuel Lévinas, *Totalität und Unendlichkeit: Versuch über Exteriorität*, Übers. Wolfgang N. Krewani (München: Alber, ⁵2014).

nelle Fähigkeiten auszeichnet. Im Entscheidungsprozess geht es P darum, mit der Unterstützung durch A einen Handlungsweg zu finden, der *ihrem* Wohl (nämlich dem Wohl von P) am besten dient. Die Verantwortung von P richtet sich als Selbstsorge auf den eigenen gelebten Körper, auf das eigene gute Leben. Der therapeutische Bund, den P mit A schließt, hat genau diesen Zweck. Es geht P also darin nicht darum, A zu erfreuen, auch wenn das selbstverständlich zuweilen auch ein Motiv in einer gelingenden Konversation zwischen den beiden sein mag. Die Verantwortung von A andererseits richtet sich in erster Linie auf Körper und Seele von P, auf das gute Leben im Sinne von P. Das ist Sorge *(care)*. A muss dabei zweierlei beachten, nämlich erstens, dass sich der Patientenkörper als Arbeitsfeld ärztlicher Kunst nicht aus der ganzen Person herauslösen lässt, und zweitens, dass nicht A's Vorstellung von P's gutem Leben maßgeblich ist, sondern P's eigene Vorstellung von ihrem guten Leben. Daniel Engster erklärt diese spezielle ärztliche Verantwortung treffend so: „In sum, caring may be said to include everything we do directly to help others to meet their basic needs, develop or sustain their basic capabilities, and alleviate or avoid pain or suffering, *in an attentive, responsive and respectful manner.*"[12] Die kursiv gesetzten Worte sind besonders wichtig, weil eine Sorge, die nicht aufmerksam für die umsorgten Personen ist, auf ihre Wünsche und Bedürfnisse antwortet und respektvoll vorgeht, keine gelingende Sorge sein kann, selbst wenn sie einem gesellschaftlich formierten Ideal von Gesundheit und Funktionsfähigkeit entspricht.

Wenn Ethik im Zusammenhang von so verstandener und reflektierter Sorgepraxis eine beratende Rolle spielen kann, muss sie von einem Selbstverständnis getragen sein, das in der Lage ist, sich in die Sorgebeziehung einzufügen. Das bedeutet, sie muss sich selbst auch als Teil dieser Sorgepraxis verstehen. Das Subjekt der Ethik kann sich nicht so positionieren, dass es absolute, das heißt überall und immer richtige Normen und Werte (objektive Moralprinzipien) heranzieht und diese in die konkrete Situation anwendet. Dieses Missverständnis könnte sich aus dem Begriff der „angewandten Ethik" ergeben, der auch die klinische Ethikberatung angehört. Es könnte aber auch ein philosophisches Missverständnis sein, das sich in zwei der Hauptströmungen gegenwärtiger Moralphilosophie, nämlich dem

---

[12] Daniel Engster, „Rethinking Care Theory: The Practice of Caring and the Obligation to Care," *Hypatia* 20/3 (2005): 50–74, 55 (Hervorhebung im Original). Zur Einführung in Care-Ethik vgl. Elisabeth Conradi, *Take Care: Grundlagen einer Ethik der Achtsamkeit* (Frankfurt am Main: Campus, 2001). In Bezug auf die Behandlung älterer Krebspatient*innen: Maruscha de Vries und Carlo J. W. Leget, „Ethical Dilemmata in Elderly Cancer Patients: A Perspective from the Ethics of Care," *Clinics in Geriatric Medicine* 28/1 (2012): 93–104. Für die Rolle von Pflegenden: Per Nortvedt, Marit Helene Hem und Helge Skirbekk, „The Ethics of Care: Role Obligations and Moderate Partiality in Health Care," *Nursing Ethics* 18/2 (2011): 192–200.

Kantianismus und dem Utilitarismus, aus der Überzeugung ergeben kann, dass die Geltungskraft ihrer normativen Empfehlungen im richtigen Schließen auf der Grundlage ihres jeweiligen Moralprinzips liegt. Das ethische Subjekt muss sich vielmehr selbst als das Subjekt einer *sorgenden Ethik* auffassen, das involviert ist und sich den anderen involvierten Personen gegenüber ausdrückt.[13]

Ein wesentliches Element einer sorgenden Medizinethik scheint mir zu sein, dass sie sich Rechenschaft darüber gibt, in welcher kommunikativen Situation sie sich an jemanden adressiert. Auf dieses *Adressierungsverhältnis der Ethik* als Beratungsinstanz weist Judith Butler hin, wenn sie schreibt: „Will man die Bedingungen einer Kultur der Ethik neu durchdenken, so scheint mir wichtig, nicht außer Acht zu lassen, dass sich nicht alle ethischen Beziehungen auf Urteilsakte reduzieren lassen. Die Sphäre der Ethik, der ethischen Pflicht oder der ethischen Beziehung erschöpft sich nicht in der Fähigkeit, moralische Urteile zu fällen und zu rechtfertigen."[14] Wenn es in der Ethik nur darum ginge, moralische Urteile zu fällen und zu rechtfertigen, spielte es streng genommen keine Rolle, ob die Ethik in der Konstellation der Selbstberatschlagung (innere Reflexion) auftritt oder ob sie in einem Beratungsverhältnis, zum Beispiel in einem Ethikkonsil gegenüber Anderen verwirklicht wird. Das Adressierungsverhältnis wäre nicht ausschlaggebend. Es käme nur darauf an, ob ihr Urteil richtig ist und ob die Rechtfertigungsgründe, die sie vorbringt, einsichtig sind.[15] Es käme lapidar gesagt nur darauf an, ob sie recht hat. Butler meint aber: „Wir müssen die Frage stellen: ‚Wer bist du?' Wenn wir vergessen, dass wir schon in Beziehung zu denen stehen, die wir verurteilen, auch zu denen, die wir verurteilen müssen, dann büßen wir die Chance ein, uns ethisch weiterbringen oder ‚adressieren' zu lassen, indem wir überlegen, wer die fraglichen Anderen sind und was uns ihr Personsein über die Bandbreite der existierenden menschlichen Möglichkeiten mitzuteilen hat; und wir verlieren die Möglichkeit, uns auf diese Möglichkeit oder deren Abwehr vorzubereiten. Wir vergessen auch, dass das Urteil über einen Anderen ein Modus der Anrede ist [...]."[16] Das Urteil über einen Anderen ist für Butler immer ein „Modus der

---

[13] Margaret Urban Walker hat einen sehr ähnlichen Punkt als Differenz eines „theoretisch-juridischen Modells" von einem „expressiv-kollaborativen Modell" der Ethik untersucht: Margaret Urban Walker, *Moral Understandings: A Feminist Study in Ethics* (Oxford: Oxford University Press, ²2007).
[14] Judith Butler, *Kritik der ethischen Gewalt* (Frankfurt am Main: Suhrkamp, 2003), 60.
[15] Ohne hier näher darauf eingehen zu können, möchte ich anmerken, dass die Diskursethik nach Habermas und Apel die Gesprächsform der Deliberation voraussetzt, die in klinischen Ethikberatungen höchstens in Gesprächsinseln gegeben ist. Vgl. Robin Celikates, „Habermas: Sprache, Verständigung und sprachliche Gewalt," in *Philosophien sprachlicher Gewalt*, ed. Hannes Kuch und Steffen K. Herrmann (Weilerswist: Velbrück, 2010), 272–85.
[16] Butler, *Kritik*, 60–61.

Anrede", selbst dann, wenn das Urteil eine Verurteilung ist (etwa wegen Gewalt oder Ungerechtigkeit). Die Anrede kann nur gelingen, wenn sie auf die Person achtet, die angesprochen wird. Das ist der eine Punkt, der wichtig ist, damit die Adressierung gelingt.

Ein zweiter Punkt, den Butler herausarbeitet, ist dieser: Eigentlich erwächst Anrede aus dem Angesprochen*werden*. Ich verstehe das so, dass ich weder urteilen noch ansprechen kann, ohne dass ich vom Anderen angesprochen bin. Der Andere ist es, dessen Urteil ich ausgesetzt bin; nicht nur er ist meinem Urteil ausgesetzt. Darin ist keine Ablehnung der Idee zu sehen, dass es die Ethik vornehmlich mit moralischen Urteilen und ihren Rechtfertigungsgründen zu tun hat. Es ist vielmehr die Erinnerung daran, dass das Urteilen ein kommunikativer Akt ist, der sich auf jemanden richtet. Wenn wir urteilen, sind wir bereits in einer Beziehung zu denen, die wir beurteilen. Und die Tatsache, dass wir über sie urteilen, prägt und verändert diese Beziehung, die wir zu ihnen haben.

Es ist nicht von der Hand zu weisen, dass dies auch im inneren Dialog für das Verhältnis zwischen Moralbewusstsein und praktischer Subjektivität gilt. In beiden Rollen (Selbstreflexion in der inneren Konversation und Reflexion in sozialen Settings) werden Urteile getroffen und Rechtfertigungsgründe diskutiert. Im Hinblick auf diese Urteile und deren Gründe gibt es immer die Frage, wer es ist, auf die sich das Urteil bezieht. Diese Frage ist nicht nur eine Sortierungsfrage, die damit zu beantworten ist, dass man weiß, ob es X oder Y ist, oder ob ich es selbst bin. Es ist vielmehr die Frage, wie sich das Ich auf das Du beziehen kann, wer ein Du gegenüber dem Ich überhaupt sein kann, bzw. wie das Du als Anderer dem Ich erscheint. Das Ich bei der Selbstberatschlagung kann sich selbst gleichsam nur nuancenhaft als Du gegenübertreten, nicht so wie einem Anderen. Wir können zu uns selbst reden, etwa wenn wir zu uns selbst sagen „Pass auf!", wissen aber immer, dass wir es selbst sind, zu dem wir reden. Die Alterität innerhalb des Selbst bleibt eine Nuance, währenddem sie sich in der Begegnung mit einem Anderen im vollen Sinn ereignet. Hier schließt der Grundgedanke von Lévinas an, dass der Andere in seiner Andersheit nur zu adressieren ist, wenn er nicht als Totalität gesehen wird, sondern wenn er in einer Dimension der Transzendenz und Unendlichkeit adressiert wird. Später komme ich auf diesen Punkt zurück.

Butler begründet ihren Gedanken zur Adressierungsstruktur folgendermaßen: „Wenn ich Rechenschaft ablege, und wenn ich das dir gegenüber tue, hängt meine Erzählung von einer Struktur der Adressierung ab. Wenn ich dich aber ansprechen kann, dann muss ich zuvor angesprochen worden sein, ich muss in die Struktur der Adressierung als Möglichkeit der Sprache eingetreten sein, bevor ich mich dieser

Sprache auf meine eigene Weise bedienen konnte."[17] Der Grund, der für sie im Vordergrund steht, ist also ein sprachphilosophischer: Es steht die Möglichkeit von Sprache auf dem Spiel, d. h. das Gelingen des Sprechaktes.

Ich übersetze dieses folgendermaßen. Wenn ethische Beratung irgendjemandem etwas helfen soll, muss sie auf eine Frage antworten. Wenn sie auf eine Frage antwortet, muss sie diese Frage *gehört* haben. Das heißt, die beratende Person muss zuvor angesprochen worden sein. Das muss nicht in jedem Fall so geschehen, dass eine Frage explizit gestellt wurde, die dann beantwortet oder weiter erörtert wird. Es kann auch sein, dass diese Frage als Möglichkeit vorausgesetzt ist und aus der Situation heraus gehört wird. Wenn ich jemanden ansprechen will, muss ich die Möglichkeit intendieren, zuvor von ihm angesprochen worden zu sein. Der Andere ist ein konkreter Anderer als möglicher Sprechender, selbst wenn er jetzt, in diesem Moment stumm ist. Wenn ich das nicht voraussetze, spreche ich ihn nicht an, sondern ich spreche gleichsam ins Leere (wie wenn man einen Empfehlungsbrief an Unbekannt richtet: „*To whom it may concern*"). Deshalb ist es in klinischer Ethik nicht damit getan, allgemein verbindliche und rechtfertigbare Urteile zu fällen. Ethik muss einerseits eine Unparteilichkeit in der Beurteilung beachten, sie ist aber gleichzeitig parteilich, weil sie sich für diesen konkreten Anderen einsetzt.[18]

Die Adressierung ist nun nicht nur ein Beziehungsverhältnis, sondern sie hat auch eine konkrete Struktur, weil sie wie alle Beziehungen auch einer sozialen Konstruktion unterliegt. Die Ideen darüber, was Ethik ist, und wie sie sich auf Subjekte richtet, sind als kulturelle Hervorbringungen der Adressierungsstruktur der Ethik zu lesen. Die Diskussionen in der Moralphilosophie können als Teil einer sozialen Konstruktion von Adressierungsstrukturen der Ethik betrachtet werden: Eine Ethiktheorie, die auf universalistische und objektiv-rationale Prinzipien setzt, arbeitet mit an einer sozialen Konstruktion von Adressierungsverhältnissen in ethischen Beratungsbeziehungen, die dem beratenden Subjekt die Rolle zuweist, nach objektiv richtigen Urteilen zu suchen und diese mitzuteilen. Die beratenen Personen bleiben selbst dabei wichtig, aber in anderer Weise, nämlich um die konkreten Bedingungen und Umstände des Dilemmata in Erfahrung zu bringen. Die beratenen Personen helfen mit, den Sachverhalt zu eruieren, treten aber nicht

---

17 Butler, *Kritik*, 68.
18 Den Unterschied zwischen dem konkreten und dem verallgemeinerten Anderen im Kontext einer kontextsensitiven beziehungsorientierten Ethik hat Seyla Benhabib herausgearbeitet: Seyla Benhabib, „Der verallgemeinerte und der konkrete Andere: Die Kohlberg/Gilligan-Kontroverse aus der Sicht der Moraltheorie," in Seyla Benhabib, *Selbst im Kontext: Kommunikative Ethik im Spannungsfeld von Feminismus, Kommunitarismus und Postmoderne*, (Frankfurt am Main: Suhrkamp, 1995), 161–91.

als Du in einer Ansprache auf. Sie bilden Teil eines Kontexts von Gegebenheiten und Bedingungen, nicht als Gegenüber in einem relationalen Kontext.[19] Die konkrete Geschichte, die der Andere verkörpert, ist, wie ich argumentiere, für die Beurteilung von Erfolg und Scheitern einer medizinischen Maßnahme wichtig.[20] Nur in ihrem Kontext ergibt sich eine Differenz von „besser und schlechter". Klinisch-ethischer Rat muss deshalb an diese Geschichte des Anderen anknüpfen können, die vorgängig ist und über die Behandlungssituation hinausweist. Dieses Anknüpfen kann dialogisch verstanden werden.

2 Patient:innenzentrierte interprofessionelle Medizin im klinischen Raum

Den Begriff des „klinischen Raums" fand ich in einer qualitativen Interviewstudie, die Larry Churchill, Joseph Fanning und David Schenk an der Vanderbilt University in Nashville (Tennessee) mit 58 Patienten und 50 Ärztinnen durchgeführt haben. Sie waren daran interessiert herauszufinden, was Patientinnen als Kernelemente therapeutischer Beziehungen mit ihren Ärzten ansehen. Damit durchbrachen sie bewusst die ärztliche Subjektsphäre. Sie stützten sich nicht darauf, was Ärztinnen glauben, was für ihre Patienten wichtig ist, sondern sie wollten die Geschichten der Patientinnen selbst hören.[21] Die Auswertung dieser Interviews ist deshalb in unserem Zusammenhang bemerkenswert, weil die Autoren auch darauf achteten, wie Patienten moralische Aspekte der Behandlung „rahmen" und welche Rolle Ethik in diesen therapeutischen Beziehungen spielen soll. Patient-Sein ist von der Krankheit zu unterscheiden, die jemand hat. Es definiert sich aus der Beziehung zu einer ärztlichen Praktikerin. Das Patient-Sein als solches ist kein pathologischer Zustand. „That being the case, it follows that clinicians and healthcare professionals can claim no monopoly on interpreting the meaning or the significance of being a

---

19 Zur Unterscheidung des „conditional" vom „relational context": Christoph Rehmann-Sutter, „Contextual Bioethics," *Perspektiven der Philosophie* 25 (1999): 315–38.
20 Zur narrativen Identität: Alasdair MacIntyre, *Der Verlust der Tugend* (Frankfurt a. M.: Campus, 1995), 193.
21 Larry R. Churchill, Joseph B. Fanning und David Schenk, *What Patients Teach: The Everyday Ethics of Health Care* (Oxford: Oxford University Press, 2013). Die interviewten „patient informants" decken ein breites Spektrum von Krankheiten und sozialen Zugehörigkeiten ab: Tumorkrankheiten, chronische Erkrankungen, Akutkrankheiten und auch psychische Erkrankungen wurden einbezogen. Es sind beide Geschlechter vertreten: 35 weiblich, 23 männlich; die Mehrheit ist „kaukasisch", 8 sind Afroamerikanerinnen; 14 waren in einem Hospizprogramm eingebunden. Zahlen in Klammern beziehen sich auf Seitenzahlen in diesem Text.

patient." (S. 2) Man muss noch weiter gehen und behaupten, dass Klinikerinnen auch kein Monopol darüber haben können, die ethischen Aspekte zu identifizieren und zu interpretieren, die sich im Rahmen der Behandlung ergeben.

Die Aussage, dass es einen „klinischen Raum" geben soll, bedeutet nicht, dass es Krankenhäuser geben soll, die über ausreichende Behandlungskapazitäten oder geeignete Gesprächszimmer verfügen. Was Churchill et al. meinen, wenn sie sagen, dass es aus Patientensicht darauf ankomme, dass für sie ein „klinischer Raum" geschaffen wird, bezieht sich darauf, wie diese Orte und die Begegnungen, die sich in ihnen ereignen, gestaltet sind. Von dem Moment an, in dem eine Patientin ein Untersuchungszimmer betritt, sogar noch bevor der Kliniker dazukommt, schaut sie sorgfältig um sich, prüft und *liest* alles, was um sie herum ist, „always with the fundamental question: Will this be a person or a place responsive to my needs?" (S. 28) Auch das körperliche Verhältnis zwischen beiden sei wichtig. Es zeigt sich etwa in den Bewegungen, der Körperhaltung, der Stimme und der Sprachgestaltung und auch darin, wie Patienten sehen, dass ihre Klinikerin ihre immer knappe Zeit handhabt. Wirkt sie gestresst, hat sie Zeit für mich? Kann sie der knappen Zeit eine gute Qualität geben? Diese und weitere Aspekte fassen die Autoren in ihrem Begriff des *clinical space* zusammen. Der klinische Raum, der eine Beziehungssphäre ist, muss von der ärztlichen Person eingerichtet und „gehalten" werden. Diese Beziehungssphäre ist die Bedingung dafür, dass Heilung gelingen kann.

Auch Patientinnen haben eine Rolle, diese „interpersonal healing sphere" (S. 27) zu bewahren, aber die entscheidenden ersten Schritte werden von der Klinikerin getan. Im weiteren Verlauf gehe es darum, in diesem Raum heilende Beziehungen zu pflegen („nurturing healing relationships"; S. 33). Dazu gehören bestimmte Persönlichkeitszüge der Kliniker. Die interviewten Patientinnen nannten eine gewisse Ruhe und Aufmerksamkeit, Ehrlichkeit und Vertrauen, Zugänglichkeit und das Eintreten für ihre Anliegen („advocacy"), sowie Fürsorglichkeit und Empathie. „The most important of these traits to our patients were caring, empathic discernment, and compassionate responsiveness." (S. 49)

Dieses Konzept des klinischen Raums ist interprofessionell erweitert aufzufassen. Wenn Churchill et al. von „clinicians and healthcare professionals" reden, meinen sie nicht nur die Ärztinnen, sondern alle anderen involvierten Professionen, insbesondere die Pflegenden, die vielleicht beim ersten ärztlichen Kontakt noch nicht zugegen sind, aber später in diese Beziehungssphäre mit eigenem Wissen und besonderen Fähigkeiten hinzutreten. Was aus dieser Perspektive „Medizin" ist, ist deshalb nicht nur als das ärztliche Handeln zu verstehen – nicht nur als ärztliche Heilkunst oder wie sie in Lexika meist definiert wird, als die Wissenschaft vom gesunden und kranken Organismus des Menschen, von seinen Krankheiten, ihrer Verhütung und Heilung –, sondern es ist das, *was sich ergibt*, wenn Patientinnen, Ärztinnen, Pflegende und andere Berufsleute in klinischen

Räumen interagieren und zusammenwirken: Medizin gedacht als interpersonelle Praxis von Heilung. Davon abgeleitet ergibt sich die Praxis der Diagnosestellung, das Verständnis von Krankheiten und die Verhütung von Krankheiten.

Entsprechend kann die „medizinische Ethik" auch nicht die Ethik allein des ärztlichen Handelns sein. Wie es eine *ärztliche* Ethik gibt, gibt es eine Ethik der Pflege, eine Ethik der Pharmazie oder eine Ethik der Seelsorge. Medizinethik muss ein breiteres und inklusiveres Konzept beinhalten als die ärztliche Ethik. Was ärztliche Ethik unter anderem auszeichnet, ist ihre Sensibilität für die Rollen, die Ärzte in klinischen Räumen haben können.[22] Aber medizinische Ethik muss auch die ethische Perspektive von Patientinnen einschließen, ebenso wie die ethische Perspektive der anderen involvierten Professionen. Das Konzept des klinischen Raumes ist deshalb, als ethische Sphäre verstanden, auch ein interprofessionelles Konzept. Es findet seine Orientierung in einer Zentrierung in der Patientenperspektive. Die gesamten Interaktionen der medizinischen Berufe, die gesamte medizinische Wissenschaft, hat nur ein einziges oberstes Ziel, nämlich die gute Sorge für Patientinnen.

Aus dieser Konzeption der klinischen Praxis ergibt sich, dass medizinische Ethik die Sicht der Patienten auf moralische Aspekte dieser Praxis einbeziehen muss. Sie darf sich nicht nur an den „framings" und an der moralischen Agenda der Ärztinnen und Ethiker orientieren, welche im Diskurs oft eine dominante Rolle einnehmen. Dies ist das zentrale Anliegen von Churchill et al., wenn sie zu einem Neudenken der Gesundheitsethik aufrufen. Dieses Anliegen ist anspruchsvoller als die Idee der Patientenperspektive, wie sie in der Bioethik oft dargestellt wurde, nämlich als oberste Instanz der informierten Zustimmung zu oder der Ablehnung von Behandlungen, sowie als Inhaber eines Rechts auf Respekt und Würde. In den Worten von Churchill et al.: „The patient's moral authority is […] not just the authority to refuse care or the right to be treated with respect and dignity. The real authority of patients is having their framework of experience taken seriously as a basic normative structure for shaping the moral imagination of those who are committed to helping them heal." (S. 136) Die Praxis im klinischen Raum ist eine kollaborative Verwirklichung; entsprechend müssen auch die moralischen Vorstellungen, die in diesem Raum verhandelt werden, kollaborativ zustande kommen.

---

22 In der Literatur wird aber medizinische Ethik oft mit ärztlicher Ethik gleichgesetzt oder von ihr aus entwickelt. Z. B. Georg Marckmann, Matthias Bormuth und Urban Wiesing, „Allgemeine Einführung in die medizinische Ethik," in *Ethik in der Medizin: Ein Studienbuch*, ed. Urban Wiesing (Stuttgart: Reclam, ⁴2012), 23–37, 32: „Aufgrund ihrer erheblichen gesellschaftlichen Bedeutung erfordern die Fragestellungen der medizinischen Ethik zudem nicht nur eine Reflexion innerhalb der Ärzteschaft, sondern einen breiten gesellschaftlichen Diskurs."

3 Transzendenz des Ethischen

Das Modell der klinischen Interaktion, das Churchill et al. entworfen haben, ist aber in einer wichtigen Hinsicht erweiterungsbedürftig. Ich habe das an anderer Stelle bereits angemerkt,[23] möchte hier meinen Vorbehalt aber in einer neuen Hinsicht weiter ausbauen. Sie wollen eine Theorie des „moralischen Feldes" der Patientinnen entwickeln, das nicht einseitig von den ärztlichen Problemrahmungen vorbestimmt ist, – was ich für sehr unterstützenswert halte. Ich stimme zu, dass „being a patient is a unique moral experience, with its own structure, rhythm, and horizon" (S. 115). Diese besondere Struktur, der Rhythmus und der Horizont könne folgendermaßen zusammengefasst werden: Die Struktur sei von der Vulnerabilität der Patientin bestimmt und resultiere in einer Struktur, die sie „doubled agency" nennen: verdoppelte Handlungssubjektivität. Der Rhythmus sei von wechselseitiger Responsivität geprägt: „an interactive dance between patient and clinician" (ebd.). Der Horizont sei immer die Heilung. Oft sei, meistens aber unausgesprochen, die Unvermeidbarkeit des Todes präsent. Dieses Konzept idealisiert aber die A-P-Interaktion, wenn es aus der Sicht von P die Handlungsmacht von A als verdoppelnde Verstärkung ansieht (wenn auch „intentionally asymmetric"), die manchmal konfliktreichen Verhandlungen zwischen A und P als „Tanz" darstellt (wie wenn es eine Melodie geben müsste, nach der beide tanzen) und wie wenn der Horizont der Heilung und des unvermeidlichen Todes einfach beiden Partnern der Interaktion gleichermaßen sichtbar wäre. P könnte vieles, was in der gegenwärtigen Medizin möglich wird, alleine nicht erreichen. Insofern ist A für P tatsächlich eine Verdoppelung der Handlungssubjektivität, in der für P mit der Hilfe von A eine zusätzliche Macht entsteht. Diese Doppelung darf man sich, wie auch Churchill et al. deutlich sagen, nicht als Verstärkung durch zwei grundsätzlich gleichartige Subjektpositionen auffassen, weil ja die Welt der P und die Welt der A, wie auch die Art ihrer Betroffenheit und Angewiesenheit in fundamentaler Hinsicht unterschiedlich sind. Der klinische Raum öffnet sich nur dann als kollaborativer Handlungsraum, wenn aus den beiden Welten (der P-Welt und der A-Welt) eine teilweise gemeinsame Welt entstehen kann, in der die medizinischen Interaktionen in einem fortgesetzten Prozess ausgehandelt und durchgeführt werden.

Um die Differenz zwischen den beiden Welten von P und A deutlicher zu beschreiben, damit sie in der ethischen Beratschlagung auch ausreichend Berücksichtigung finden können, greife ich auf eine existenzphilosophische Analyse der A-

---

[23] Christoph Rehmann-Sutter, „Biomedizinisches und lebensweltliches Wissen in der Medizin: Zu einer Hermeneutik der Unübersetzbarkeit," in *Philosophie der Medizin*, ed. Friedrich Orsolya und Claudia Bozzaro (Paderborn: Brill Mentis, 2021), 63–86.

P-Begegnung zurück, die Frank Wörler vorgelegt hat. Er hat sein Modell von drei Ebenen der A-P-Begegnung mit Blick auf die Auswertung einer qualitativen Studie zur Entscheidungsfindung älterer Patientinnen in der Onkologie entwickelt. Wörler fasst diese Begegnung als „existenzielle Begegnung" auf und greift zur Auslegung dieser Situation in drei Ebenen auf die Ansätze von Gabriel Marcel und Martin Buber zurück.[24] (i) Die erste Ebene ist die Sachebene. Auf dieser Ebene steht die medizinische, wissenschaftliche Expertise im Vordergrund. Ärztliches Wissen und Können sind meistens der Hauptgrund für das Zustandekommen einer P-A-Begegnung. Auf Seiten der P ist es das Drohen einer Krankheit oder ihre Wirklichkeit, die sie dazu bewegt, ärztlichen Rat oder Behandlung zu suchen. Die ärztlichen Fachkenntnisse, die Instrumente und Heilmittel befähigen A dazu, P zu helfen und für sie gut zu sorgen. Auf dieser Ebene ist die Beziehung asymmetrisch. (ii) Die zweite Ebene ist die zwischenmenschliche Beziehung. Im Verständnis der dialogischen Philosophie kann sich auf dieser Ebene im Verhältnis der sich Begegnenden eine annähernde Symmetrie ergeben: Beide sind – je unterschiedlich zwar – an einem klinischen Geschehen persönlich beteiligt, in dem es um Krankheiten, Gebrechen, Endlichkeit und (näher oder ferner) auch um den Tod geht. Beide übernehmen für den klinischen Verlauf und für die darin getroffenen Entscheidungen als Menschen unterschiedliche Anteile von Verantwortung, deren Verteilung von vorneherein nicht vollständig feststeht, sondern die sie teilweise untereinander aushandeln. (iii) Die dritte Ebene in Wörlers Modell ist die Unerreichbarkeit der Grenzsituation. Wie er es ausdrückt, geht es darum, „die Unerreichbarkeit der Situation der Patientin als Grenzsituation" anzuerkennen. Es ist nämlich P, die von der Krankheit betroffen ist, deren Leben existenziell bedroht ist und die deshalb nach Hilfe sucht. P hat den gültigen Einblick, denn es ist ihr Leben, das betroffen ist. Deshalb ist die Perspektive von P für die Legitimität der klinischen Handlung letztlich maßgeblich. Dann ergeben sich aber zwei Perspektiven der Unerreichbarkeit. Einerseits aus der Position von A: Die Situation von P ist als Grenzsituation unerreichbar. A kann P darüber befragen und P kann sich selbst über ihre Situation befragen. Weil sie aber eine Grenzsituation ist, nämlich eine Situation, in welcher der alltägliche Sinn fraglich wird und aufbricht, lässt sie sich nicht in eine objektiv-professionelle Sprache übersetzen. Andererseits aus der Position von P: Vor allem wenn sie neu und überwältigend ist, kann die Situation des Krankseins, der Hilflosigkeit, der existenziellen Angst auch für P selbst unerreichbar sein.

---

24 Frank Wörler, „Die Diagnosestellung als Situation: Eine existenzphilosophische Betrachtung ärztlicher Kommunikationsaufgaben," *Zeitschrift für praktische Philosophie* 7/2 (2020): 35–62.

Die Unerreichbarkeit der existenziellen Situation der Patientin als der Anderen angesichts von Krankheit, Leiden und Tod, wie auch die Unerreichbarkeit dieser Situation für den Patienten selbst, lassen sich, wie ich glaube, auch als Versuch einer Erklärung dessen lesen, was Emmanuel Lévinas mit der Idee des Unendlichen gemeint hat, die in seiner Philosophie der Alterität für die ethische Beziehung grundlegend ist und konsequent von der Position des Anderen ausgeht.[25] Diese Auslegung bezieht die Idee der Alterität auf die Situation der medizinischen Begegnung.

Lévinas erklärt in seinem ersten Hauptwerk von 1961 *Totalität und Unendlichkeit* die ethische Beziehung als eine Beziehung, die nur vom Anderen her verstanden werden kann. Sie erschließt sich uns nicht aus dem Strahl des Bewusstseins, den das Ich auf den Anderen richtet. Sie erschließt sich uns nur in der umgekehrten Richtung, indem nämlich das Ich in Frage steht. „Diese Infragestellung geht vom Anderen aus."[26] Die ethische Beziehung ergibt sich nur, wenn das Ich sich als eines erkennt, das vom Anderen in Frage gestellt ist. Das ist die Bedeutung des „Überfließens", das Lévinas in der Unendlichkeit erkennt, in der der Andere uns gegenüber erscheint. „Der Andere bleibt unendlich transzendent, unendlich fremd – aber sein Antlitz, in dem sich seine Epiphanie ereignet und das nach mir ruft, bricht mit der Welt, die unsere gemeinsame Welt sein kann" (S. 278). Der Andere ist nie als Ganzes erfassbar, das steht nicht einmal im Horizont unserer Erkenntnis. Entsprechend ist die Unerreichbarkeit der Situation des Anderen nicht als eine zu verstehen, in deren Horizont die Erreichbarkeit steht, denn das wäre eine verkappte Unterstellung der Totalität, die den Blick verschließt.

Den Ausdruck „Epiphanie" in diesem Kontext gebraucht Lévinas bewusst im Kontext des Heiligen, das er aber gleichzeitig deutlich absetzt von Spiritistik. Etwa an dieser Stelle: „Dadurch kündigt die formale Struktur der Sprache die ethische Unverletzlichkeit des Anderen an, in ihr meldet sich – ohne jeden Beigeschmack des ,Numinosen' – seine Heiligkeit" (S. 279). Die Transzendenz des Anderen ist schlicht das, was unsere Sprache ermöglicht, auch das ethische Sprechen, indem wir immer schon angesprochen *sind* und ohne dieses vorgängige, gleichzeitige und

---

[25] Zur Bedeutung von Lévinas für die Medizinethik vgl. allgemein Michelle Clifton-Soderstrom, „Levinas and the Patient as Other: The Ethical Foundation of Medicine," *The Journal of Medicine and Philosophy* 28/4 (2003): 447–60; Benaroyo Lazare, „The Significance of Emmanuel Levinas' Ethics of Responsibility for Medical Judgment," *Medicine, Health Care and Philosophy* 25/3 (2022): 327–32; Lawrence Burns, „What Does the Patient Say? Levinas and Medical Ethics," *The Journal of Medicine and Philosophy* 42/2 (2017): 214–35.
[26] Emmanuel Lévinas, *Totalität und Unendlichkeit: Versuch über Exteriorität*, Übers. Wolfgang N. Krewani (Freiburg: Alber, 1987), 280. Seitenzahlen in Klammern beziehen sich im Folgenden auf dieses Buch.

zukünftige Angesprochen-Sein selbst gar nicht sprechen könnten. (Auf diese Einsicht hat sich Judith Butler bezogen, s. o.) Das ist die Transzendenz des Ethischen. Sie kann in einem fundamentalen Sinn religiös genannt werden, auch wenn sie nicht vom Begriff der Religion abhängt. Ohne diese Transzendenz ist aber ethische Sprache nicht möglich.

Lévinas' Phänomenologie der Gemeinschaft, die sich im klinischen Raum ausgehend vom Antlitz des Anderen ereignen kann, stellt die Selbstverständlichkeit der eigenen Position des Ich in Frage. Denn das Du lässt sich nicht ohne Infragestellung des Ichs erfahren. Diese Einsicht bezieht sich auf alle Perspektiven, die im klinischen Raum involviert sind. Sie bezieht sich nicht nur auf die Perspektive von A auf P, sondern auch auf die Perspektive der Angehörigen, der anderen in der Sorgepraxis involvierten Berufsleute und auch auf die Perspektive der ethisch Beratenden. Sie bezieht sich selbst auf die Perspektive von P, die sich auch um die für sie Sorgenden sorgt.[27]

Bekanntlich warf Lévinas Heidegger vor, es erwachten in seiner Philosophie am Ende „keine Seinsskrupel".[28] Die Seinsskrupel entstehen aus dem In-Frage-gestellt-Sein durch den Anderen, dessen Antlitz *uns* in Frage stellt. Für die Medizinethik bedeutet das, dass die Seinsskrupel, die Judith Butler ihr aus ihrer Analyse der Adressierungsstrukturen attestiert, für ihr Gelingen ausschlaggebend sind. Sie darf nicht selbstsicher in die Situation kommen; denn sie kann nicht aus Expertensicht beurteilen und den Anderen das moralisch Richtige verkünden. Ihre Existenz ergibt sich daraus, dass sie ihre Existenz in Frage gestellt sehen muss. Aus dem Adressiertsein heraus verstanden, ist die Position der Ethikerin nicht selbstverständlich. Sie muss, um angenommen zu werden, zuerst spüren, dass ihr Dasein gegenüber P (und auch gegenüber den anderen Involvierten im klinischen Raum) nicht einfach „berechtigt" ist. In der ethischen Beziehung erhalte ich ein Recht, da zu sein, nur vom Anderen. Lévinas: „Kein Recht lässt sich […] von der bloßen Tatsache herleiten, dass die Person Lebensraum braucht. Das Bewusstsein meines Ich offenbart mir keinerlei Recht."[29] Das bedeutet, dass die Subjektposition der ethischen Beratung im klinischen Raum immer nur krisenhaft zu verstehen ist.

Wie ist nun die Aufgabe dieser Ethik mit geläutertem, gewissermaßen „gebrochenem" Selbstbewusstsein zu erklären? In erster Linie muss sie eine Ethik

---

27 Zum Gefühl des Anderen-zur-Last-Fallens und der sich darin äußernden Sorge von Patientinnen für die Sorgenden: Christoph Rehmann-Sutter, „Self-perceived Burden to Others as a Moral Emotion in Wishes to Die: A Conceptual Analysis," *Bioethics* 33/4 (2019): 439–47.
28 Emmanuel Lévinas, *Zwischen uns: Versuche über das Denken an den Anderen*, Übers. Frank Miething (München: Hanser, 2007), 184.
29 Emmanuel Lévinas, „Eine Religion für Erwachsene," in *Schwierige Freiheit: Versuch über das Judentum*, ed. Emmanuel Lévinas (Frankfurt am Main: Jüdischer Verlag, 1992), 21–37, 28.

sein, die immer neu an ihren „Methoden" zweifelt, die sie in der Situation heranzieht, um moralische Dilemmata zu erkennen und zu lösen. Es „gibt" solche Methoden nicht einfach, sodass sich aus ihnen eine Lösung produzieren ließe. Ethiktheorien und -ansätze sind vielmehr – im besten Falle – Wahrnehmungshilfen, um genauer erkennen zu können, welche Appelle die „Situation" (nicht „situationsethisch" als Gegebenheit oder Konstellation verstanden, sondern als Begegnungsgefüge) an die verschiedenen beteiligten Personen stellt. Diese aus den Beziehungen entstehende Normativität gilt es zu ergreifen und zu begreifen.

4 Ergebnis

Die Frage, ob und wie Ethik, speziell die Medizinethik, in der Lage ist, spirituelle Dimensionen in die Klärung ihrer Fragen aufzunehmen, entscheidet sich nicht auf der Ebene der ethischen Methoden oder Ansätze (geht es besser mit Deontologie oder mit Konsequenzialismus, mit Tugend- oder mit Care-Ethik?), sondern auf einer fundamentaleren Ebene: Wie verstehen wir die Adressierungsstruktur der Ethik? Wie versteht Ethik die Beziehungen zwischen den Menschen, die einen klinisch-ethischen Raum aufspannen? Wie versteht sie das Du – und wie versteht sie von ihm her das Ich?

Ist die medizinische Ethik eine Informationen sammelnde und dann urteilend sprechende Ethik oder ist sie in erster Linie eine *hörende* (wahrnehmende) Ethik, die in einen Dialog tritt und sich selbst nicht sicher sein kann? Meine Vermutung ist, dass es nur gelingen kann, spirituelle Dimensionen, die sich aus den Transzendenzerfahrungen des menschlichen Lebens ergeben, angemessen einzubeziehen, wenn sie diese Haltung hat, die Lévinas mit dem provokativen Wort der „Seinsskrupel" andeutete, oder Judith Butler mit ihrem Hinweis, dass moralisches Urteilen anderen Menschen gegenüber gewaltsam sein kann, wenn sie die Nichtselbstverständlichkeit der eigenen Position gegenüber dem Anderen übersieht oder ignoriert. Seinsskrupel verstehe ich als ein aufgeklärtes Selbst-Bewusstsein, es ist also nicht zu verwechseln mit Schwäche. Die Dialogisierung der klinischen Medizinethik, die in der klinischen Ethikpraxis der letzten Zeit zu beobachten ist, hat in meinen Augen zu einer stärkeren Position der Ethik und zu einem aufgeklärten Selbstbewusstsein von Ethik-Fachpersonen geführt. Sie ist in der Lage, eine Position einzunehmen, die sich in einen Dialog auf Augenhöhe einlässt. Sie sucht gemeinsam mit den anderen Beteiligten, aber in erster Linie gemeinsam mit der Patientin, welche Fragen im Vordergrund stehen und wie die Situation im Hinblick auf die weiteren Schritte in der Sorgepraxis unter normativem Blickwinkel ausgelegt werden kann. Sie ist nicht starr auf die in der Moralphilosophie entwickelten

Rahmungen festgelegt, sondern kann sich auf die Anliegen und Sorgen der Patienten einlassen und an ihnen anknüpfen.

Im Zentrum steht die Position des Anderen in seiner narrativen Identität. Sie umfasst die Lebensgeschichte, mindestens ihre für diese Situation relevanten Züge. Dieser Hintergrund und die aktuelle Situation mit den medizinischen Bedingungen, Prognosen, Entscheidungszwängen usw. bilden zusammen die Situation, aus der heraus sich ein Sollen ergeben kann, das heißt aus der heraus sich ein Dilemma überhaupt erst verstehen lässt. Im „guten Leben" sind eine Reihe von Dimensionen wichtig, die sich nicht ohne Respekt für die Transzendenz des Anderen deuten lassen: Existenzielle Angst, die Möglichkeit des Todes, die Präsenz traumatischer Erinnerungen, Schuld, Sorge um ihr Leben (oder auch das Schweigen über diese Aspekte) sind die vielleicht deutlichsten Zeichen, um in einem seelsorgerischen Zugang die ethischen Dimensionen der Situation der Patientin mit ihr zusammen entfalten zu können. Diese Transzendenz ist, wie es in Lévinas' Moralphilosophie klar wird, nicht eine „vertikale" Transzendenz, aus der Welt hinaus in ein Jenseits. Sie ist vielmehr radikal diesseitig und horizontal, indem sie sich *zwischen* Menschen ereignet.

Selbstverständlich geht es dann vielleicht auch um explizit religiöse Aspekte, die ich nicht behandelt habe: um Fragen der Rechtfertigung, um das Angenommensein, um Vergebung, um ein Leben nach dem Tod. Diese Aspekte haben im Rahmen der Lebensgeschichten Raum, die ja vielfältig von religiösen Motiven und Symbolen bestimmt sein können oder mindestens begleitet wurden, und in denen sich Konflikte und Fragen ergeben können, die es kompetent zu besprechen gilt. Insofern ist die Rolle der Seelsorgerin, die Aufgabe von Spiritual Care, mit der Rolle der ethischen Beratung wiederum nicht deckungsgleich.

Literatur

Akademie für Ethik in der Medizin e. V. „Standards für Ethikberatung in Einrichtungen des Gesundheitswesens." *Ethik in der Medizin* 22 (2010): 149–53.
Archer, Margaret. *Structure, Agency and the Internal Conversation.* Cambridge: Cambridge University Press, 2003.
Bauer, Axel W. und Laura K. Dewies. „Klinische Ethikberatung: Hohe Anforderungen, verhaltene Umsetzung." *Deutsches Ärzteblatt* 115/22 (2018): 1046–48.
Benhabib, Seyla. „Der verallgemeinerte und der konkrete Andere: Die Kohlberg/Gilligan-Kontroverse aus der Sicht der Moraltheorie." In *Selbst im Kontext: Kommunikative Ethik im Spannungsfeld von Feminismus, Kommunitarismus und Postmoderne,* hg. v. Seyla Benhabib, 161–91. Frankfurt am Main: Suhrkamp, 1995.

Burch, Robert. „On the Ethical Determination of Geography: A Kantian Prolegomenon." In *Space, Place, and Environmental Ethics,* hg. v. Andrew Light und Jonathan M. Smith, 15–47. Lanham: Rownman & Littlefield, 1997.

Burns, Lawrence. „What Does the Patient Say? Levinas and Medical Ethics." *The Journal of Medicine and Philosophy* 42/2 (2017): 214–35.

Butler, Judith. *Kritik der ethischen Gewalt.* Frankfurt am Main: Suhrkamp, 2003.

Butler, Judith. *Giving an Account of One*self. New York: Fordham University Press, 2005.

Celikates, Robin. „Habermas: Sprache, Verständigung und sprachliche Gewalt." In *Philosophien sprachlicher Gewalt,* hg. v. Hannes Kuch und Steffen K. Herrmann, 272–85. Weilerswist: Velbrück, 2010.

Churchill, Larry R., Joseph B. Fanning und David Schenk. *What Patients Teach: The Everyday Ethics of Health Care.* Oxford: Oxford University Press, 2013.

Clifton-Soderstrom, Michelle. „Levinas and the Patient as Other: The Ethical Foundation of Medicine." *The Journal of Medicine and Philosophy* 28/4 (2003): 447–60.

Conradi, Elisabeth. *Take Care: Grundlagen einer Ethik der Achtsamkeit.* Frankfurt am Main: Campus, 2001.

De Vries, Maruscha und Carlo J. W. Leget. „Ethical Dilemmata in Elderly Cancer Patients: A Perspective from the Ethics of Care." *Clinics in Geriatric Medicine* 28/1 (2012): 93–104.

Elwyn, Glyn, Dominick Frosch, Richard Thomson, Natalie Joseph-Williams, Amy Llyod, Paul Kinnersley, Emma Cording, Dave Tomson, Carole Dodd, Stephen Rollnick, Adrian Edwards und Michael Barry, „Shared Decision Making: A Model for Clinical Practice." *Journal of General Intern Medicine* 27/10 (2012): 1361–67.

Engster, Daniel. „Rethinking Care Theory: The Practice of Caring and the Obligation to Care." *Hypatia* 20/3 (2005): 50–74.

Entwistle, Vikki A., Stacy M. Carter, Alan Cribb und Kirsten McCaffery. „Supporting Patient Autonomy: The Importance of Clinician-patient Relationships." *Journal of General Intern Medicine* 25/7 (2010): 741–45.

Lazare, Benaroyo. „The Significance of Emmanuel Levinas' Ethics of Responsibility for Medical Judgment." *Medicine, Health Care and Philosophy* 25/3 (2022): 327–32.

Lévinas, Emmanuel. *Humanismus des anderen Menschen,* übers. v. Ludwig Wenzler. Hamburg: Meiner, 1989.

Lévinas, Emmanuel. *Totalität und Unendlichkeit: Versuch über Exteriorität,* übers. v. Wolfgang N. Krewani. München: Alber, [5]2014.

Lévinas, Emmanuel. *Totalität und Unendlichkeit: Versuch über Exteriorität,* übers. v. Wolfgang N. Krewani. Freiburg: Alber, 1987.

Lévinas, Emmanuel. *Zwischen uns: Versuche über das Denken an den Anderen,* übers. v. Frank Miething München: Hanser, 2007.

Lévinas, Emmanuel. „Eine Religion für Erwachsene." In *Schwierige Freiheit: Versuch über das Judentum,* hg. v. Emmanuel Lévinas, 21–37. Frankfurt am Main: Jüdischer Verlag, 1992.

MacIntyre, Alasdair. *Der Verlust der Tugend.* Frankfurt am Main: Campus, 1995.

Marckmann, Georg, Matthias Bormuth und Urban Wiesing. „Allgemeine Einführung in die medizinische Ethik." In *Ethik in der Medizin: Ein Studienbuch,* hg. v. Urban Wiesing, 23–37. Stuttgart: Reclam, [4]2012.

Molewijk, Albert C., Tineke Abma, Margreet Stolper und Guy Widdershoven. „Teaching Ethics in the Clinic: The Theory and Practice of Moral Case Deliberation." *Journal of Medical Ethics* 34/2 (2008): 120–24.

Nortvedt, Per, Marit Helene Hem und Helge Skirbekk. „The Ethics of Care: Role Obligations and Moderate Partiality in Health Care." *Nursing Ethics* 18/2 (2011): 192–200.

Özdemir, Semra und Eric Andrew Finkelstein. „Cognitive Bias: The Downside of Shared Decision Making." *JCO Clinical Cancer Informatics* 2 (2018): 1–10.

Rehmann-Sutter, Christoph. „Contextual Bioethics." *Perspektiven der Philosophie* 25 (1999): 315–38.

Rehmann-Sutter, Christoph. „Biomedizinisches und lebensweltliches Wissen in der Medizin: Zu einer Hermeneutik der Unübersetzbarkeit." In *Philosophie der Medizin*, hg. v. Friedrich Orsolya und Claudia Bozzaro, 63–86. Paderborn: Brill Mentis, 2021.

Rehmann-Sutter, Christoph. „Self-perceived Burden to Others as a Moral Emotion in Wishes to Die: A Conceptual Analysis." *Bioethics* 33/4 (2019): 439–47.

Stolper, Margreet, Bert Molewijk und Guy Widdershoven, „Bioethics Education in Clinical Settings: Theory and Practice of the Dilemma Method of Moral Case Deliberation." *BMC Medical Ethics* 17 (2016): 1–10.

Walker, Margaret Urban. *Moral Understandings: A Feminist Study in Ethics*. Oxford: Oxford University Press, ²2007.

Wörler, Frank. „Die Diagnosestellung als Situation: Eine existenzphilosophische Betrachtung ärztlicher Kommunikationsaufgaben." *Zeitschrift für praktische Philosophie* 7/2 (2020): 35–62.

Hille Haker
Spiritual Care und Klinikseelsorge-Ethik: Konzepte, Methoden, Themen

1 Zur historischen Entwicklung der Klinikseelsorge-Ethik und Spiritual Care

Spätestens seit Beginn des 21. Jahrhunderts boomt die Beschäftigung mit der Seelsorge bzw. einer geistlichen Begleitung, englisch *pastoral* oder *spiritual care*. Diese neue Aufmerksamkeit ist Veränderungen im Gesundheitswesen, sozialen Transformationen sowie dem veränderten Status der westlichen Religionen, vor allem aber des Christentums, geschuldet. So wird etwa in den USA der Begriff der „pastoral care" vor allem als christliche Seelsorge verstanden, während „spiritual care" als offener und zugänglicher für alle Religionen und auch für nichtreligiös gebundene Formen der spirituellen Sorge verstanden wird, auch wenn beide Begriffe genauso auch synonym verwendet werden.[1] Trotz der abnehmenden Zahl kirchlich gebundener Menschen in Europa hat die christliche Praxis der Seelsorge vom spirituellen turn profitiert, nicht zuletzt wegen der Aufnahme von spiritual care durch die Weltgesundheitsorganisation. Zudem fiel die neue Aufmerksamkeit für alternative bzw. komplementäre Zugänge zu Krankheit und Gesundheit mit einem neuen Interesse an akademischer Forschung zur Ethik und der aus dieser Forschung hervorgegangenen professionellen Ethiken zusammen. Medizinethik wurde seit den 1980er Jahren im klinischen Alltag etabliert. Im deutschsprachigen Raum wurde mit der Gründung der *Akademie der Ethik in der Medizin* eine Dachorganisation gefunden, in der ärztliche Ethik, Pflegeethik sowie inzwischen auch Seelsorgeethik zusammengefasst werden – an der Goethe Universität Frankfurt wurde zum Beispiel von mir das Forschungsprojekt Medizinethik in der Klinikseelsorge initiiert, das seit vielen Jahren von Gwendolin Wanderer koordiniert wird; in München und Zürich wurden sogar Professuren eingerichtet, auf denen Traugott Roser und Simon Peng-Keller unverzichtbare Dienste geleistet haben, und in den Niederlanden wurde spiritual care von Carlo Leget als humanistische Seelsorge etabliert. Die Diskussion über das Verhältnis von einer eher weit gefassten „spiritual care" Ethik und einer kirchlichen bzw. religionsspezifischen Seelsorgeethik zeigt einerseits, wie tiefgreifend die sozialen Transformationen

---

[1] Wendy Cadge und Shelly Rambo, *Chaplaincy and spiritual care in the twenty-first century: an introduction* (Chapel Hill: The University of North Carolina Press, 2022).

sind, die eben auch die existentiellen Erfahrungen von Krankheit, Leiden und Tod betreffen, und andererseits, wie notwendig die Auseinandersetzung mit dem kulturellen und religiösen Pluralismus im Kontext Krankenhaus ist.[2] Klinikseelsorge kann in der Tat als „spezialisierte spiritual care" verstanden werden, wie Simon Peng-Keller dies bezeichnet hat. Aber sie ist genauso auch als in den informellen Dienst der Kirche eingebettete Sorge- und Begleitungspraxis zu sehen, die auf der Anteilnahme am Schicksal anderer Menschen, der Sorge um und für sie in besonderen Situationen beruht. In diesem zweiten Sinn ist der institutionalisierte kirchliche Dienst am Menschen im Sinne der Diakonie notwendig auf die gemeinschaftliche Praxis der Nachfolge Christi bezogen: Im Unterschied zu einer spiritual care Ethik ist dann die christliche Klinikseelsorge-Ethik, auf die allein ich mich hier beziehen will, Bestandteil einer theologischen, praxisorientierten Reflexion, die durch den Gegenstand der Reflexion interdisziplinär auf die Medizin und Medizinethik ausgerichtet sein muss. Das heißt: Klinikseelsorge-Ethik ist zum einen Teil der *theologischen* Ethik mit großen Überschneidungen zur Praktischen Theologie, die eine Vielfalt von christlichen Seelsorgekonzepten entwickelt hat.[3] Sie reichen von kerygmatischen und parakletischen Konzepten bis zu charismatischen Ansätzen, wobei letztere vielleicht am ehesten kompatibel mit spiritual care Ansätzen sind, weil beide mit dem Anspruch auf Heilung einhergehen.[4] Als theologische *Ethik* zeichnet sich die Klinikseelsorge-Ethik zum anderen durch große Überschneidungen zur philosophisch ausgerichteten Medizinethik aus, die zunehmend auch die institutionellen und globalen Fragen thematisiert.[5]

---

[2] Hille Haker, Gwendolin Wanderer und Katrin Bentele, Hg., *Religiöser Pluralismus in der Klinikseelsorge*, Bd. 4, Medizinethik in der Klinikseelsorge (Berlin: Lit, 2014). Vgl. vorher Traugott Roser, *Spiritual care: ethische, organisationale und spirituelle Aspekte der Krankenhausseelsorge. Ein praktisch-theologischer Zugang* (Stuttgart: Kohlhammer, 2007). Zu etwa der gleichen Zeit entstand auch die Arbeitsstelle in Zürich, die von Simon Peng-Keller geleitet wird. Peng-Keller entwickelt sein Konzept der Seelsorge im Kontext globaler Gesundheit, so etwa in Simon Peng-Keller, *Klinikseelsorge als spezialisierte Spiritual Care: Der christliche Heilungsauftrag im Horizont globaler Gesundheit* (Göttingen: Vandenhoeck & Ruprecht, 2021).
[3] Katrin Bentele, „Seelsorgekonzepte und Medizinethik," in *Medizinethik in der Klinikseelsorge*, ed. Hille Haker, Walter Moczinski und Katrin Bentele, (Berlin: Lit, 2010), 137–65.
[4] Vgl. dazu Bentele, „Seelsorgekonzepte und Medizinethik." Hier ist aber auch der Anspruch insbesondere der nichtwestlichen spiritual care zu nennen. Vgl. dazu etwa die Arbeiten von Walter Bruchhausen die Diskussion zum so genannten spiritual healing. Walter Bruchhausen und Volker Roelcke, „Categorising 'African Medicine': The German Discourse on East African Healing Practices, 1885–1918," in *Plural Medicine, Tradition and Modernity, 1800–2000* (London/New York: Routledge, 2002), 90–108; Fraser N. Watts, Hg., *Spiritual healing: scientific and religious perspectives* (Cambridge: Cambridge University Press, 2011).
[5] Exemplarisch hierfür ist Simon Peng-Keller und David Neuhold, Hg., *Charting spiritual care the emerging role of chaplaincy records in global health care* (Cham: Springer Nature, 2020).

In meinem Beitrag will ich die Entwicklung der Klinikseelsorge-Ethik und spiritual care Ethik im Hinblick auf ihre Konzepte und Methoden sowie einige exemplarische Themenfelder zu schärfen versuchen – und meine eigenen Arbeiten in diesen Diskurs einordnen. Schlussendlich plädiere ich noch einmal dafür, die Klinikseelsorge-Ethik stärker auf eine hermeneutische (Sozial-)Ethik zu beziehen, die ich vor allem im Hinblick auf die narrativen Deutungsmöglichkeiten von Kranksein und Leiden sowie einer phänomenologisch verankerten Verantwortungsethik interpretiere. Damit hat die Klinikseelsorge vielleicht nicht so sehr eine heilende als vielmehr eine (Selbst-)Verständigungs- und Integrationsfunktion im Hinblick auf Brucherfahrungen, und sie ist in dieser Reflexion sowohl auf die Forschung der Praktischen Theologie als auch der theologischen Ethik angewiesen. Meine eigene Perspektive ist dabei insbesondere von der katholischen Theologie geprägt, was meine eigene Herkunft und Verortung widerspiegelt. Dies ist nicht exklusiv zu verstehen, sondern weist nur den Horizont und die Grenzen meiner Überlegungen auf.

2 Klinikseelsorge und Spiritual Care

Religiösen und kultischen Handlungen wird in vielen Kulturen nicht nur eine befreiende und rettende, sondern auch eine heilende Kraft zugesprochen. Der katholische praktische Theologe Ottmar Fuchs hat einen Ansatz der „committed spirituality" vorgestellt, der in der Tradition des 2. Vatikanischen Konzils und inspiriert von der Befreiungstheologie Lateinamerikas den Vorrang der Praxis betont. Fuchs entfaltet die drei Achsen der Gemeinschaft, der theologischen Bezeugung und Reflexion sowie den praktischen Dienst, als *koinonia, martyria und diakonia* für die christliche Spiritualität, die sich eben auch in der Seelsorge widerspiegeln muss.[6] Die befreiende und rettende Botschaft des Evangeliums verwirklicht sich im Handeln einer Kirche, die sich als Praxis der Befreiung für die anderen versteht. Zu einer solchen „committed spirituality" passt auch die von Paul Farmer im Anschluss an die Befreiungstheologie entwickelte pragmatische Solidarität, für die das „accompaniment", das heißt die Begleitung kranker Menschen, ins Zentrum gerückt wird:

> „Accompaniment" is an elastic term. It has a basic, everyday meaning. To accompany someone is to go somewhere with him or her, to break bread together, to be present on a journey with a beginning and an end. There's an element of mystery, of openness, of trust, in accompaniment. The companion, the accompagnateur, says: „I'll go with you and support you on your

---

6 Ottmar Fuchs, *Committed Spirituality* (Mainz: Kohlhammer, 2019).

journey wherever it leads; I'll share your fate for a while. And by ‚a while', I don't mean a little while." Accompaniment is about sticking with a task until it's deemed completed, not by the accompagnateur but by the person being accompanied.[7]

Die Aufgabe der Klinikseelsorge bestand traditionell in der Sorge um das spirituelle Heil von Patient*innen und Personal. Im Kontext der Medizin ist das „Wohl" des Patienten Maßstab aller gesundheitsbezogenen Praxen. Wie die jeweiligen Berufsgruppen den Begriff der Krankheit, Gesundheit und allgemeiner des Wohls verstehen, und wie sie sich die Aufgaben im Kontext der ausdifferenzierten Systeme der klinischen Betreuung und Begleitung aufteilen, ist von vielen Faktoren abhängig, die das jeweilige Profil sozialer Systeme ausmachen.[8] So wird etwa ein katholisches Krankenhaus zum Teil ähnlich, zum Teil etwas anders organisiert sein als ein privatwirtschaftliches Krankenhaus. Dies zeigt sich bereits an der Architektur: Wo Kapellen bzw. Räume der Stille positioniert werden, wie sie gestaltet sind, wer sie wie und wann nutzen kann – diese Fragen sind keineswegs marginal und spiegeln die jeweiligen Aushandlungsprozesse zwischen Seelsorge und Klinikverwaltung sowie zwischen den Akteuren der Seelsorge bzw. spiritual care gut wider.[9] So verweisen Benedict Ashley und Kevin O'Rourke 1997 auf die vier Funktionen der Seelsorge: zu heilen, zu erhalten, zu orientieren und zu versöhnen:

> [T]raditionally, religious ministry has four functions: (1) to heal, (2) to sustain, (3) to guide, and (4) to reconcile. Whereas by healing and sustaining they have in mind something broader than physical and psychological healing and encouragement in times of sickness, it is obvious that

---

7 Paul Farmer, „Partners in help: Assisting the poor over the long term," *Foreign Affairs* 29 (2011): online: http://www.foreignaffairs.com/articles/68002/paul-farmer/partners-in-help! Am angegebenen Ort befindet sich der Text hinter einer Bezahlschranke. Ich habe ihn allerdings hier gefunden: http://www.povertystudies.org/TeachingPages/EDS_PDFs4WEB/Accompaniment_Farmer_Foreign-Affairs2011.pdf [abgerufen am 13.06.2023].
8 Niklas Luhmann, *Soziale systeme: grundriss einer allgemeinen theorie* (Frankfurt am Main: Suhrkamp, 1984). Zur Erklärung vgl. vor allem die Einleitung und Kapitel 1.
9 In den Exkursionen der Zertifizierungskurse Medizinethik in der Klinikseelsorge, die seit 2005 regelmäßig zunächst in Boston und dann in Kooperation mit der Loyola University Chicago stattfanden, besuchten wir immer auch unterschiedliche Kliniken. Dabei zeigten sich die sehr diversen Zugänge zu den Kapellen bzw. Räumen der Spiritualität. Diese sind womöglich weniger Heterotopien, wie Traugott Roser im Anschluss an Christopher Swift meint, sondern sie sind besondere Räume neben vielen anderen besonderen Räumen (man denke nur an die Eingangshallen, Cafeterien, aber auch die Leichenhallen – eine Klinik zeichnet sich gerade durch eine Vielfalt von „Räumen" aus, die jeweils eigenen normativen Strukturen folgen). Das heißt aber nicht, dass sie nicht einer besonderen Aufmerksamkeit bedürfen: Traugott Roser, „Wie positioniert sich Seelsorge im Gesundheitswesen?," *Zeitschrift für evangelische Ethik* 59 (2015): 262–78.

ministers cannot heal and sustain if they are not intimately concerned with problems of physical and psychological health.[10]

Die jüngere Entwicklung der Klinikseelsorge wird demgegenüber in vielen theologischen Studien vor allem aufgrund der säkularisierten und technisierten – zunehmend aber auch der ökonomisierten – Medizin durchaus ambivalent beurteilt. Die Seelsorge durchläuft dabei eine Phase der Irrelevanz, die erst seit einigen Jahrzehnten wieder aufgefangen wird. Ashley und O'Rourke beurteilen dies noch 2006 durchaus skeptisch:

> Today, however, in many hospitals, pastoral care is left to occasional visiting ministers who are treated much as any other visitor. In others, a chaplain is provided, but he [...] is regarded by the medical staff simply as a convenience to those confined to the hospital, just as are the hospital barber or proprietor of the gift shop. It is becoming much more common, however, even for public hospitals to include a department of pastoral care as a recognized part of their therapeutic work. The members of such a department are still often regarded as somewhat less than professional colleagues of the medical staff, who think of them according to outmoded stereotypes.[11]

Die zwei vorherrschenden Modelle der Klinikseelsorge ziehen auch zwei idealtypische Rollenmodelle nach sich, die durch Stärkung und Affirmation bzw. Unterbrechung und Kritik beschrieben werden können: dies ist einerseits die Integration in und Finanzierung durch die Klinik, welche Seelsorge als Bestandteil der vielfältigen Gesundheitssorge betrachtet, und andererseits die Abordnung und Finanzierung durch die jeweilige Religionsgemeinschaft, die Seelsorger*innen für die Klinikseelsorge ausbildet. Roser beschreibt die funktionale bzw. systemtheoretische Seite so:

> Innerhalb des sozialen Systems kommt der Seelsorge damit zunächst eine entlastende und stabilisierende Funktion zu. Sie ist ein Ort, an dem Konflikte zwischen systemkonformem Handeln der Berufstätigen und davon abweichendem Denken der Privatpersonen sowie Störungen ausgetragen werden können.[12]

In den USA, wo die spiritual care vor allem entwickelt wurde, spricht man nur noch in kirchlichen Häusern von „chaplaincy". Spiritual care folgt hier dem ersten Modell der Integration in das medizinische Team. Da in Deutschland jedoch nach

---

10 Benedict M. Ashley und Kevin D. O'Rourke, *Health care ethics a theological analysis*, Healthcare ethics, (Washington D.C: Georgetown University Press, ⁴1997), 435.
11 Benedict M. Ashley, Jean deBlois, und Kevin D. O'Rourke, *Health Care Ethics : A Catholic Theological Analysis*, (Washington D.C.: Georgetown University Press, ⁵2006), 236.
12 Roser, *Spiritual care*, 256.

wie vor das zweite Modell der „Abordnung" durch die Kirchen vorherrscht und Seelsorge in Kliniken kirchlich organisiert ist, ist es meines Erachtens in diesem Kontext wenig sinnvoll, den englischen Begriff der spiritual care zu verwenden, es sei denn, er wird explizit als säkularisierte Seelsorge verstanden, wie Carlo Leget dies tut.[13] Vielleicht ist es im Gegenteil sogar angemessen, die beiden Modelle der spirituellen Begleitung, die allgemein-spirituelle und die spezifisch-religiöse, zu unterscheiden, um nicht bei Patient*innen und Klinikpersonal gleichermaßen Verwirrung auszulösen. Das heißt aber gerade nicht, dass Seelsorge und spiritual care sich nicht *inhaltlich* in vielerlei Hinsicht überlappen. Dies will ich am Beispiel der Ethik zeigen, auch wenn es gerade die christliche (und noch mehr die katholische) Morallehre ist, die in den letzten Jahren zu vielen Verwerfungen geführt hat. Aber auch viele theologische Ethiker*innen stehen der vatikanischen Bioethik durchaus kritisch gegenüber, so dass immer auch der interne Pluralismus thematisiert werden muss.

3 Klinikseelsorge-Ethik als Teil der Medizinethik

Die Klinikseelsorge-Ethik hat sich in den zwei für sie grundlegenden Kontexten zu behaupten – im Kontext der theologischen Seelsorgekonzepte und säkularen spiritual care Konzepte einerseits und dem Kontext der Medizinethik andererseits. Dass Klinikseelsorge schon immer auch mit ethischen Fragen zu tun hatte, wird niemand bestreiten. In den letzten 30 Jahren hat sich nun eine eigene Klinikseelsorge-Ethik herausgebildet, die in Deutschland vor allem in Frankfurt entwickelt wurde – und zwar gemeinsam von Wissenschaftler*innen und Seelsorger*innen. Die oben genannten zwei Modelle der Institutionalisierung wirken sich auch auf die Ethikkonzepte aus. Bisher gibt es allerdings viele Mischmodelle, die jenseits der Finanzierung die neue Rolle der Seelsorge für die Ethikberatung und Entscheidungen am Krankenbett, die Mitarbeit in Klinik-Ethik-Komitees oder auch Strukturpläne betreffen: Es ist klar, dass mit der Professionalisierung der Seelsorge auch ihre Aufgaben anders geworden sind. Die interdisziplinäre Ausrichtung der mit der Klinikseelsorge befassten Ethik kann wiederum idealtypisch in zwei Richtungen entfaltet werden: zum einen in die Richtung der Praktischen Theologie, und zum

---

13 Carlo Leget, *Art of living, art of dying: spiritual care for a good death* (London/Philadelphia: Jessica Kingsley Publishers, 2017). Simon Peng Keller vertritt eine Integration der Seelsorge in die spiritual care, während die Begriffe chaplaincy und spiritual care im US-amerikanischen Kontext auch ohne ideologische Scheu verwendet werden, so etwa von Wendy Cadge und Shelly Rambo, *Chaplaincy and spiritual care in the twenty-first century: an introduction* (Durham: University of North Carolina Press, 2022).

anderen in die Richtung der allgemeinen Medizinethik. Mit letzterer will ich mich in diesem Schritt beschäftigen.

Seit der zweiten Hälfte des 20. Jahrhunderts haben sich die gesellschaftlichen Praxen in weiten Teilen des Gesundheitsbereichs radikal verändert: dazu gehören der Umgang mit dem menschlichen Körper in Prävention, Diagnostik und Therapie von Krankheiten, die Fortpflanzung und Elternschaft, der Umgang mit Tod, mit Leichen, Körperteilen oder Gewebe, aber auch die Forschung, die inzwischen mehrheitlich als biomedizinisch verstanden wird. Diese Veränderungen sind historisch zu beschreiben, insofern sie einem Entstehungs-, Traditions-, und Veränderungsprozess unterliegen, der auch ihre Normen einschließt.[14] Normen und normative Ordnungen strukturieren in unterschiedlicher Weise die gesellschaftlichen Praxen. Die Frage: „Was soll ich tun?" ist aber zunächst gar keine normative, sondern eine existentiell-ethische Frage, die auf Entscheidungssituationen hinweist, die nicht mit eingeübten Verhaltensweisen beantwortet werden können; Fragen nach dem „Sollen" einer Handlung sind nicht nur mit der Frage nach dem „Wollen" vermittelt, sondern auch mit derjenigen des „Könnens".[15]

Bekanntlich ist die seit den 1950er Jahren entstandene Disziplin der Bioethik zunächst sehr stark von christlichen Theologen geprägt worden. Einerseits lag dies daran, dass Theologen sich traditionell schon immer mit Fragen der Medizinethik beschäftigt hatten und es Professuren in der Moraltheologie gab, die sich mit Fragen der Medizin beschäftigten sowie eine Pastoral- bzw. Praktische Theologie, die Seelsorge beinhaltete. Allerdings fielen die Ansätze insbesondere der katholischen Moraltheologie lange unter das Verdikt einer nicht mehr zeitgemäßen Morallehre. Mit der neuen – politikberatenden – Rolle der Bioethik, die in den USA begann und bald auch in Europa zum Tragen kam, bildete sich seit den 1970er Jahren eine zunehmend säkulare, genauer gesagt eine liberale Diskurssprache heraus. In dieser Phase begannen auch Initiativen für klinische Ethik-Komitees. Die in diesem Kontext von Beauchamp und Childress entwickelten Grundprinzipien der biomedizinischen Ethik versuchen, angesichts des gesellschaftlichen Wer-

---

14 Hier seien nur diese Titel genannt: Albert R. Jonsen, „History of Religion and Bioethics," *Handbook of Bioethics and Religion* (New York: Oxford University Press, 2006), https://doi.org/10.1093/0195178734.003.0002; Robert Baker, *Before bioethics: a history of American medical ethics from the colonial period to the bioethics revolution* (New York: Oxford University Press, 2013); Albert R. Jonsen, *The birth of bioethics* (New York: Oxford University Press, 1998); Tina Stevens, *Bioethics in America: origins and cultural politics* (Baltimore: Johns Hopkins University Press, 2000).
15 Ich habe dies exemplarisch am Beispiel der Entscheidungen nach Pränataldiagnostik ausgeführt in Hille Haker, *Hauptsache gesund? Ethische Fragen der Pränatal- und Präimplantationsdiagnostik* (München: Kösel, 2011).

tepluralismus einen „überlappenden Konsens der Moral" abzubilden.[16] Auf der Grundlage der jeweils eigenen moralischen Tradition, der konkreten Sittlichkeit, so hoffte man, könnten sich die verschiedenen Gruppierungen in einer Gesellschaft auf die Prinzipien der Bioethik als normativen Ordnungsrahmen für den Gesundheitsbereich verständigen und mit ihrer Hilfe praktische Urteilskriterien entwickeln. Bis heute wird das Viergespann der bioethischen Prinzipien als Grundlage der Medizin- und Bioethik gelehrt: Autonomie, Nichtschädigung, Wohlergehen und Gerechtigkeit eröffnen einen pragmatischen Spielraum für die klinisch orientierte Medizinethik, um die nun funktional auf die Beratung von individuellen, gesellschaftlichen oder politischen Akteuren ausgerichtete Bioethik so zu strukturieren, dass sie besonders in klinischen Ethik-Komitees praktikabel und kommunizierbar wird. Im Gefolge der gesellschaftlichen Individualisierung wurde allerdings meistens der – subjektiven – Autonomie bzw. Selbstbestimmung der Patient*innen der Vorrang gegenüber dem eher traditionellen Prinzip des – objektiven – Wohlergehens eingeräumt, oft ohne dies eigens zu reflektieren.

Die deutsche Ethik-Tradition ist gegenüber der angloamerikanischen Ethik eher menschenrechtlich geprägt, wobei der nicht zuletzt von Kant geprägte Menschenwürdebegriff als universalistisches Moralprinzip konstitutiv ist.[17] Jacob Dahl Rendtorff und Peter Kemp setzten sich darüber hinaus zu Beginn der 2000er Jahre dafür ein, eine eigenständige europäische Bioethik und ein eigenes Biorecht zu entwickeln, das dem Prinzip der Verletzlichkeit einen größeren Raum geben sollte.[18] Respekt vor der Verletzlichkeit stellte eine Ergänzung zum liberalen Autonomieprinzip dar, sollte aber zugleich als Bollwerk gegen eine Fortschrittsfokussierung gedacht werden, welche die Endlichkeit, Sterblichkeit und Verletzlichkeit des Menschen zu Mängeln erklärt, die durch den technischen Fortschritt möglichst verringert, wenn nicht gar überwunden werden sollen.[19]

---

16 Dies geht auf Rawls' Konzept des überlappenden Konsenses zurück, der eine gemeinsame Wertgrundlage, etwa im Hinblick auf die Werte von Freiheit und Gleichheit, in liberalen Gesellschaften schafft. Vgl. Tom L. Beauchamp und Childress, James F., *Principles of biomedical ethics* (Oxford/New York: Oxford University Press, [8]2019).
17 Marcus Düwell, Braarvig, Jens, Brownsword, Roger, Mieth, Dietmar, *The Cambridge handbook of human dignity: interdisciplinary perspectives* (Cambridge: Cambridge University Press, 2014).
18 Peter Kemp und Jakob Rendtorff, *Basic Ethical Principles in European Bioethics and Biolaw, Volume I: Autonomy, Dignity, Integrity and Vulnerability*, Rhodos International Science and Art Publishers & Center for Ethics and Law. (Copenhagen, 2000).
19 Henk ten Havehat eine erste grundlegende Untersuchung zu dem Begriff in der Bioethik vorgelegt, die in den nächsten Jahren sicher zu einem Referenzwerk werden wird. Ten Haves Buch ist die bisher ausführlichste Analyse der Geschichte und Begriffsbildung in der Bioethik: Henk Ten Have, *Vulnerability: challenging bioethics* (London, New York: Routledge, 2016). Vgl. dazu auch Michael Coors, Hg., *Moralische Dimensionen der Verletzlichkeit des Menschen: Interdiszi-*

Mit der Erweiterung des Themenspektrums in der (medizinischen) Bioethik wurde zunehmend auch die *Gestaltung der Kranken-, Pflege- und Sozialsysteme* sowie die *globale Gesundheitsversorgung* diskutiert. Im Anschluss an den politischen Liberalismus von John Rawls entstand etwa die grundlegende Arbeit von Norman Daniels zur Gerechtigkeit im Gesundheitssystem.[20] In der Theologie werden Fragen der institutionellen Rahmenbedingungen und der sozialen Strukturen in der Sozialethik behandelt, die katholisch viel stärker verankert ist als in der protestantischen Ethik. Sozialethik steht in der Tradition der katholischen Soziallehre und hat durch ihre institutionentheoretische und strukturell-ethische Ausrichtung andere methodische Grundlagen als die Moraltheologie. Damit komme ich zu meinem nächsten Schritt, den methodischen Ansätzen.

4 Methoden der Klinikseelsorge- und Spiritual Care-Ethik

4.1 Ethisches Urteilen in der katholischen Bio- und Medizinethik

Die in der lehramtlichen katholischen Ethik[21] vorherrschende *naturrechtlich-scholastische Methode* theologisch-ethischen Urteilens kann vor allem in den medizinethisch relevanten Texten gut beobachtet werden. Diese ist durch den Rekurs auf ein spezifisches Naturrechtsverständnis gekennzeichnet.[22] Im Unterschied zur sehr viel differenzierteren wissenschaftlichen Diskussion geht das Lehramt von

---

plinäre Perspektiven auf einen anthropologischen Grundbegriff und seine Relevanz für die Medizinethik (Berlin, Boston: De Gruyter, 2022).
20 Norman Daniels, *Just Health Care* (Cambridge: Cambridge University Press, 1985).
21 Ich habe die Klinikseelsorge-Ethik zum ersten Mal für die Akademie für Ethik in der Medizin als dritte Säule der Medizinethik (neben der Arzt- und Pflegeethik) vorgestellt. Die folgenden Ausführungen nehmen ihren Ausgang von diesen Überlegungen: Vgl. Hille Haker, „Medizinethik auf dem Weg ins 21. Jahrhundert – Bilanz und Zukunftsperspektiven: Aus Sicht der Katholischen Theologie," *Ethik in der Medizin* 18 (2006), 325–30.
22 Zur Diskussion vgl. L. S. Cahill, Hille Haker und Eloi Messi Metogo, Hg., *Naturrecht und menschliche Natur*, 3 Bde., Concilium (Mainz: Grünewald, 2010). Hier sind vor allem zwei Beiträge relevant: Eberhard Schockenhoff, „Ein transzendentalphilosophischer Zugang zur Naturrechtslehre des Thomas von Aquin," in *Concilium: Naturrecht und menschliche Natur*, ed. Lisa Sowle Cahill, Haker, Hille, Messi Metogo, Eloi (2010), 272–78; Ludwig Siep, „Naturrecht und Bioethik," in *Concilium, Naturrecht und menschliche Natur*, ed. Lisa Sowle Cahill, Haker, Hille, Messi Metogo, Eloi (London: SCM Press, 2010), 279–99.

objektiven (moralischen) Wahrheiten aus, die letztlich in Gott ihren Grund haben und sich in der Geschichte konkretisieren.²³ Es gibt Hilfestellungen für die menschliche Erkenntnis göttlicher Wahrheit bzw. des göttlichen Willens: die biblischen Schriften, die Tradition, die Vernunft und das Erfahrungswissen. Den auf dieser Grundlage generierten und vom Lehramt *autorisierten* Normen muss im individuellen und institutionellen Handeln entsprochen werden. So müssen etwa die leitenden Grundsätze – etwa die Geschlechterdifferenz und Heteronormativität oder auch die Entsagung, über das eigene Lebensende bzw. das Leben anderer zu entscheiden – nicht nur von Gläubigen anerkannt werden, sondern diese Grundsätze gelten auch in katholischen Krankenhäusern.²⁴ Die von Johannes Paul II forcierte Betonung einer „Ethik des Lebens" ist in diesem Kontext als Realisierung des Schöpfungsauftrags Gottes an den Menschen zu sehen: Die objektive Grenze des menschlichen Handelns besteht im Respekt vor dem Leben eines jeden Menschen, dem als Geschöpf Gottes eine unteilbare, unantastbare Würde zukommt. Insbesondere bei den medizinischen Fragen am Lebensbeginn und Lebensende zeichnet sich dieser Ansatz durch die klare Positionierung aus – allerdings um den Preis, kaum Raum für Abwägungen oder moralische Dilemmata zu lassen, wie dies etwa in der Vermittlung von Naturrecht und Tugendethik, insbesondere der Tugend der Phronesis oder Klugheit, durchaus der Fall war Die neoscholastische normative Verengung der scholastischen Methode hat ihren Höhepunkt im 19. Jahrhundert und steht in einem engen Zusammenhang zur Ablehnung moderner Philosophie und Wissenschaft. Die bis heute vorherrschende neoscholastische Ausrichtung der katholisch-theologischen Medizinethik findet sich vor allem in kirchlichen Verlautbarungen zur Medizin- und Bioethik, aber auch in der jüngeren Moraltheologie, am deutlichsten vielleicht derzeit in den US-amerikanischen

---

23 Vgl. dazu maßgeblich: Johannes Paul II, *Veritatis Splendor. Enzyklia* (Vatikan: 1993), http://www.vatican.va/holy_father/john_paul_ii/encyclicals/documents/hf_jp-ii_enc_06081993_veritatis-splendor_ge.html; Internationale Theologische Kommission, *Auf der Suche nach einer universalen Ethik. Ein neuer Blick auf das natürliche Sittengesetz* (2009), http://www.vatican.va/roman_curia/congregations/cfaith/cti_documents/rc_con_cfaith_doc_20090520_legge-naturale_ge.html.

24 So etwa in den Richtlinien für US-amerikanische Krankenhäuser: United States Conference of Catholic Bishops, *Ethical and Religious Directives for Catholic Health Care Services* (2018), http://www.usccb.org/about/doctrine/ethical-and-religious-directives/upload/ethical-religious-directives-catholic-health-service-sixth-edition-2016-06.pdf; Zur medizinischen Behandlung von transgender Personen vgl. die „Doctrinal Note", in der die Anwendung dieser Art, naturrechtlich zu argumentieren, gezeigt werden kann. Die Bischofskonferenz hat im Juni einstimmig diesen Vorschlag der Kommission gebilligt und wird wohl demnächst die Richtlinien entsprechend ergänzen. Committee on Doctrine United States Conference of Catholic Bishops, *Doctrinal Note on the moral limits to technolgoical manipulation of the human body* (20 März, 2023), https://www.usccb.org/resources/doctrinal-note-moral-limits-technological-manipulation-human-body-0.

Richtlinien für die katholische Gesundheitsversorgung.[25] Sie ist mit der kantischen Moralphilosophie nur scheinbar leicht zu verbinden, weil der Würdebegriff in beiden Ethik-Typen einen prominenten Ort hat. Allerdings ist für Kant gerade nicht das subjektunabhängige, göttliche Recht für die Begründung moralischer Normen grundlegend, sondern die Selbst-Normierung (Autonomie) des vernunftbegabten Subjekts: In der Reflexion darauf, welche Handlungen ein Subjekt vernünftig und willentlich, das heißt widerspruchsfrei für sich selbst, für andere und als Gesetz des Zusammenlebens aller wollen kann, ergeben sich diejenigen Optionen, die nicht nur als individuelle Präferenzen des Subjekts betrachtet werden können, sondern die eine allgemeine Gültigkeit beanspruchen. Die deutsche Katholische Theologie, insofern sie sich auf die Medizinethik überhaupt einlässt, bezieht sich, wie gesagt, eher auf diese Tradition als auf den von Locke ausgehenden politischen Liberalismus, und sie spiegelt sich in der Mehrheit medizinethischer Ansätze wider und wird von der evangelischen sowie der akademischen katholischen Medizinethik geteilt. Darüber hinaus werden aber auch verschiedene Mischformen vertreten, unter anderem auch mit dem sogenannten Präferenzutilitarismus, der auf der Grundlage der liberalen Tradition die Interessen („Präferenzen") des einzelnen Handelnden sowie Gerechtigkeitsfragen in den Vordergrund stellt.

4.2 Von der Kasuistik zur hermeneutischen (Sozial)Ethik

In der neueren theologisch orientierten Medizinethik geriet die naturrechtliche Verankerung der normativen Prinzipien in einer ontologischen Moralordnung zunehmend – auch von theologischer Seite – ins Visier konkurrierender Ethik-Typen. Zum einen wurde mit dem *kasuistischen Ansatz* in der US-amerikanischen, theologisch inspirierten Medizinethik eine Ethik der praktischen Urteilskraft aktualisiert, zum anderen werden aber auch Gerechtigkeitsthemen immer virulenter.[26] Andere Ansätze, die für die Klinikseelsorge-Ethik relevant sind, sind die Tugendethik, die sich dann vor allem auf die Bildung und Ausbildung der moralischen Haltung des Respekts und der Toleranz, aber auch der Sorge der Seelsorgenden

---

25 *United States Conference of Catholic Bishops, Ethical and Religious Directives for Catholic Health Care Services.*
26 Vgl. Albert Musschenga, „Empirical Ethics, Context-Sensitivity, and Contextualism," *The Journal of Medicine and Philosophy* 30/5 (2005), 467–90. Ich habe mich mit diesem Ansatz detailliert auseinandergesetzt in: Hille Haker, „Ethik und Empirie," in *Ethik und Empirie: Gegenwärtige Herausforderungen für Moraltheologie und Ethik*, ed. Walter Schaupp, Studien zur theologischen Ethik (Fribourg: Herder, 2014), 19–39.

bezieht.[27] Ich selbst habe im Kontext der Seelsorge für die Stärkung einer narrativen Ethik plädiert, die ich nicht in Konkurrenz zur normativen Ethik sehe, sondern vielmehr als kritische, korrelative und konstruktive Ergänzung zur normativen Ethik wie auch zur tugendethischen Haltung der Sorge um und für sich selbst und andere. Alle drei Elemente sind Bestandteil einer breiter gefassten hermeneutisch-normativen (Sozial-)Ethik. Vor dem Hintergrund der theologisch-ethischen Prämissen – darunter die unbedingte Annahme eines jeden Menschen durch Gott, die Zusage Gottes, des Menschen zu gedenken und ihn spirituell „heil" werden zu lassen (was nicht mit „gesund" werden verwechselt werden darf) – ist das Verhältnis zwischen den hermeneutisch-informativen Analysen einer gegebenen Handlungssituation unter Einbeziehung der historischen, kulturellen, rechtlichen und religiösen Kontexte einerseits, den normativen Prinzipien der Würde und des Gemeinwohls bzw. der Gerechtigkeit andererseits sowie der Herausbildung und Realisierung der moralischen Haltung der Sorge zu klären.

4.3 Verantwortungsethik als hermeneutisch-normative (Sozial-)Ethik

Aus meiner Sicht ist es für die Klinikseelsorge-Ethik gar nicht so wichtig, sich einer Schule oder einem der großen Ethikansätze zuzuordnen. Denn welchen Ansatz man nun auch verfolgen mag, die verschiedenen Ebenen ethischer Reflexion sind in jedem Fall zu thematisieren und aufeinander zu beziehen – und diese Aufgabe, die Komplexität nicht vorschnell im Sinne eines Handlungsurteils zu reduzieren, scheint mir eine wichtige Funktion der Klinikseelsorge-Ethik zu sein. Ich nenne vier Zugänge, die ich als das „Fadenkreuz" ethischen Urteilens bezeichne. Die ersten zwei Zugänge werden in unterschiedlichen Theorien als evaluative, hermeneutische, teleologische bzw. strebensethische Dimensionen bezeichnet, während die Würde- und Gerechtigkeitsethik normativ bzw. deontologisch zu verstehen ist.[28]

---

27 Zur Sorge-Ethik vgl. etwa Helen Kohlen, „Sorge als Arbeit ohne ethische Reflexion? Entwicklungslinien der deutschen Debatte um Sorge als Arbeit und der internationale Care-Ethik," in *Dimensionen der Sorge: Soziologische, philosophische und theologische Perspektiven*, ed. Anna Henkel, Isolde Karle, Gesa Lindemann und Micha H. Werner (Baden-Baden: Nomos, 2016), 187–208.
28 Die Komplexität dieser Zugänge kann ich hier nicht abbilden – ich habe sie aber ausführlich diskutiert in Hille Haker, *Ethik der genetischen Frühdiagnostik. Sozialethische Reflexionen zur Verantwortung am menschlichen Lebensbeginn* (Paderborn: Mentis, 2002).

Tabelle 1: Hille Haker: Fadenkreuz ethischen Handelns und Urteilens.

1. „Selbstsorge" / „Fürsorge" (Care)	2. Soziale Freiheit in Kooperation und Solidarität
Phänomenologie und Hermeneutik	Kritische Hermeneutik und Sozialethik
Fragen moralischer Identität, Überzeugungen und Haltungen	Strukturfragen, Solidarität und Gerechtigkeit als soziale Tugend
Tugendethik und narrative Ethik	Sozialethik als hermeneutische Ethik
3. Würde und Rechte – Verletzliche Freiheit	**4. Recht und Gerechtigkeit**
Fragen normativer Ansprüche und Pflichten, Menschenrechte	Fragen des Rechts und politischer Gerechtigkeit, demokratische Deliberation, globale Gerechtigkeit
Normative Ethik	Politische Ethik als Institutionenethik

Verantwortung ist ein notorisch schwieriger Begriff, den ich jedoch über die vier Zugänge zum ethischen Handeln und Urteilen erklären will. Erstens umfasst Verantwortung die Responsivität und Verantwortlichkeit, die sich in den Erfahrungen des Selbst- und Weltverhältnisses niederschlagen.[29] „Selbstsorge" realisiert sich in responsiver Relationalität, die die Endlichkeit und Verletzlichkeit menschlicher Existenz nicht ignoriert, sondern artikuliert und erschließt.[30] Die Orientierung der *Sorge um und für den oder die Andere,* wie Paul Ricœur dies ausgedrückt hat, ist als ethische Haltung des „dem-anderen-wohl-Wollens" nicht als Zweckrationalität oder als Handeln aus Eigeninteresse zu verstehen, sondern sie ist *eine* Form der Verantwortlichkeit.[31] Themen dieser Dimension der Klinikseelsorge-Ethik sind Fragen der Anthropologie und des (historisch vermittelten) Selbstverständnisses von Menschen, ihre Wahrnehmungen und Erfahrungen, wenn sie mit Krankheit konfrontiert werden, ihre Werte und Überzeugungen, die sich als moralische Identität in der je spezifischen Lebensgeschichte manifestiert haben, und die persönlichen Beziehungen bzw. Beziehungsnetze, in die sie eingebettet sind. Der Ausgangspunkt der Selbstsorge ist ein Relikt – aber eben auch eine Errungenschaft – der modernen Subjekt- und Freiheitsphilosophie. Diese ist nicht mit einer strikt deontologischen Verantwortungsethik zu verwechseln, wie sie etwa von Emma-

---

[29] Für diese Fragen ist die Einbeziehung phänomenologischer Studien unverzichtbar. Vgl. etwa Bernhard Waldenfels, *Bruchlinien der Erfahrung: Phänomenologie, Psychoanalyse, Phänomenotechnik* (Frankfurt am Main: Suhrkamp, 2002); Bernhard Waldenfels, *Das leibliche Selbst Vorlesungen zur Phänomenologie des Leibes* (Frankfurt am Main: Suhrkamp, 2016); Judith Butler, *Senses of the Subject* (New York: Fordham, 2015).
[30] Vgl. dazu etwa Bernhard Waldenfels, „Responsive Ethik zwischen Antwort und Verantwortung," *Deutsche Zeitschrift für Philosophie* 58/1 (2010): 71–81.
[31] Paul Ricœur, *Das Selbst als ein Anderer,* Übers. Jean Greisch (München: Finck, 1996).

nuel Levinas vorgestellt wurde: Diese basiert auf einer nicht hinterfragbaren, nicht vermeidbaren Aufforderung durch den Anderen, für ihn oder sie zu sorgen, sie nicht zu verletzen.[32] Die christliche Ethik ist demgegenüber eher von der Erfahrung der Gnade und Zusage Gottes geprägt, so dass das Sollen – die Antwort auf den Anderen in der Sorge – auf der primären Erfahrung der unbedingten Annahme als Geschenk der Liebe Gottes aufruht. Theologisch relevant ist dies auch deshalb, weil Menschen ja auch von Erfahrungen der Missachtung geprägt sein können, was sich in der Ausnahmesituation der Krankheit verstärkt auswirken kann. Diese ethische *und* religiöse Beziehungsdimension im Gespräch mit Patient*innen zu vermitteln, erscheint mir unbedingt notwendig, gerade weil Krankheit häufig so scham- und schuldbesetzt ist und gerade die katholische Moraltheologie häufig nur als Ver- und Gebotsethik erfahren wurde.

Zweitens ist die soziale Situierung und Einbettung der Patient*innen in die sozialen Ethosformen bzw. in die jeweilige (plurale) Gesellschaft ernst zu nehmen, weil sie die Werte- und Normenordnungen vermitteln, die für Patient*innen (aber auch für das Personal in Kliniken) relevant sind. Diese Ebene markiert das, was Hegel idealiter als Raum sozialer Freiheit beschrieben hat.[33] Soziale Freiheit basiert auf Anerkennungsbeziehungen. Sie ist handlungstheoretisch als kooperatives Handeln etwa des medizinischen Personals wie auch als Solidarität mit anderen in Notsituationen zu verstehen, wie es im Kontext der Versorgung und Behandlung von kranken Menschen der Fall ist. Professionelles Handeln, wie jedes Handeln in Gruppen, unterliegt dabei vorherrschenden Werten und Normen, die von den einzelnen Handelnden kaum gesteuert werden können. Da diese sozialen Werte und Normen oft eine lange Tradition haben – man denke nur an die Hierarchien in einer Klinik und ihre Reproduktion im Verhalten der jeweiligen Gruppen – können sie sich sowohl positiv als auch negativ auswirken. Dem idealistischen Begriff der sozialen Freiheit steht daher ihre Negation oder Behinderung gegenüber, die das System Krankenhaus leicht als Raum der Durchsetzung wirtschaftlicher Interessen

---

32 Vgl. dazu Micha H. Werner, „Die Unmittelbarkeit der Begegnung und die Gefahr der Dichotomie: Buber, Levinas und Jonas über Verantwortung" in *Dimensionen der Sorge: Soziologische, philosophische und theologische Perspektiven*, ed. Anna Henkel, Isolde Karle, Gesa Lindemann, Micha H. Werner (Baden-Baden: Nomos, 2016), 99–134.
33 Vgl. dazu Axel Honneth, *Das Recht der Freiheit. Grundriss einer demokratischen Sittlichkeit* (Frankfurt am Main: Suhrkamp, 2011). Honneth übernimmt den Begriff der sozialen Freiheit nicht nur von Hegel, sondern auch von der ausführlichen Interpretation von Frederick Neuhouser, *Foundations of Hegel's social theory actualizing freedom* (Cambridge MA: Harvard University Press, 2000). Vgl. dazu auch Hille Haker, „In Defense of Freedom," in *What Does It Mean to Be Human? Was Heißt Es, Mensch Zu Sein?. Celebratory Volume for Herta Nagl-Docekal's 80th Birthday/ Festschrift zum 80. Geburtstag von Herta Nagl-Docekal, Women* Philosophers at Work*, ed. Brigitte Buchhammer, Bettina Zehetner (Wien/Münster: Lit., 2024), 132–162.

oder auch von Stigmatisierungen und Diskriminierungen erscheinen lassen. Soziale Systeme und ihre Werte und Normen bedürfen daher einer kontinuierlichen kritischen Überprüfung.[34] Auf dieser Ebene ist sowohl die epistemische Ungerechtigkeit im Auge zu behalten – wer hat die Macht zu sprechen, zu entscheiden, gehört zu werden, etc. – als auch die strukturelle Gewalt, die von keinem Akteur direkt zu verantworten ist, dennoch aber Ergebnis vieler Teilhandlungen ist: Man denke nur an den Zustand vieler Alten- und Pflegeheime, an die Unterversorgung von Nichtversicherten, an Menschen in Armut oder Menschen ohne Wohnung, Geflüchtete sowie chronisch kranke Menschen bzw. Menschen mit Behinderung.[35] Im Hinblick auf eine sozialethische Verantwortungsethik bietet das von Iris Marion Young entwickelte Konzept der prospektiven Verantwortung, das auf einem Modell sozialer Verbundenheit aufruht, einen guten Ausgangspunkt:

> Those who contribute by their actions to structural processes with some unjust outcomes share responsibility for the injustice. This responsibility is not primarily backward-looking, as the attribution of guilt or fault is, but rather primarily forward-looking. [...] [O]ne has an obligation to join with others who share that responsibility in order to transform the structural processes to make their outcomes less unjust.[36]

Drittens ist der Anspruch auf Rechte zu beachten, den alle Menschen haben, sowie die Pflichten der Verantwortungssubjekte, diese Rechte auch zu realisieren. Auf dieser Ebene sind die Prinzipien der Bioethik bzw. allgemein die Tradition der (vielfältig ausbuchstabierten) Menschenrechte hilfreich. Die *Würde* aller (Moralsubjekte), die ich mit dem Begriff der verletzlichen Freiheit neu zu interpretieren versuche, ist, weil sie das normative Fundament der Ethiktheorie darstellt, ein Prinzip, das aufgrund seines normativen Status nicht religiös, sondern philosophisch fundiert ist bzw. sein muss. Freilich kann die Theologie das, was die Phi-

---

34 Vgl. dazu die Einzelstudien in Hille Haker, *Towards a Critical Political Ethics: Catholic Ethics and Social Challenges*, Studien zur Theologischen Ethik 156, (Basel: Schwabe Verlag, 2020).
35 Zum Begriff der epistemischen Ungerechtigkeit vgl. zuerst Charles Mills, „White ignorance," in *Race and epistemologies of ignorance*, ed. Shannon Sullivan, Tuana, Nancz (New York: State University of New York Press, 2007), 26–31. Dies wurde später durch die Arbeit von Miranda Fricker bekannter. Miranda Fricker, *Epistemic injustice: power and the ethics of knowing* (Oxford/New York: Oxford University Press, 2007). Zur strukturellen Gewalt vgl. etwa Paul E. Farmer, Bruce Nizeye, Sara Stulac und Salmaan Keshavjee, „Structural Violence and Clinical Medicine," *PLoS Medicine* 3/10 (2006): https://doi.org/10.1371/journal.pmed.0030449, https://dx.doi.org/10.1371/journal.pmed.0030449.
36 Iris Marion Young, *Responsibility for Justice* (Oxford: Oxford University Press, 2013), 96.

losophie zu begründen versucht, phänomenologisch vertiefen, wie etwa Levinas dies getan hat und wie auch eine christliche Verantwortungsethik dies tun wird.[37]

Viertens sind die institutionellen Rahmenbedingungen und Gesetze zu beachten, die allgemein auf die Gleichheit und Gleichbehandlung von Patient*innen verpflichtet sind, zugleich aber auch den Bogen zur allgemeinen Gerechtigkeitstheorie schlagen. Dies gilt etwa für Fragen der Verteilung oder des Zugangs zu Gesundheitsgütern, aber auch für den Schutz von Patient*innen vor Diskriminierung. Das politisch-ethische Prinzip der *Gerechtigkeit* ist den sozialen Werten und Normen als Korrektiv zur Seite zu stellen. Kooperatives Handeln ist an den *gleichen* Rechten aller auszurichten, Gesundheitsversorgung als globale Verantwortung anzuerkennen und insbesondere auch die technische Entwicklung im Sinne einer Verantwortungsethik weiter zu entfalten.

Je nach Kontext müssen oder können unterschiedliche Akzente gesetzt werden, die die jeweils anderen Dimensionen in den Vorder- oder Hintergrund schieben – aber wenn dies geschieht, sollten die jeweils anderen Dimensionen trotzdem nicht vollkommen ignoriert werden. Letztlich müssen sie in der Verantwortung für das jeweilige Handeln zusammengeführt werden.[38] Eine theologisch und sozialethisch vermittelte Medizinethik wird ebenso von diesen vier maßgeblichen Dimensionen einer Verantwortungsethik ausgehen können. Klinikseelsorge-Ethik als Bestandteil der Medizinethik kann zum Beispiel die normativen Prinzipien der „liberalen" Medizinethik mit narrativ-interpretativen Modellen des verletzlichen Lebens bzw. mit den Erfahrungen struktureller Ungerechtigkeit im Gesundheitswesen (lokal, national, und global) konfrontieren bzw. umgekehrt die Klagen und Beschwerden mit Hilfe der Menschenrechte und dem Gerechtigkeitsprinzip kritisch begleiten, um so das subjektive Anspruchsdenken, das vor den Gesundheitsinstitutionen keinen Halt macht, als Kampf um den Erhalt von Privilegien zu entlarven – dies ist vor allem in Systemen der Fall, die von privat finanzierten auf gesetzlich verbindliche Behandlungen umstellen. In den nächsten Jahren wird die personalisierte Medizin Kosten so hochtreiben, dass zu bedenken ist, wie die Grundversorgung für alle gewährleistet werden kann. In praktischer Hinsicht kann der Glaube selbst die Handlungsansprüche im Sinne einer existentiellen Motivation und Sinnperspektive vertiefen. So zieht zum Beispiel der existentielle Umgang mit Krankheit subjektiv die implizite oder auch

---

[37] Ich habe den Übergang von der Anerkennung zur Verantwortung exemplarisch dargelegt an der theologischen Urgeschichte der Verantwortung, dem Brudermord Abels durch Kain. Vgl. Hille Haker, „Recognition and Responsibility," *Religions* 12/7 (2021): https://www.mdpi.com/2077-1444/12/7/467.
[38] Ich habe dies exemplarisch dargestellt in Haker, *Ethik der genetischen Frühdiagnostik*, Kapitel 1.

reflexive Auseinandersetzung mit der existentiellen Verletzlichkeit und der Desorientierung der eigenen *Identität* nach sich, und für Personal wie auch persönliche Begleitpersonen stellt sich die Frage nach den verschiedenen Formen des *Sorgens*. Neben Entscheidungsfragen, die die Medizinethik dominieren, müssen diese existentiellen Fragen einen „prominenten" Ort in der medizinischen Praxis haben.[39] Aber die Erfahrung von Krankheit ist zugleich im Horizont des normativen Anspruchs auf *Respekt der Würde* zu sehen: Verletzliche Freiheit realisiert sich nur im Horizont der sozialen Rahmenbedingungen, in denen Fragen der Solidarität und Gerechtigkeit im Sinne der Verteilung, der Beteiligung oder auch der besonderen Zuwendung als Kompensation für gesundheitliche Belastungen bzw. negativ, als Gerechtigkeitsdefizit bis hin zur Diskriminierung eine Rolle spielen. Beginnt der ethische Diskurs demgegenüber mit Fragen der *Gerechtigkeit*, die in erster Linie als Fragen auf die Rahmenbedingungen der medizinischen Praxis zu beziehen sind, bildet die evaluative oder strebensethische Frage nach dem „guten Leben" das „Andere" des normativen Anspruchs. Weil es des Zusammenspiels zwischen normativer *Begründung* und evaluativer *Bedeutsamkeit* bedarf, die den Handlungswillen, die Motivation zur Sorge um und für andere und insgesamt die Haltung der Verantwortung für Gerechtigkeit orientiert, benötigt es für das ethische Urteilen und das moralisch-praktische Handeln immer beider Ebenen der ethischen Reflexion. Der theologischen Medizinethik, zu der die Klinikseelsorge-Ethik gehört, wie auch einer humanistischen spiritual care basierten Medizinethik, kommt die Aufgabe einer Vermittlung und wechselseitigen Korrektur von evaluativen Überzeugungen, normativen Prinzipien und motivationalen Handlungsorientierungen zu.[40]

4.4 Verletzliche Freiheit und die Erfahrung von Krankheit unter Bedingungen struktureller Ungerechtigkeit

In seinem Tagebuch über eine schwere Erkrankung, die Timothy Snyder zum Jahreswechsel 2019/20, also noch vor dem Ausbruch der COVID-19 Pandemie erlitt, schreibt der Historiker, dass Menschen nicht nur existentiell oder auf einer „ontologischen" Ebene ihrer Freiheit beraubt werden, wenn sie erkranken und in ihrem Streben nach Glück abrupt gestoppt werden, sondern sie werden auch dann

---

[39] Hille Haker, „Uprooted. Towards a Medical Ethics of Suffering," in *Suffering in Theology and Medical Ethics*, ed. Christof Mandry (Paderborn: Brill, Schöningh, 2022), 113–44.
[40] Vgl. dazu ausführlich Haker, *Ethik der genetischen Frühdiagnostik*, besonders Kapitel 1.

unfrei, wenn die eigene Regierung oder das je eigene Gesundheitssystem es ist, das Menschen krank macht:

> To be free is to become ourselves, to move through the world following our values and desires. Each of us has a right to pursue happiness and to leave a trace. Freedom is impossible when we are too ill to conceive of happiness and too weak to pursue it. It is unattainable when we lack the knowledge we need to make meaningful choices, especially about health. The word freedom is hypocritical when spoken by the people who create the conditions that leave us sick and powerless. If our federal government and our commercial medicine make us unhealthy, they are making us unfree.[41]

Freiheit ist aber nicht mit Autonomie gleichzusetzen. Freiheit schließt den Willen zum Leben und Weiterleben genauso wie die Sorge anderer ein:

> Freedom is sometimes a scream in the dark, a will to go on, a solitary rage. [...] But a person wanting to be free over the course of a life also needs calm voices, friendly visits, confidence that illness will bring attention and not abandonment.[42]

Snyders Tagebuch gerät mehr und mehr zu einer Abrechnung mit dem Gesundheitssystem und der Autonomie als Ideologie in den Vereinigten Staaten. Ohne die institutionelle Absicherung, die nur politisch geschehen kann, ist Freiheit jedoch ein leerer Begriff. Nicht von ungefähr sprechen sowohl Timothy Snyder als auch der oben bereits erwähnte Paul Farmer von struktureller Gewalt, die krank macht.[43] Wenn die Erfahrung von Krankheit zudem mit Beschämungen, Demütigungen oder Missachtungen einhergeht, wie dies etwa Menschen mit Adipositas, HIV-Infektion oder AIDS, Drogenabhängigkeit, aber eben auch Menschen mit Migrationshintergrund, Wohnungslose etc. berichten, sind die Folgen oft traumatisch im psychologischen Sinn, betreffen aber genauso die Integrität der Betroffenen sowie ihre *moralische Identität*, die zu einem Teil der institutionellen Rechtegarantie bedarf.[44] Ein Autonomiebegriff, der nur Freiheitsverletzungen im Sinne der negativen Freiheit kennt, aber die Notwendigkeit der Fürsorge gerade nicht als Teil

---

[41] Timothy Snyder, *Our Malady: Lessons in Liberty from a Hospital Diary* (New York: Crown Publishing Group (NY), 2020), 16.
[42] Snyder, *Our Malady*, 16.
[43] Farmer et al., „Structural Violence and Clinical Medicine".
[44] Den Begriff der Integrität hat vor allem Michael Coors aufgenommen und weiterentwickelt: Michael Coors, „Verletzlichkeit und Autonomie leiblicher Personen," in *Moralische Dimensionen der Verletzlichkeit des Menschen: Interdisziplinäre Perspektiven auf einen anthropologischen Grundbegriff und seine Relevanz für die Medizinethik*, ed. Michael Coors (Berlin, Boston: de Gruyter, 2022), 85–103.

der Freiheit, sondern als Einschränkung begreift, kann nicht erfassen, dass moralische Verletzungen *demütigen*, indem sie einen Menschen vom „Recht der Freiheit" (Honneth) ausschließen. Moralische Verletzungen können dazu führen, dass Menschen „nicht mehr heimisch werden in der Welt", wie Jean Amery es in seinem autobiographischen Bericht zur Folter ausgedrückt hat.[45] Wer aber in der Welt nicht zuhause oder *zugehörig* ist, wird ent-mächtigt. Handlungsmacht oder Freiheit, die Verletzlichkeit meint ignorieren zu können, befeuert Illusionen über die Allmacht menschlichen Handelns. Weil Menschen *verletzlich* sind, müssen sie geschützt werden. Weil sie *Handelnde* sind, können sie für die Rechte eines jeden Menschen einstehen (Solidarität) und diese in einer Rechtsordnung institutionalisieren (Gerechtigkeit). Snyder wird deutlich – und politisch:

> Freedom is about each of us, and yet none of us is free without help. Individual rights require common effort. The Declaration of Independence posits that 'all men are created equal', and closes with the willingness of all of its signatories to defend that principle. A right is something that we are convinced we deserve, but it only becomes real in the world when forced upon the powers that be.[46]

Rechte garantieren negative und positive Freiheit. Sie schützen auch vor moralischen Verletzungen wie Demütigungen oder physischer, emotionaler oder auch spiritueller Gewalt. Der Grund dafür ist, dass moralische Verletzungen den (sozialen) Tod eines Menschen nach sich ziehen können – das ist die andere Seite der Freiheit als Handlungsmacht, die nur begründet eingeschränkt werden darf. Weil Freiheit als relationale Freiheit verstanden werden muss, ist sie beides: *verletzliche* Freiheit, in der sich Menschen dem Handeln von anderen Menschen aussetzen, und die *zum Handeln ermächtigende Freiheit:* Dies meine ich mit dem Begriff der verletzlichen Freiheit bzw. der „vulnerable agency".[47] Er ist ein Gegenbegriff zur Autonomie, sofern dieser als rein individualistische Selbstbestimmung gefasst wird, aber keineswegs ein Gegenbegriff zur Freiheit als *Handlungsmacht* oder *agency*, die mit Rechten und Pflichten einhergeht. Verletzliche Freiheit zum Ausgangspunkt wie auch zum normativen Prinzip der Ethik zu machen, bedeutet, dass die Erfahrungen der Verletzlichkeit notwendiger Bestandteil der ethischen Erfahrung sind und daher im ethischen Urteilen einen Platz finden müssen. Zugleich

---

45 Jean Amery, *Jenseits von Schuld und Sühne: Bewältigungsversuche eines Überwältigten* (Stuttgart: Klett-Cotta Verlag, 2012); J. M. Bernstein, *Torture and dignity: an essay on moral injury* (Chicago/London: The University of Chicago Press, 2015).
46 Snyder, *Our Malady*, 16.
47 Vgl. Hille Haker, „Verletzliche Freiheit. Zu einem neuen Prinzip der Bioethik," in *Theologische Vulnerabilitätsforschung. Gesellschaftsrelevant und interdisziplinär*, ed. Hildegund Keul (Stuttgart: Kohlhammer, 2021), 99–118.

wird aber den Betroffenen – hier den Patient*innen – Handlungsmacht und Urteilskraft in Bezug auf ihren Schmerz, ihr Leiden sowie ihre Behandlung zugestanden oder auch zugemutet. Spirituelle Freiheit bedeutet dann, auf der Grundlage der Religionsfreiheit sowohl von religiösen Angeboten Abstand nehmen zu können als auch zu spiritueller Begleitung berechtigt zu sein. Hier ist auch das von Fuchs entfaltete Konzept einer befreienden Seelsorge angesiedelt.

5 Die Relevanz des Erzählens in der Klinikseelsorge-Ethik

Und damit komme ich nun zum letzten Schritt, den ich ansprechen will. Im Gespräch mit Patient*innen kommen alle traditionellen Themen des Krankseins zum Tragen. Sie umfassen den Umgang mit Abhängigkeit und Verletzlichkeit, Brucherfahrungen und Krisen, Klage, Trauer und Trost. Erfahrungen, so schreibt Bernhard Waldenfels, müssen einen Weg in die Sprache finden, um so bewusst und kommunizierbar zu werden – aber immer bleibt dabei ein Rest des Inkommensurablen, Unaussprechbaren, des Fremden, das fremd bleibt, nicht nur für andere, sondern auch für den kranken Menschen selbst.[48] Daher ist es wichtig, für den Schmerz, das Leiden, die Orientierungslosigkeit etc. Deutungen, Metaphern und Geschichten zu finden, die als Sprach-Brücke dienen können: Ästhetische Erfahrung heißt ja nicht zuletzt, sich im Anderen, im Fremden (einem Bild, Film, Buch, Klang) als aufgehoben zu erfahren. Vor einigen Jahren betreute ich eine wissenschaftliche Abschlussarbeit im Frankfurter Zertifizierungskurs zur Klinikseelsorge-Ethik. Eine Seelsorgerin arbeitete dabei zur narrativen Ethik und erinnerte sich daran, wie sie einmal Zugang zu einem Patienten fand, indem sie ihm die Geschichte von St. Martin in Erinnerung rief. Der Mann hieß selbst Martin und rang mit sich, weil er nicht wusste, ob und wie er auf seinen Sohn, von dem er entfremdet war, zugehen sollte. Die Geschichte half ihm, sich selbst neu zu sehen und den Groll zu überwinden, der ihn von seinem Sohn trennte. Erzählungen sind der Boden für die Seelsorge bzw. spiritual care insgesamt, auf dem die ethische Reflexion entstehen kann, aber aufgrund der existentiellen „Bedeutsamkeit" von Erfahrungen für die Verantwortlichkeit und Verantwortungsübernahme auf den verschiedenen Ebenen – und den verschiedenen Akteuren – eben auch für die Klinikseelsorge-Ethik.

---

[48] Bernhard Waldenfels, *Erfahrung, die zur Sprache drängt: Studien zur Psychoanalyse und Psychotherapie aus phänomenologischer Sicht* (Berlin: Suhrkamp, 2019).

Klinikseelsorger*innen hören Lebens- und Leidensgeschichten von Patient*innen – aber sie müssen auch Erfahrungen in Sprache übersetzen können, und für beides sind Schulungen in narrativer Ethik hilfreich. In vielen Patientenerzählungen wird es um den Kontrollverlust und die Stör- oder Brucherfahrungen gehen, die Krankheit sind. Zum Teil geht es um Fragen der Versöhnung, der Theodizee, oder insgesamt um die Reorientierung der eigenen Identität.[49] Im oben angedeuteten Fall betrifft die Namensanalogie die Frage nach Versöhnung. In anderen Fällen geht es um Entscheidungen medizinischer Art – aber die Aufgabe der Klinikseelsorge-Ethik besteht meines Erachtens genau darin, die ethischen Fragen nicht vorschnell auf die Entscheidungsfragen zu verengen: Klinikseelsorge-Ethik geht es um das gute Leben bzw. um die persönlichen, sozialen und politischen Hindernisse, die ein gutes Leben be- oder verhindern – das auch in der Erfahrung der Krankheit und selbst im Sterben möglich bleibt. Die Theologie stellt eine Fülle von Erzählungen bereit, und Religionen enthalten in ihrer Tradition alle Formen der Ästhetik, von der bildenden Kunst und Musik über Poesie und Prosa bis zur Fülle theologischer Reflexionen. Sie stellen Vermittlungsformen von Erfahrungen dar, die uns adressieren und so Begegnungen eröffnen, auch wenn diese keineswegs immer explizit und intellektuell sind. *Eine* solche ästhetische Form ist das Gebet, das mit Hilfe der Seelsorge neu erfahren und womöglich sogar eingeübt werden kann. Die Begegnung mit Gott, der auf jeden Menschen zukommt und daher unsere Zukunft ist, die auf dem Glauben und der Hoffnung beruht, welche im mit dem Kommen des Reiches Gottes ausgedrückt ist, sind Bestandteil der theologischen Klinikseelsorge, und sie bilden auch den Sinnhorizont der ethischen Begleitung.

Seelsorger*innen suchen Menschen in Not auf. Sie hören ihnen zu und erzählen von Gott, der niemals abwesend ist, auch wenn er als abwesend erfahren wird. Seelsorger*innen kommen zu Menschen in Not, um sie aufzurichten und sie zu trösten.[50] Darüber hinaus kann Seelsorge aber Menschen, die mit dem Eintritt in eine Klinik aus ihrem Alltagskontext gerissen werden und „auf sich selbst gestellt" sind, eine neue, temporäre Gemeinschaft anbieten, die auf das Teilen der Erfahrung (in der Liturgie, in geteilten Raum einer Kapelle etc.) ausgerichtet ist. Kli-

---

49 Hilde Lindemann, *Stories and their limits : narrative approaches to bioethics* (New York: Routledge, 1997); Hilde Lindemann, *Damaged identities, narrative repair* (Ithaca: Cornell University Press, 2001).
50 Vgl. Hans Blumenberg, *Beschreibung des Menschen*, ed. aus dem Nachlass Manfred Sommer (Frankfurt am Main: Suhrkamp, 2006). Ich habe diesen Gedanken aufgenommen in Hille Haker, „Verletzlichkeit als Kategorie der Ethik," in *Zwischen Parteilichkeit und Ethik. Schnittstellen von Klinikseelsorge und Medizinethik*, ed. Monika Bobbert, Medizinethik in der Klinikseelsorge (Berlin/Münster: Lit, 2015), 195–225.

nikseelsorge-Ethik mag in Teilen identisch sein mit der allgemeinen Medizinethik – aber ihre religiöse – und im Fall der spiritual care spirituelle – Orientierung ist selbst Zeugenschaft moralischer Solidarität und, im Fall der christlichen Theologie, die bezeugende Erinnerung an das Heil des Menschen, das dem Menschen zugesprochen wird: Gott erwartet uns, wenn wir Gott erwarten. Diese „Erinnerung an die Zukunft, die auf uns zukommt," gibt der Seelsorge eine eigene Perspektivität und Rolle unter den anderen Gesundheitsprofessionen. Klinikseelsorge ist selbst eine Antwort auf Fragen, die Menschen in Krankheit stellen mögen – sie verantwortlich zu gestalten, ist Aufgabe der Klinikseelsorge-Ethik.

Literatur

Amery, Jean. *Jenseits Von Schuld Und Sühne: Bewältigungsversuche Eines Überwältigten.* Stuttgart: Klett-Cotta Verlag, 2012.
Ashley, Benedict M., Jean deBlois, und Kevin D. O'Rourke. *Health Care Ethics: A Catholic Theological Analysis.* Washington: Georgetown University Press, ^{5}2006.
Ashley, Benedict M., und Kevin D. O'Rourke. *Health Care Ethics a Theological Analysis.* Healthcare Ethics. Washington, D.C: Georgetown University Press, ^{4}1997.
Baker, Robert. *Before Bioethics: A History of American Medical Ethics from the Colonial Period to the Bioethics Revolution.* New York: Oxford University Press, 2013.
Beauchamp, Tom L. und James F. Childress. *Principles of Biomedical Ethics.* Oxford, New York: Oxford University Press, ^{8}2019.
Bentele, Katrin. „Seelsorgekonzepte Und Medizinethik." In *Medizinethik in Der Klinikseelsorge*, hg. v. Hille Haker, Walter Moczinski, und Katrin Bentele, 137–65. Berlin: Lit, 2010.
Bernstein, J. M. *Torture and Dignity: An Essay on Moral Injury.* Chicago, London: The University of Chicago Press, 2015.
Blumenberg, Hans. *Beschreibung Des Menschen*, hg. v. aus dem Nachlass Manfred Sommer. Frankfurt am Main: Suhrkamp, 2006.
Bruchhausen, Walter und Volker Roelcke. „Categorising 'African Medicine': The German Discourse on East African Healing Practices, 1885–1918." In *Plural Medicine, Tradition and Modernity, 1800–2000*, 90–108. London, New York: Routledge, 2002.
Butler, Judith. *Senses of the Subject.* New York: Fordham, 2015.
Cadge, Wendy, und Shelly Rambo. *Chaplaincy and Spiritual Care in the Twenty-First Century: An Introduction.* Chapel Hill: The University of North Carolina Press, 2022.
Cahill, L. S., Hille Haker, und Eloi Messi Metogo, Hg. *Naturrecht Und Menschliche Natur.* 3 Bds., Concilium. Mainz: Grünewald, 2010.
Committee on Doctrine United States Conference of Catholic Bishops. *Doctrinal Note on the Moral Limits to Technolgoical Manipulation of the Human Body.* (20 März, 2023). https://www.usccb.org/resources/doctrinal-note-moral-limits-technological-manipulation-human-body-0.
Coors, Michael. Hg. *Moralische Dimensionen Der Verletzlichkeit Des Menschen: Interdisziplinäre Perspektiven Auf Einen Anthropologischen Grundbegriff Und Seine Relevanz Für Die Medizinethik.* Berlin, Boston: De Gruyter, 2022.

Coors, Michael. „Verletzlichkeit Und Autonomie Leiblicher Personen." In *Moralische Dimensionen Der Verletzlichkeit Des Menschen: Interdisziplinäre Perspektiven Auf Einen Anthropologischen Grundbegriff Und Seine Relevanz Für Die Medizinethik*, hg. v. Michael Coors, 85–103. Berlin, Boston: De Gruyter, 2022.

Daniels, Norman. *Just Health Care*. Cambridge: Cambridge University Press, 1985.

Düwell, Marcus, Jens Braarvig, Roger Brownsword und Dietmar Mieth. *The Cambridge Handbook of Human Dignity: Interdisciplinary Perspectives*. Cambridge: Cambridge University Press, 2014.

Farmer, Paul. „Partners in Help: Assisting the Poor over the Long Term." *Foreign Affairs* 29 (2011): online: http://www.foreignaffairs.com/articles/68002/paul-farmer/partners-in-help!

Farmer, Paul E., Bruce Nizeye, Sara Stulac, Salmaan Keshavjee. „Structural Violence and Clinical Medicine." *PLoS Medicine* 3/10,10 (2006): https://doi.org/10.1371/journal.pmed.0030449. https://dx.doi.org/10.1371/journal.pmed.0030449.

Fricker, Miranda. *Epistemic Injustice: Power and the Ethics of Knowing*. Oxford, New York: Oxford University Press, 2007.

Fuchs, Ottmar. *Committed Spirituality*. Mainz: Kohlhammer Verlag, 2019. https://books.google.com/books?id=LFi-DwAAQBAJ.

Haker, Hille. *Ethik Der Genetischen Frühdiagnostik. Sozialethische Reflexionen Zur Verantwortung Am Menschlichen Lebensbeginn*. Paderborn: Mentis, 2002.

Haker, Hille. „Ethik Und Empirie." In *Ethik Und Empirie: Gegenwärtige Herausforderungen Für Moraltheologie Und Ethik*, hg. v. Walter Schaupp. Studien Zur Theologischen Ethik, 19–39. Fribourg: Herder, 2014.

Haker, Hille. *Hauptsache Gesund? Ethische Fragen Der Pränatal- Und Präimplantationsdiagnostik*. München: Kösel, 2011.

Haker, Hille. „Medizinethik Auf Dem Weg Ins 21. Jahrhundert – Bilanz Und Zukunftsperspektiven: Aus Sicht Der Katholischen Theologie." *Ethik in der Medizin* 18 (2006): 325–30.

Haker, Hille. „Recognition and Responsibility." *Religions* 12/7 (2021): 1–18. https://www.mdpi.com/2077-1444/12/7/467.

Haker, Hille. *Towards a Critical Political Ethics. Catholic Ethics and Social Challenges*. Studien Zur Theologischen Ethik 156. Basel: Schwabe Verlag, 2020.

Haker, Hille. „Uprooted. Towards a Medical Ethics of Suffering." In *Suffering in Theology and Medical Ethics*, hg. v. Christof Mandry, 113–44. Paderborn: Brill, Schöningh, 2022.

Haker, Hille. „Verletzliche Freiheit. Zu Einem Neuen Prinzip Der Bioethik." In *Theologische Vulnerabilitätsforschung. Gesellschaftsrelevant Und Interdisziplinär*, hg. v. Hildegund Keul, 99–118. Stuttgart: Kohlhammer, 2021.

Haker, Hille. „Verletzlichkeit Als Kategorie Der Ethik." In *Zwischen Parteilichkeit Und Ethik. Schnittstellen Von Klinikseelsorge Und Medizinethik*, hg. v. Monika Bobbert, Medizinethik in Der Klinikseelsorge, 195–225. Berlin, Münster: Lit, 2015.

Haker, Hille, Gwendolin Wanderer, Katrin Bentele, Hg. *Religiöser Pluralismus in Der Klinikseelsorge*, hg. v. Hille Haker, Medizinethik in Der Klinikseelsorge 4. Berlin: Lit, 2014.

Honneth, Axel. *Das Recht Der Freiheit. Grundriss Einer Demokratischen Sittlichkeit*. Frankfurt am Main: Suhrkamp, 2011.

Internationale Theologische Kommission. *Auf Der Suche Nach Einer Universalen Ethik. Ein Neuer Blick Auf Das Natürliche Sittengesetz*. 2009. http://www.vatican.va/roman_curia/congregations/cfaith/cti_documents/rc_con_cfaith_doc_20090520_legge-naturale_ge.html.

Johannes Paul II. *Veritatis Splendor. Enzyklia*. (Vatikan: 1993). http://www.vatican.va/holy_father/john_paul_ii/encyclicals/documents/hf_jp-ii_enc_06081993_veritatis-splendor_ge.html.

Jonsen, Albert R. *The Birth of Bioethics.* New York: Oxford University Press, 1998.
Jonsen, Albert R. „History of Religion and Bioethics." In *Handbook of Bioethics and Religion* New York: Oxford University Press, 2006, https://doi.org/10.1093/0195178734.003.0002.
Kemp, Peter und Jakob Rendtorff. *Basic Ethical Principles in European Bioethics and Biolaw, Volume I: Autonomy, Dignity, Integrity and Vulnerability.* Rhodos International Science and Art Publishers & Center for Ethics and Law. (Copenhagen: 2000).
Kohlen, Helen. „Sorge Als Arbeit Ohne Ethische Reflexion? Entwicklungslinien Der Deutschen Debatte Um Sorge Als Arbeit Und Der Internationale Care-Ethik." In *Dimensionen Der Sorge: Soziologische, Philosophische Und Theologische Perspektiven,* v. Anna Henkel, Isolde Karle, Gesa Lindemann,, Micha H. Werner, 187–208. Baden-Baden: Nomos, 2016.
Leget, Carlo. *Art of Living, Art of Dying: Spiritual Care for a Good Death.* London and Philadelphia: Jessica Kingsley Publishers, 2017.
Lindemann, Hilde. *Damaged Identities, Narrative Repair.* Ithaca: Cornell University Press, 2001.
Lindemann, Hilde. *Stories and Their Limits: Narrative Approaches to Bioethics.* New York: Routledge, 1997.
Luhmann, Niklas. *Soziale Systeme: Grundriss Einer Allgemeinen Theorie.* Frankfurt am Main: Suhrkamp, 1984.
Mills, Charles. „White Ignorance." In *Race and Epistemologies of Ignorance,* hg. v. Shannon Sullivan, Tuana, Nancz, 26–31. New York: State Universitz of New York Press, 2007.
Musschenga, Albert. „Empirical Ethics, Context-Sensitivity, and Contextualism." *The Journal of Medicine and Philosophy* 30/5 (2005): 467–90.
Neuhouser, Frederick. *Foundations of Hegel's Social Theory Actualizing Freedom.* Cambridge MA: Harvard University Press, 2000. doi:10.4159/9780674041455.
Peng-Keller, Simon. *Klinikseelsorge Als Spezialisierte Spiritual Care: Der Christliche Heilungsauftrag Im Horizont Globaler Gesundheit.* Göttingen: Vandenhoeck & Ruprecht, 2021.
Peng-Keller, Simon, David Neuhold, Hg. *Charting Spiritual Care the Emerging Role of Chaplaincy Records in Global Health Care.* Cham: Springer Nature, 2020.
Ricœur, Paul. *Das Selbst Als Ein Anderer.* übers. v. Jean Greisch. München: Finck, 1996.
Roser, Traugott. *Spiritual Care: Ethische, Organisationale Und Spirituelle Aspekte Der Krankenhausseelsorge. Ein Praktisch-Theologischer Zugang.* Stuttgart: Kohlhammer, 2007.
Roser, Traugott. „Wie Positioniert Sich Seelsorge Im Gesundheitswesen?". *Zeitschrift für evangelische Ethik* 59/4 (2015): 262–78.
Schockenhoff, Eberhard. „Ein Transzendentalphilosophischer Zugang Zur Naturrechtslehre Des Thomas Von Aquin." In *Concilium: Naturrecht Und Menschliche Natur,* hg. v. Lisa Sowle Cahill, Hille Haker und Eloi Messi Metogo, 272–78, 2010.
Siep, Ludwig. „Naturrecht Und Bioethik." In *Concilium, Naturrecht Und Menschliche Natur,* hg. v. Lisa Sowle Cahill, Hille Haker und Eloi Messi Metogo, 279–99. London: SCM Press, 2010.
Snyder, Timothy. *Our Malady: Lessons in Liberty from a Hospital Diary.* New York: Crown Publishing Group, 2020.
Stevens, Tina. *Bioethics in America: Origins and Cultural Politics.* Baltimore: Johns Hopkins University Press, 2000.
Ten Have, Henk. *Vulnerability: Challenging Bioethics.* London, New York: Routledge, 2016.
United States Conference of Catholic Bishops. *Ethical and Religious Directives for Catholic Health Care Services.* (2018). http://www.usccb.org/about/doctrine/ethical-and-religious-directives/upload/ethical-religious-directives-catholic-health-service-sixth-edition-2016-06.pdf.

Waldenfels, Bernhard. *Bruchlinien Der Erfahrung: Phänomenologie, Psychoanalyse, Phänomenotechnik.* Frankfurt am Main: Suhrkamp, 2002.
Waldenfels, Bernhard. *Das Leibliche Selbst Vorlesungen Zur Phänomenologie Des Leibes.* Frankfurt am Main: Suhrkamp, 2016.
Waldenfels, Bernhard. *Erfahrung, Die Zur Sprache Drängt: Studien Zur Psychoanalyse Und Psychotherapie Aus Phänomenologischer Sicht.* Berlin: Suhrkamp, 2019.
Waldenfels, Bernhard. „Responsive Ethik Zwischen Antwort Und Verantwortung." *Deutsche Zeitschrift für Philosophie* 58/1 (2010): 71–81.
Watts, Fraser N., Hg. *Spiritual Healing: Scientific and Religious Perspectives.* Cambridge: Cambridge University Press, 2011.
Werner, Micha H. „Die Unmittelbarkeit Der Begegnung Und Die Gefahr Der Dichotomie: Buber, Levinas Und Jonas Über Verantwortung." In *Dimensionen Der Sorge: Soziologische, Philosophische Und Theologische Perspektiven,* hg. v. Anna Henkel, Isolde Karle, Gesa Lindemann und Micha H. Werner, 99–134. Baden-Baden: Nomos, 2016.
Young, Iris Marion. *Responsibility for Justice.* Oxford: Oxford University Press, 2013.

Annette Haußmann und Thorsten Moos
Verantwortete Seelsorge: Plädoyer für eine ethische Professionalisierung der Klinikseelsorge

In den vergangenen Jahrzehnten ist die Klinikseelsorge vermehrt mit klinischer Ethik konfrontiert worden und hat entsprechende feldspezifische Kompetenzen ausgebildet. Dabei besteht die Herausforderung dieser Konfrontation der Seelsorge mit Ethik in der Klinik nicht allein darin, mit den komplexen medizinischen, rechtlichen und ethischen Fragen einer klinischen Ethik, die sich auf schwierige Behandlungsverläufe kapriziert, umzugehen. Vielmehr gilt es, Ethik in der Klinik als professionsethische Herausforderung für die Seelsorge zu verstehen und auf verschiedenen Ebenen zu reflektieren. Dazu wird ein heuristisches Strukturierungsmodell vorgeschlagen und entfaltet, das sich auf den Begriff der verantworteten Seelsorge bringen lässt.

1 Ethische Praxis der Klinikseelsorge: Ein Fallbeispiel

Eine Patientin wird mit Krebs im weit fortgeschrittenen Stadium in einer Klinik behandelt. Als sie nicht mehr genügend Nahrung zu sich nimmt, fordern Angehörige die Aufnahme künstlicher Ernährung. Die behandelnde Ärztin lehnt das ab. Die Seelsorgerin wird einbezogen und sucht die Patientin auf, um sich selbst ein Bild zu machen. Im Nachhinein reflektiert sie im Interview:

> Wenn ich jetzt nochmal kritisch raufgucke, würde ich sagen, ich war da, was ich sonst in der Seelsorge nicht bin, schon ein bisschen zielorientiert. Stimmt, das wird mir gerade so bewusst. Man muss wissen, diese Patientin hat (...) von sich aus nichts erzählt. Ja, insofern musste ich irgendwo ansetzen und habe angesetzt, wie es ihr geht. Da stand das Frühstück noch, und es ging ja nun um die Essensfrage, ich habe also mit den sichtbaren Dingen angefangen zu sprechen, wie es denn mit dem Essen stand heute früh. Und dann hat sie erzählt, dass sie einmal [vom Brötchen] abbeißt, und dann reicht es schon, und dann ist alles satt in ihr. Und ich habe schon da den Faden verfolgt, wie satt sie eigentlich das Leben letztlich hat. An welchem Punkt sie selbst ist, also nicht so plump von dem Satz mit dem Brötchen aus, aber das war ein Pfad. Und wenn ich jetzt ehrlich bin, dann hatte ich auch schon auf dem Weg, als ich

zu ihr ging, im Hinterkopf, dass ich selbst einen Eindruck davon haben möchte, wo die Patientin eigentlich hinwill. Also ihren mutmaßlichen Willen (...).[1]

In der nachträglichen Reflexion wird der Seelsorgerin bewusst, dass sie hier de facto einen *zweiten Auftrag* verfolgt und versucht hat, den medizinethisch wie medizinrechtlich zentralen Willen der Patientin zu ermitteln. Dabei hat sie klassische Techniken seelsorglicher Gesprächsführung, etwa die Arbeit mit symbolischer Rede („dann ist alles satt in ihr"), eingesetzt, diese aber gleichsam in den Dienst der Ethik gestellt. Auf diese Weise hat das Seelsorgegespräch eine externe Abzweckung erhalten, die der Seelsorgerin selbst erst im Nachhinein klar wurde. Diese Intransparenz der Situation ist medizin- wie professionsethisch von Belang, insofern auch für die Patientin nicht klar gewesen sein dürfte, dass hier kein offenes Seelsorgegespräch stattfindet, sondern die Kontaktaufnahme im Kontext eines ethischen Konflikts um ihre Weiterbehandlung steht. Auch wenn die Patientin, wie hier vorausgesetzt, nicht mehr zur Bildung eines expliziten Willens hinsichtlich ihrer Behandlung in der Lage ist, bleibt sie doch Gesprächspartnerin, deren Würde potenziell dadurch verletzt wird, dass sie über wesentliche Voraussetzungen des Gesprächs im Unklaren gelassen wird. Die Klärung des Auftrags, das heißt die Einigung über die gesprächslegitimierenden Erwartungen beider Seiten, ist daher von seelsorglicher wie ethischer Bedeutung: ein professionsethisches Kernproblem.[2]

Dieses Problem steht im Kontext der Frage, wie sich Seelsorge und Ethik in der Klinikseelsorge zueinander verhalten. Stark institutionalisierte Formen klinischer Ethikberatung ermöglichen es Seelsorgenden zunächst, zwischen einem „Seelsorgemodus" in der Individualseelsorge, die sich von ethischen Fragestellungen traditionell eher fernhält, und einem „Ethikmodus" in der Teilnahme an formalisierter Ethikkommunikation zu trennen. Eine solche Trennung konkretisiert sich etwa in der Verfahrensregel, dass Seelsorgende eine ethische Fallbesprechung in der Regel nur dann moderieren, wenn sie die betreffende Patientin nicht selbst individuell begleitet haben. Zugleich ist diese Trennung nur bedingt durchführbar, wie das Beispiel des *zweiten Auftrags* zeigt. Die professionsethische Reflexion auf

---

[1] Thorsten Moos, Simone Ehm, Fabian Kliesch und Julia Thiesbonenkamp-Maag, *Ethik in der Klinikseelsorge: Empirie, Theologie, Ausbildung* (Göttingen: Vandenhoeck & Ruprecht, 2016), 167.
[2] Empirisch zeigt sich, dass Seelsorgende in vielfacher Weise an Willensermittlungen beteiligt sind und ihre kommunikativen Kompetenzen hierfür einsetzen (Moos et al., *Ethik in der Klinikseelsorge*, 166–72). Dies geschieht allerdings nicht immer im Dienste einer auf medizinethische Verwertbarkeit – das heißt insbesondere: auf Eindeutigkeit – ausgerichteten Willensermittlung. Das spezifische Sensorium für Ambiguitäten erlaubt es Seelsorgenden auch, situativ das Scheitern von Willensabforderungen einzugestehen (Moos et al., *Ethik in der Klinikseelsorge*, 171).

das Verhältnis von Seelsorge und Ethik bedarf also anspruchsvollerer Verhältnisbestimmungen, die eine Adaption an individuelle Konstellationen erlauben.[3]

Die im Interview geschilderte Situation zeigt mehrere Ebenen ethischer Herausforderungen in der professionellen Klinikseelsorge. Zunächst ist da die Ebene einer unklaren ethischen Situation, hier: einer aufgrund eines problematischen Behandlungsverlaufs anstehenden Entscheidung. In den sich andeutenden Konflikt zwischen Angehörigen und Ärztin wird die Seelsorgerin hineingezogen. Ob und wie sie agiert, muss sie für sich entscheiden. Auf einer anderen Ebene liegt die ethische Problematik der anstehenden Behandlungsentscheidung. Hier muss die Seelsorgerin ihre eigene Haltung (zum Beispiel ihre biografische Prägung zu Tod und Lebensende, ihre Meinung zu lebensverlängernden Maßnahmen, zur Bedeutung von Normen und Werten wie Autonomie, Menschenwürde, Vulnerabilität) klären, um nicht etwa impliziten moralischen Druck auszuüben. Die dritte Ebene bildet die angesprochene Ethik der seelsorglichen Interaktion, in der hier mit der Transparenz der Gesprächsvoraussetzungen für alle Teilnehmenden Grundlegendes auf dem Spiel steht. Auf einer vierten Ebene steht die Situation im Kontext der klinischen Organisation insgesamt. Zu reflektieren sind hier insbesondere die Fragen, wie sich die Seelsorgerin im Anschluss an das Gespräch mit der Patientin verhalten wird, wo und wie sie ihre Wahrnehmungen und Ansichten kommuniziert, wie sie mit dem Seelsorgegeheimnis umgeht und damit nicht zuletzt, welche Folgen ihre Beobachtung und die Verbalisierung „lebenssatt" für das Wohl und die Behandlung der Patientin haben. Auf fünfter Ebene wären die gesellschaftlichen Kontexte zu bedenken, insofern die Seelsorgerin nicht nur Teil des medizinischen, sondern auch des Religionssystems ist und sich wiederum zu Positionen und Haltungen von Kirche und Klinik ins Verhältnis setzen muss.

Im vorliegenden Beitrag plädieren wir dafür, dieses ethische ‚Mehrebenenproblem' als Gegenstand einer seelsorglichen Professionsethik zu verstehen. Für deren Weiterentwicklung schlagen wir ein Strukturierungsmodell vor, das sich auf den Begriff der verantworteten Seelsorge bringen lässt (3). Um dieses Modell zu plausibilisieren, rekonstruieren wir zunächst die Professionalisierung der Seelsorge auf dem Feld der klinischen Ethik (2) und fragen anschließend nach den poimenischen Konsequenzen (4) sowie nach den Grenzen von Professionsethik und nach weiterem Forschungsbedarf auf diesem Gebiet (5).

---

3 Moos et al., *Ethik in der Klinikseelsorge*, 264–67.

2 Von der klinischen Ethik zur Professionsethik: Theoriegeschichtliche Kontextualisierung

2.1 Ethik als Dimension der Seelsorge

Reflexionen zum Zusammenhang von Ethik und Seelsorge haben in den letzten Jahren deutlich zugenommen. Das liegt nicht zuletzt an einer lange währenden Vernachlässigung der Ethik innerhalb der Poimenik, sowohl innerhalb der kerygmatischen wie auch der therapeutischen Tradition.[4] Eine Verhältnisbestimmung von Seelsorge und Ethik hängt maßgeblich am Verständnis der beiden Relate. So rücken beide in greifbare Nähe zueinander, bestimmt man sie im Horizont von praxisbezogener Hilfe zum Leben, die Menschen zur Reflexion in ihrer gegenwärtigen Situation anregen wollen. Betrachtet man beide hingegen in den Polaritäten von Gesetz und Evangelium, Normativität und Freiheit, Rigorismus und Empathie, Bewertung und Begleitung, so liegen Widersprüche und letztlich deren Unvereinbarkeit auf der Hand.[5] Heute ist die Seelsorgelehre von einer Pluralität an Zugangsweisen geprägt[6], die weitgehend sensibel für den Zusammenhang von Ethik und Seelsorge geworden sind. Verschiedene Modelle einer Zuordnung beider Disziplinen lassen sich erkennen, die von einer Unterordnung der Poimenik unter die Ethik[7] über eine als seelsorglich verstandene Ethik bis zu ethisch beratender Seelsorge[8] oder der Ethik als Dimension seelsorglichen Handelns[9] reichen.

Aktuelle Ansätze der Pastoralpsychologie halten entsprechend die ethische Dimension als einen eigenständigen Aspekt jeglicher Seelsorgebegegnung fest, die parallel zu anderen Dimensionen wie etwa der psychologischen, der leiblichen, der sozialen oder der spirituellen zu stehen kommt und so auch zu Spannungen und

---

[4] Traugott Roser, *Spiritual Care: Ethische, organisationale und spirituelle Aspekte der Krankenhausseelsorge. Ein praktisch-theologischer Zugang*, Münchner Reihe Palliative Care (Stuttgart: Kohlhammer, 2007), 471–81; Michael Klessmann, *Seelsorge: Begleitung, Begegnung, Lebensdeutung im Horizont des christlichen Glaubens. Ein Lehrbuch* (Neukirchen-Vluyn: Neukirchener Theologie, 2015), 113, 301.
[5] Wilfried Sturm, „"Was soll man da in Gottes Namen sagen?"": *Der seelsorgerliche Umgang mit ethischen Konfliktsituationen im Bereich der Neonatologie und seine Bedeutung für das Verhältnis von Seelsorge und Ethik* (Göttingen: Vandenhoeck & Ruprecht, 2015).
[6] Uta Pohl-Patalong und Antonia Lüdtke, Hg., *Seelsorge im Plural: Ansätze und Perspektiven für die Praxis* (Berlin: EB-Verlag, 2019).
[7] Eilert Herms, „Die ethische Struktur der Seelsorge," *Pastoraltheologie* 80 (1991): 40–62.
[8] Jürgen Ziemer, *Seelsorgelehre: Eine Einführung für Studium und Praxis* (Göttingen: Vandenhoeck & Ruprecht, 2015).
[9] Klessmann, *Seelsorge*.

Konflikten führen kann.¹⁰ Der Seelsorge selbst wird die Aufgabe zugeschrieben, Orientierungsarbeit und Lebensdeutung¹¹ oder auch Gewissensarbeit¹² anzubieten, die in der Pluralität der Lebensentwürfe und Entscheidungsoptionen einen Ankerpunkt bilden. Es geht dann darum, „nach welchen Maßstäben jemand leben und arbeiten will und kann"¹³ und sich darin die eigenen Freiheitsräume aneignet. Dies dient dem Ziel, die ethische Kompetenz des Einzelnen zu stärken, betrifft darüber hinaus aber auch gesellschaftlich relevante Entscheidungsprozesse.¹⁴ Dies rückt Seelsorge aus einem rein individuell bestimmten Kontext, der als pastoralpsychologisch typisch gelten darf, heraus und versteht sie als wichtige Akteurin in gesellschaftlich relevanten Handlungsfeldern und Institutionen.¹⁵ Der ethischen Reflexion auf Seiten der Seelsorgenden wird hierbei eine besondere Bedeutung zuerkannt. Es geht darum, im eigenen seelsorglichen Handeln und Interagieren die normative Dimension zu erkennen, ggfs. offenzulegen und zu reflektieren.¹⁶ Einen eigenen ethischen Fokus entwickelte die interkulturelle Seelsorge und Spiritual Care mit einer Aufmerksamkeit für Differenzen bei Meinungen, Prägungen und Werthaltungen und der Frage nach dem Verhältnis von Fremdheit und Anerkennung.¹⁷ Auch blinde Flecken der Seelsorge werden jüngst durch den Einbezug von Ethik aufgedeckt, darunter etwa der Umgang mit (Deutungs-)Macht und asymmetrischen Begegnungsstrukturen im Sinne einer „Machtvergessenheit"¹⁸, die praktisch-theologisch bearbeitet wird und werden muss. Wer trägt mit welcher Autorität Lebensdeutung vor, welche Konflikte um Deutungsmacht sind hier sichtbar

---

10 Klessmann, *Seelsorge*; Ziemer, *Seelsorgelehre*; Jürgen Ziemer, „Ethische Beratung in der Seelsorge," in *Seelsorge im Plural: Ansätze und Perspektiven für die Praxis*, ed. Uta Pohl-Patalong und Antonia Lüdtke (Hamburg: EB-Verlag, 2019), 33–47.
11 Klessmann, *Seelsorge*, 114–15, 307.
12 Ziemer, *Seelsorgelehre*, 145.
13 Klessmann, *Seelsorge*, 115.
14 Ziemer, *Seelsorgelehre*, 145–49.
15 Uta Pohl-Patalong, „Gesellschaftliche Kontexte der Seelsorge," in *Handbuch der Seelsorge: Grundlagen und Profile*, ed. Wilfried Engemann (Leipzig: Evangelische Verlagsanstalt, 2016), 86–108; Annette Haußmann, „Aktuelle Entwicklungen in der Poimenik und Perspektiven für die Aus- und Fortbildungspraxis der Seelsorge. Ein Ausblick," in *Seelsorge lernen, stärken und reflektieren: Das Zentrum für Seelsorge als Schnittstelle von Aus- und Fortbildung, Praxis und Wissenschaft*, ed. Annette Haußmann und Sabine Kast-Streib (Leipzig: Evangelische Verlagsanstalt, 2021), 315–38.
16 Moos et al., *Ethik in der Klinikseelsorge*, 30.
17 Isabelle Noth, Georg Wenz und Emmanuel Schweizer, Hg., *Pastoral and spiritual care across religions and cultures* (Göttingen: Vandenhoeck & Ruprecht, 2017); Isabelle Noth und Claudia Kohli Reichenbach, Hg., *Pastoral and spiritual care across religions and cultures II: Spiritual care and migration* (Göttingen: Vandenhoeck & Ruprecht, 2019).
18 Thomas Klie, Martina Kumlehn, Ralph Kunz und Thomas Schlag, Hg., *Machtvergessenheit: Deutungsmachtkonflikte in praktisch-theologischer Perspektive* (Berlin, Boston: De Gruyter, 2021).

oder latent, welche alternativen Deutungen können zur Sprache kommen? Die Verteilung von Deutungsmacht ist wiederum nur ein Aspekt der asymmetrischen Beziehung, die professionelle Seelsorge darstellt. Auf die Versuchungen eines Defizitmodells des Helfens[19] und einen entsprechenden Reflexionsbedarf hinsichtlich der Seelsorgebeziehung hat bereits Henning Luther hingewiesen.[20] Quer dazu liegt der Aspekt der religiös-spirituellen Sensibilität in der Seelsorge. Insofern es hier um Lebensdeutung im religiösen Kontext, also insbesondere um starke Bindungen, Wertungen und Nominierungen geht, erfahren die mit den Themen Lebensorientierung, Deutungsmacht und Asymmetrie der Hilfe verbundenen ethischen Relevanzen noch einmal Zuspitzungen, die es wiederum ethisch zu reflektieren gilt. Wo werden Gründe oder Plausibilitäten für ethische Positionierungen mit Rekurs auf letzte, unvorgreifliche Bedeutsamkeiten vorgenommen und welche Schwierigkeiten entstehen daraus?[21] Welche Professionen widmen sich den spirituell-religiösen Themen und Bedürfnissen bzw. fühlen sich dafür zuständig und wie findet darüber ein Austausch statt?

2.2 Klinische Ethik als Feld der Seelsorge

Andererseits liegt dem aktuellen Aufschwung der Ethik in der Seelsorge auch die Wahrnehmung gesellschaftlicher Ausdifferenzierungsprozesse zugrunde, im Zuge derer die Situationen und Kontexte seelsorglichen Handelns ebenso wie die ethischen Aspekte der Seelsorge vielfältiger, spezifischer und komplexer wurden. Das gilt speziell für das Feld der Klinikseelsorge. In den letzten Jahrzehnten hat „Ethik" im Krankenhaus eine zunehmende Institutionalisierung erfahren. Diese Entwicklung reagiert auf einen steigenden Kommunikations- und Entscheidungsbedarf hinsichtlich individueller Behandlungsverläufe wie auch hinsichtlich allgemeiner Verfahrensfragen: Medizinischer Fortschritt, moralische Pluralisierung, gestiegene Partizipationserwartungen und die zunehmende Bedeutung ökonomischer Rahmenbedingungen im Gesundheitswesen führen zu einer Zunahme ethisch relevanter Entscheidungssituationen und potentieller Konflikte. Besonders in exis-

---

19 Wolfgang Schmidbauer, *Die hilflosen Helfer: Über die seelische Problematik der helfenden Berufe* (Reinbek bei Hamburg: Rowohlt, 1977).
20 Henning Luther, „Diakonische Seelsorge," *Wege zum Menschen* 40 (1988): 475–84.
21 Auch das gottesdienstliche Handeln von Seelsorgenden im Kontext der Klinik zeigt sich in dieser Perspektive als ethisch relevant. So ist etwa die Bestattung von Föten auf dem Klinikgelände längst nicht nur, aber auch ein Beitrag zur ethischen Kultur der Klinik, insofern hier zugleich der unbedingte Wert und die Entzogenheit des Lebens inszeniert, aber auch Schuldfragen adressiert oder ausgeblendet werden (Moos et al., *Ethik in der Klinikseelsorge*, 280–81).

tenziellen Situationen, etwa am Lebensanfang und am Lebensende, geht das mit einem Verlust von Eindeutigkeit einher, was zum seelsorglichen Thema wird.[22] Besondere Relevanz entsteht am Lebensende, etwa wenn es um Therapiezielwechsel oder um assistierten Suizid geht und nach der Autonomie von Patientinnen und Patienten wie auch nach den systemischen Bedingungen der individuellen Situation zu fragen ist.[23] Im Zuge dessen hat sich auch die medizinische Ethik stark ausdifferenziert. Klinische Ethikberatung bietet unterschiedliche Formen von partizipativen Deliberationsprozessen, die die behandelnden Ärztinnen und Ärzte oder, im Falle allgemeiner Klinikabläufe, die Klinikleitung in ihren Entscheidungen beraten. Institutionalisiert ist sie zumeist in Klinischen Ethikkomitees, die ethische Fallbesprechungen durchführen, ethische Leitlinien für Klinikabläufe entwickeln und an der Fort- und Weiterbildung in klinischer Ethik beteiligt sind.[24]

Auf diesem ausdifferenzierten Feld muss sich Seelsorge verorten. Krankenhausseelsorgende sind in der Regel in die klinische Ethik in vielfacher Weise eingebunden. Sie sind Mitglieder oder auch Vorsitzende von Ethikkomitees und nehmen als eine der klinischen Berufsgruppen mit intensivem Kontakt zu Patientinnen und Patienten an ethischen Fallbesprechungen teil.[25] Darüber hinaus sind sie oftmals an Fort- und Weiterbildungen etwa für Pflegekräfte oder auch an Informationsveranstaltungen für Patient*innen und Angehörige beteiligt.[26] Neben diesen Formen starker Institutionalisierung finden sich auch schwächere Institutionalisierungsformen ethischer Deliberation, wenn etwa die Chefärztin die Seel-

---

22 Florian-Sebastian Ehlert, „Ethische Räume: Pastoralpsychologische Erkundungen im Grenzgebiet von Ethik und Seelsorge," *Wege zum Menschen* 67 (2015): 433–50.
23 Michael Coors und Sebastian Farr, Hg., *Seelsorge bei assistiertem Suizid: Ethik, Praktische Theologie und kirchliche Praxis* (Zürich: Theologischer Verlag Zürich, 2022).
24 Friedrich Ley, „Ethik und Organisation: Soziologische und theologische Perspektiven auf die Praxis Klinischer Ethik-Komitees," in *Ethik als Kommunikation: Zur Praxis Klinischer Ethik-Komitees in theologischer Perspektive*, ed. Reiner Anselm und Stephan Schleissing (Göttingen: Universitätsverlag, 2008), 17–44; Gerald Neitzke, „Formen und Strukturen Klinischer Ethikberatung," in *Klinische Ethik: Aktuelle Entwicklungen in Theorie und Praxis, Kultur der Medizin*, ed. Jochen Vollmann, Jan Schildmann und Alfred Simon (Frankfurt am Main: Campus, 2009), 37–56; Andrea Dörries, Gerald Neitzke, Alfred Simon und Jochen Vollmann, Hg., *Klinische Ethikberatung: Ein Praxisbuch für Krankenhäuser und Einrichtungen der Altenpflege* (Stuttgart: Kohlhammer, ²2010).
25 Sebastian Farr, Traugott Roser und Michael Coors, „Ethical Conflicts in Healthcare Chaplaincy: Results of an Exploratory Survey Among Protestant Chaplains in Switzerland, Germany and Austria," *Journal of Religion and Health* 62 (2023): 130–46.
26 Katrin Bentele, „Zur Rolle von Klinikseelsorgern in der klinischen Ethikberatung," *Zeitschrift für medizinische Ethik* 1 (2010): 33–43; Michael Klessmann, *Handbuch der Krankenhausseelsorge* (Göttingen: Vandenhoeck & Ruprecht, ³2008), 13–27; Reinhard Feuersträter und Hildegard Hamdorf-Ruddies, „Zwischen System und Auftrag: Das moderne Krankenhaus als Herausforderung an die Krankenhausseelsorge," *Wege zum Menschen* 61 (2009): 536–42.

sorgenden regelmäßig zum informellen Gespräch einlädt[27] oder Seelsorgende, wie im Kontext der Covid-19-Pandemie berichtet wird, an ärztlichen Visiten teilnehmen.[28] Ethisch relevante Themen werden auch im Einzelgespräch mit Patient*innen oder Angehörigen verhandelt, die Seelsorgenden von Entscheidungssituationen berichten oder konkreten Beratungsbedarf äußern. Eine empirische Studie zur Klinikseelsorge von Farr et al. weist darauf hin, dass sogar die meisten ethischen Fragen in seelsorglichen Gesprächen mit Patient*innen außerhalb dezidiert ethischer Beratungsgespräche geäußert werden und dabei sowohl die Entscheidungsfindung als auch die Reflexion bereits getroffener Entscheidungen eine Rolle spielen.[29] Auch Fragen von Macht und Ohnmacht sind ethisch relevant und werden in der Krankenhausseelsorge aktuell.[30] Insgesamt hat sich also die Teilnahme an institutionalisierten Strukturen klinischer Ethik in den letzten Jahrzehnten zu einem relevanten Aufgabenfeld der Klinikseelsorge entwickelt. Zu den treibenden Faktoren dieser Entwicklung dürfte der Umstand gehören, dass Seelsorgenden aufgrund ihrer Ausbildung, ihrer kirchlichen Einbindung und ihrer nichtfunktionalen Sonderrolle unter den klinischen Berufsgruppen in spezifischer Weise ethische Kompetenz zugeschrieben wird. Auch hatten die konfessionellen Krankenhäuser in Deutschland seit den 1990er Jahren eine Vorreiterrolle in der Etablierung klinischer Ethikberatung inne.[31] Diese Einbindung der Seelsorge in klinische Ethikprozesse kann gegenwärtig trotz religiöser Pluralisierungsprozesse und der darauf reagierenden Programmatik einer nicht religiös gebundenen Spiritual Care im Krankenhaus[32] als stabil gelten. Möglicherweise wird sie sich in Zukunft noch erweitern; denkbar, aber umstritten ist die seelsorgliche Beteiligung an der Beratung bei assistiertem Suizid.[33]

---

27 Moos et al., *Ethik in der Klinikseelsorge*, 99–102. Vgl. auch Annette Haußmann, *Transformations of hospital chaplaincy: Present developments and future challenges* (2023, in press).
28 Wir danken Sebastian Farr für diesen (mündlichen) Hinweis aus dem Kontext seiner empirischen Forschung. Ebenso zeigen quantitative Umfragen unter Seelsorgenden, dass die (enge) Einbindung im klinischen Kontext bei überwiegend vollem Stellenumfang während der Pandemie über den Zugang zu Patient*innen und die Weiterführung von Seelsorge entschieden hat, vgl. Annette Haußmann und Birthe Fritz, „Was stärkt Seelsorge in Krisenzeiten?", *Pastoraltheologie* 110 (2021): 397–415. https://doi.org/10.13109/path.2021.110.10.397.
29 Vgl. Farr et al., „Ethical Conflicts in Healthcare Chaplaincy".
30 Sarah Jäger, „Ohnmacht und Macht als Aspekte religiöser Erfahrung," *Wege zum Menschen* 72 (2020): 444–55.
31 Moos et al., *Ethik in der Klinikseelsorge*, 35.
32 Roser, *Spiritual Care*.
33 Coors und Farr, *Seelsorge bei assistiertem Suizid*.

Um im ausdifferenzierten Feld klinischer Ethik kompetent mitsprechen zu können, bedarf es entsprechender Kompetenzen seitens der Klinikseelsorge.[34] In den letzten Jahrzehnten sind entsprechende Angebote der Aus-, Fort- und Weiterbildung etabliert worden. Zur Vorbereitung und zur begleitenden Praxisreflexion nehmen Seelsorgende etwa an Fort- und Weiterbildungen zur Moderation ethischer Fallbesprechungen teil, wie sie beispielsweise am Zentrum für Gesundheitsethik in Hannover oder auch in Pastoralkollegs angeboten werden. Für die Seelsorgeausbildung, die in der landeskirchlichen Vorbereitung auf den Pfarrdienst durchlaufen wird, und für die klassische Klinische Seelsorgeausbildung (KSA) sowie andere Seelsorgekurse wurden entsprechende Ausbildungseinheiten entwickelt.[35] Darüber hinaus wird Ethik in der Klinikseelsorge auf Konventen, Tagungen[36] wie auch in spezialisierter Literatur thematisiert.[37] Auf fachgesellschaftlicher Ebene besteht seit 2020 eine Arbeitsgruppe „Ethik in Seelsorge und Spiritual Care" der Akademie für Ethik in der Medizin.

In der Covid-19-Pandemie ist die Relevanz von Ethik in der Klinikseelsorge noch einmal verstärkt deutlich geworden. Einerseits wurde die Stellung der Klinikseelsorge prekär, insofern Krankenhausseelsorgende, die nicht von Kliniken als „systemrelevant" erachtet wurden, aus Sicherheits- und Infektionsschutzgründen ihren üblichen Arbeitsaufgaben nicht mehr nachkommen konnten.[38] Andererseits waren Seelsorgende, die Zugang erhielten, in stärkerem Maß als vorher in die ethischen Entscheidungsprozesse der Einrichtungen eingebunden, was von Personal und Patient*innen sehr geschätzt wurde.[39] Deutlich wurde seelsorgliche Relevanz nicht nur in Einrichtungen wie den Ethikkomitees, sondern auch ihre Mitwirkung in ethischen Entscheidungen wie der Isolation von Patient*innen bis hin zu ethischen Dilemmata wie drohenden Triagen durch Verknappung medizinischer Mittel und Möglichkeiten.[40]

---

34 Ziemer, *Seelsorgelehre*, 149.
35 Moos et al., *Ethik in der Klinikseelsorge*, 313–33.
36 Gwendolin Wanderer, Sebastian Farr und Florian-Sebastian Ehlert, „„Was willst du, dass ich dir tun soll?': Ethik in Seelsorge und Spiritual Care," *Ethik in der Medizin* 34 (2021): 119–24.
37 Etwa die Buchreihe Hille Haker und Katrin Bentele, Hg., *Perspektiven der Medizinethik in der Klinikseelsorge*, Medical ethics in health care chaplaincy 2 (Berlin, Münster: LIT, 2009); Lea Chilian, *Ethik und Spiritualität im Gesundheitswesen: Spiritual Care in theologisch-ethischer Diskussion* (Stuttgart: Kohlhammer, 2022).
38 Haußmann und Fritz, „Was stärkt Seelsorge".
39 Haußmann und Fritz, „Was stärkt Seelsorge"; Simon Peng-Keller, *Klinikseelsorge als spezialisierte Spiritual Care: Der christliche Heilungsauftrag im Horizont globaler Gesundheit* (Göttingen: Vandenhoeck & Ruprecht, 2021).
40 Peng-Keller, *Klinikseelsorge*.

2.3 Die Notwendigkeit des Überschritts von der Feldethik zur Professionsethik

Für Seelsorgende resultiert aus ihrer Einbindung in die institutionalisierte klinische Ethik nicht nur die Anforderung, feldspezifisches Wissen um das Krankenhaus und um die rechtlichen und medizinethischen Grundlagen der Krankenversorgung zu erwerben und beständig zu aktualisieren. Vielmehr bildet sie auch eine professionsethische Herausforderung in mehrerlei Hinsicht.

Zum einen impliziert die Inklusion in Institutionen klinischer Ethik für Seelsorgende eine direkte organisatorische Einbindung in das Krankenhaus, die der Klinikseelsorge vorher tendenziell fremd war. Die von Michael Klessmann formulierte Verortung von Seelsorge in einem „Zwischenraum" zwischen Krankenhaus und Kirche[41] bzw. die „Heterotopie" der Seelsorge[42] verändern sich damit in Richtung einer „Seelsorge als Teil des Systems Krankenhaus", die auch von weiteren Faktoren befördert wird.[43] Das gilt auch auf symbolischer Ebene, wo Seelsorge im System der Klinik zuweilen geradezu als Identifikationspunkt für das Ganze der ethischen Orientierung in der Klinik erscheint. Damit sind machtvolle Erwartungen und Zuschreibungsprozesse verbunden, die die Rolle der Klinikseelsorge im System stärken, mit denen aber auch potentielle Rollenkonflikte einhergehen. Dies führt auf die professionsethische Frage, ob das Selbstverständnis von Seelsorgenden, dem „System Krankenhaus" immer auch in kritischer Distanz gegenüberzustehen, angesichts dessen nicht weithin kontrafaktisch geworden ist.

Zum zweiten bedarf es einer beständigen Neujustierung des Verhältnisses der Seelsorge zu den anderen Professionen im Krankenhaus auf dem Feld der Ethik. Auch die Ärzteschaft und die Pflegenden, aber auch die psychologischen und Sozialdienste rechnen Ethik explizit dem Tätigkeits- und Kompetenzprofil ihrer Professionen zu.[44] Zudem entwickeln sich weitere, auf Ethik spezialisierte Berufsfelder wie etwa das der professionellen Ethikberatenden. Ethik ist in diesem Sinne ein umstrittenes Geschäft. Jeweils muss sich die Seelsorge zu den ethischen

---

41 Michael Klessmann, „Seelsorge im Krankenhaus: Überflüssig – wichtig – ärgerlich!," *Wege zum Menschen* 42 (1990): 421–33.
42 Traugott Roser, *Spiritual Care: Der Beitrag von Seelsorge zum Gesundheitswesen* (Stuttgart: Kohlhammer, 2017).
43 Dorothee Haart, *Seelsorge im Wirtschaftsunternehmen Krankenhau* (Würzburg: Echter, 2007), 254–57; vgl. dazu das paradigmatische Problem von Seelsorgegeheimnis und klinischer Dokumentation (Peng-Keller, *Klinikseelsorge*).
44 Deutscher Ethikrat (DER), „Patientenwohl als ethischer Maßstab für das Krankenhaus," Stellungnahme vom 5. April 2016, 84, https://www.ethikrat.org/fileadmin/Publikationen/Stellungnahmen/deutsch/stellungnahme-patientenwohl-als-ethischer-massstab-fuer-das-krankenhaus.pdf [abgerufen am 14.12.2022].

Rollen und Inhalten dieser Berufsgruppen verhalten und ihre eigene Rolle in der Klinik entsprechend justieren. Hierzu gehört insbesondere die Frage, ob und inwieweit es interprofessionelle Aspekte klinisch-ethischer Kompetenz gibt und wo Spezifika der einzelnen Professionen zu suchen sind.[45] Ulrich Körtner hat darauf hingewiesen, dass es gelte, eine gemeinsame ethische Kompetenz der verschiedenen klinischen Professionen zu entwickeln.[46]

Eine dritte Herausforderung, die die ersten beiden verbindet, besteht in der Frage, welche Rolle die Entwicklung der Seelsorge als einer klinischen Profession insgesamt für den Bereich der klinischen Ethik spielt. Diese Entwicklung ist jüngst vor allem unter dem Stichwort „Spiritual Care" geführt worden. Ist Seelsorge bereits jetzt oder in Zukunft als ein Spezialfall einer allgemeinen „spirituellen" Profession in der Klinik zu verstehen? Simon Peng-Keller hebt in seinem Verständnis der seelsorglichen Spiritual Care hervor, dass zugleich die Rollendifferenzierung der Seelsorge wie auch die Integration ins System aktuelle professionelle Notwendigkeiten sind.[47] Dem entspricht eine weitreichende Ausdifferenzierung der klinikseelsorglichen Aufgaben, die so vielfältig und weitreichend sind, dass man von ähnlichen Generalisierungstendenzen sprechen kann wie in der Gemeindeseelsorge.[48] In ihrer Tätigkeit ist die Krankenhausseelsorge sowohl den Patient*innen, den anderen Gesundheitsberufen, als auch der Institution selbst sowie der Kirche, in deren Trägerschaft sie arbeitet, verpflichtet. Daraus ergibt sich die Notwendigkeit eines klaren Rollenprofils, das Seelsorge von anderen Professionen unterscheidet und dennoch multiprofessionelle Zusammenarbeit – nicht nur, aber auch – in ethischer Hinsicht ermöglicht.[49]

Viertens kommen im Kontext einer outcome-orientierten Medizin zunehmend auch die Zwecke und Folgen seelsorglichen Handelns in den Blick. Dabei geht es nicht nur um die Verständigung über Grundprinzipien wie etwa Schadensvermeidung und Patientenwohl[50], sondern auch um eine Rechenschaft über die Folgen seelsorglichen Tuns auf systemischer Ebene. Fragen nach der Evidenzbasiertheit klinikseelsorglichen Handelns kommen auf[51]; eine empirische Wirkungsforschung

---

45 Peng-Keller, *Klinikseelsorge*.
46 Ulrich H. J. Körtner, *Ethik im Krankenhaus: Diakonie – Seelsorge – Medizin* (Göttingen: Vandenhoeck & Ruprecht, 2007), 113, 116–17.
47 Peng-Keller, *Klinikseelsorge*.
48 Peng-Keller, *Klinikseelsorge*, 165.
49 Simon Peng-Keller, „Seelsorgliche Spiritual Care: Spezialisierung und Integration," *Wege zum Menschen* 74 (2022): 240–50.
50 Peng-Keller, *Klinikseelsorge*, 188.
51 Peng-Keller, *Klinikseelsorge*, 189.

zur Seelsorge wird gefordert[52], die für die Klinikseelsorge bereits erste Ergebnisse vorgelegt hat.[53] Eine solche hat erhebliche Konsequenzen für die Ausbildung und die Qualitätssicherung von Klinikseelsorge. Auch hier bedarf es der normativen Reflexion darüber, welche Ziele mit Klinikseelsorge verfolgt werden und inwiefern diese empirisch operationalisiert werden können.[54]

2.4 Seelsorge als klinische Profession

Aus den vorangegangenen Überlegungen wird deutlich, dass Ethik in der Klinikseelsorge sich nicht auf die speziellen Aspekte klinischer Ethik beschränkt, so wichtig diese sein mögen. Ebensowenig genügt es, allein die ethischen Aspekte von Seelsorgebeziehungen im Allgemeinen zu reflektieren. Vielmehr kommen aufgrund der organisatorischen Einbindung, der Interprofessionalität, der Frage des Verhältnisses von Seelsorge zu Spiritual Care sowie der Tendenzen zur Evidenzbasierung genuin *professionsethische* Fragen in den Blick. Bei dieser Rahmung ist vorausgesetzt, dass es sich bei Klinikseelsorge um eine *Profession* handelt – oder, schwächer formuliert, dass ein professionstheoretischer Rahmen hilfreich ist, um ethische Aspekte seelsorglicher *Professionalisierung* in den Blick nehmen zu können.

Die Professionstheorie ist in der Soziologie und dann in ausdifferenzierter Form vor allem im Kontext der Sozialen Arbeit wie auch der Pädagogik intensiv reflektiert worden.[55] Bei Professionen handelt es sich nach Talcott Parsons um *institutionalisierten Altruismus:* um Berufe, deren Angehörige einem sie potentiell bis in die Lebensführung hinein verpflichtenden Gemeinwohlauftrag unterliegen. Sie haben es mit Klient*innen in spezifischen Ungewissheitslagen zu tun und bedürfen daher des Vertrauens. Klassische Professionen haben eine Leitfunktion für ein Funktionssystem und regulieren sich selbst, indem sie den Zugang zum eigenen Berufsstand, die dafür notwendigen wissenschaftlichen Ausbildungsstandards, Arbeitsbedingungen, aber auch berufsständische Normen festlegen. Dabei fungieren Berufsverbände als Institutionen der Selbstverwaltung von Wissen und Praktiken. Professionen zeichnen sich mithin durch eine spezifische epistemolo-

---

52 Kerstin Lammer, *Wie Seelsorge wirkt*, Praktische Theologie heute 165 (Stuttgart: Kohlhammer, 2020).
53 Nika Höfler, *Wirksamkeit von Krankenhausseelsorge: Eine qualitative Studie* (Leipzig: Evangelische Verlagsanstalt, 2022).
54 Moos et al., *Ethik in der Klinikseelsorge*.
55 Vgl. die Beiträge in Michaela Pfadenhauer, Hg., *Professionelles Handeln* (Wiesbaden: Springer VS, 2005).

gische, institutionelle wie eben auch normative Reflexivität aus.[56] Zu einer Profession gehört daher insbesondere eine Professionsethik. Hierbei ist weniger interessant, inwieweit ein Berufsstand alle genannten, vor allem der Ärzteschaft abgelauschten Eigenschaften aufweist, als die Frage, welche Charakteristika einer Profession auf einen Beruf zutreffen und welche Prozesse einer Professionalisierung und Deprofessionalisierung im Zeitverlauf zu beobachten sind.

Den Pfarrberuf hat insbesondere Isolde Karle in einem professionstheoretischen Rahmen untersucht.[57] Sie benennt für die Seelsorge normative Grundhaltungen wie „Takt, Güte und soziale Geschicklichkeit", „Ehrerbietung und Benehmen"[58] als Grundlage professioneller Kommunikation. Für die Seelsorge kritisiert Klessmann, dass diese Grundhaltungen „bei weitem nicht" ausreichen.[59] Gerade für medizinische Konflikte und existenzielle Problemlagen bedürfe es weitergehender theologischer, ethischer, seelsorglicher und psychologischer Kompetenzen.[60] Hiervon ausgehend ist zu fragen, inwieweit nicht auch der Beruf der Klinikseelsorgenden, wie er in Deutschland derzeit besteht, bereits für sich starke Merkmale einer Profession aufweist: die spezifische Vulnerabilität der Klientinnen und Klienten im Krankenhaus, eigene Ausbildungsgänge, insbesondere die (allerdings nicht nur für die Klinikseelsorge relevante) Klinische Seelsorgeausbildung (KSA) sowie eigene Plattformen professioneller Selbstverständigung (Klinikseelsorgekonvente).

Entsprechend gibt es verschiedene Ansätze einer Professionsethik der Klinikseelsorge. Diese rekurriert zum einen auf explizit formulierte Leitlinien für die Seelsorge allgemein.[61] Auf katholischer Seite ist bereits ein „Ethikkodex profes-

---

[56] Bernd Dewe und Dietmar Gensicke, „Theoretische und methodologische Aspekte des Konzeptes ‚Reflexive Professionalität'," in *Handbuch Professionssoziologie*, ed. Christiane Schnell und Michaela Pfadenhauer, Springer Reference Sozialwissenschaften (Wiesbaden: Springer VS, 2018).
[57] Isolde Karle, *Der Pfarrberuf als Profession: Eine Berufstheorie im Kontext der modernen Gesellschaft* (Stuttgart: Kreuz Verlag, 2008).
[58] Isolde Karle, „Was ist Seelsorge? Eine professionstheoretische Betrachtung," in *Seelsorge im Plural: Perspektiven für ein neues Jahrhundert*, ed. Uta Pohl-Patalong und Frank Muchlinsky (Hamburg: EB-Verlag, 1999), 48.
[59] Klessmann, *Seelsorge*, 313.
[60] Klessmann, *Seelsorge*, 313.
[61] Etwa die Handreichung zur Qualitätsentwicklung der Seelsorge der Evangelischen Kirche im Rheinland (EKiR), *Seelsorge als Muttersprache der Kirche entwickeln und stärken: Zur Qualitätsentwicklung in der Seelsorge* (Düsseldorf: EKiR, 2011), bes. 23–24.; oder auch die Ethik-Standards der Deutschen Gesellschaft für Pastoralpsychologie vgl. Satzung der Deutschen Gesellschaft für Pastoralpsychologie (DGfP) – Fachverband für Seelsorge, Supervision und Beratung, Ethische Richtlinien, § 9 (www.pastoralpsychologie.de). Andere Berufsverbände haben solche Leitlinien explizit als Code of Ethics ausformuliert und veröffentlicht.

sioneller Seelsorger" formuliert worden.[62] Solche Leitlinien statuieren allgemeine ethische Maßstäbe seelsorglichen Verhaltens wie das Seelsorgegeheimnis, das Beichtgeheimnis sowie die Amtsverschwiegenheit, die alle Angelegenheiten des Pfarramts betreffen.[63] Speziell für die Klinikseelsorge wurden spezifischere Leitlinien formuliert. Die Leitlinien der Krankenhausseelsorge der EKD benennen als inhaltliche Aspekte ethischer Orientierung „die Ehrfurcht vor dem Leben und die Achtung vor der Würde und Unverfügbarkeit menschlichen Lebens" und „Entscheidungsfreiheit der Patientinnen und Patienten".[64] Das Spiritual-Care-Papier der Ständigen Konferenz für Seelsorge weist darauf hin, dass Krankenhausseelsorgende allgemeine metaethische Kompetenzen im Sinne pastoralpsychologischer Ausbildung brauchen, aber auch eine Auseinandersetzung mit ethischen Grenzfragen erfolgen muss.[65] Theologisch wird an der Vulnerabilität als Kernkriterium für ethische Entscheidungen in existenziellen Lebenslagen festgehalten.[66] Ähnliche Ausarbeitungen sind im internationalen Bereich[67] und hier vor allem im Kontext von Spiritual Care vorgenommen worden.[68]

Als Zwischenfazit ist festzuhalten, dass aufgrund der professionellen Charakteristika der Klinikseelsorge – Vulnerabilität der Klient*innen, Vertrauensbedarf, mangelnde externe Steuerbarkeit – auch die Ausbildung einer seelsorglichen Professionsethik angezeigt erscheint. Ansätze dazu sind vorhanden, erweisen sich aber angesichts der genannten professionellen Herausforderungen der Zielbestimmung und Qualitätssicherung, der Gestaltung von Interprofessionalität sowie der Justierung der professionellen Einbindung in die Organisation als inhaltlich

---

[62] Michael Rosenberger, Werner Wolbert, Sigrid Müller und Walter Schaupp, „Ethikkodex professioneller Seelsorger," *Stimmen der Zeit* 227 (2009): 447–58, https://www.herder.de/stz/wiedergelesen/ethikkodex-professioneller-seelsorger/ [abgerufen am 14.12.2022].
[63] Hans Martin Müller, „Das Ethos im seelsorglichen Handeln," *Pastoraltheologie* 80 (1991): 3–16; Doris Nauer, *Seelsorge: Sorge um die Seele* (Stuttgart: Kohlhammer, ²2010), 262–63.
[64] Konferenz für Krankenhausseelsorge, *Die Kraft zum Menschsein stärken: Leitlinien für die evangelische Krankenhausseelsorge. Eine Orientierungshilfe* (Hannover: EKD, 2004), 24.
[65] Ständige Konferenz für Seelsorge der EKD (SKS), *Seelsorgliche Spiritual Care als kirchlicher Beitrag im Gesundheitswesen* (Hannover: EKD, 2020).
[66] SKS, *Seelsorgliche Spiritual Care*, 6–7.
[67] Z.B. Association of Professional Chaplains, „Code of Ethics," 24.09.2000, https://www.apchaplains.org/wp-content/uploads/2022/06/APC-Code-of-Ethics.pdf [abgerufen am 15.12.2022].
[68] Roser, *Spiritual Care*; Peng-Keller, *Klinikseelsorge*; Karen Lebacqz und Joseph Driskill, *Ethics and Spiritual Care: A Guide for Pastors, Chaplains, and Spiritual Directors* (Nashville: Abingdon Press, 2000); Gerald R. Winslow und Betty J. Wehtje-Winslow, „Ethical boundaries of spiritual care," *Medical Journal of Australia* 186 (2007): 63–66; Daniel Sulmasy, „Ethical principles for spiritual care," in *Oxford Textbook of Spirituality in Healthcare*, ed. Mark Cobb, Christina M. Puchalski und Bruce Rumbold (Oxford: Oxford University Press, 2012), 465–70.

wenig spezifisch.⁶⁹ Darüber hinaus ist zu fragen, wie die professionelle normative Selbstverständigung in der Klinikseelsorge *faktisch* beschaffen ist. Inwieweit gewährleisten die bestehenden institutionellen Plattformen normativer Verständigung wie etwa Klinikseelsorgekonvente eine hinreichend dichte und kontinuierliche professionsethische Auseinandersetzung? Eine inhaltliche wie institutionelle Pflege und Weiterentwicklung klinikseelsorglicher Professionsethik erscheint jedenfalls nötig. Ein Beitrag aus der akademischen Theologie wie der vorliegende kann dieses Desiderat nicht füllen (da es ja um seelsorgliche Selbstverständigung und Selbstorganisation geht), aber zumindest in systematischer Form analysieren. Dem ist der folgende Abschnitt gewidmet.

3 Professionsethik als Verantwortungsethik: Ethischer Vorschlag und Reflexionsbedarf

Um das Desiderat einer institutionellen Weiterentwicklung klinikseelsorglicher Professionsethik systematisch zu analysieren, werden im Folgenden zunächst die unseres Erachtens relevanten Ebenen ethischer Reflexion aufgezeigt, anschließend systematisch unter den Begriff einer verantworteten Seelsorge zusammengeführt und auf theologische Implikationen befragt.

3.1 Ebenen ethischer Reflexion

Normenbestände: In dem Maße, in dem moralische Auseinandersetzungen und ihre ethische Reflexion in die seelsorgliche Praxis Einzug halten, bedarf es einer Verhältnisbestimmung zwischen den verschiedenen moralischen Beständen, die im Krankenhaus relevant sind. Näherhin geht es um das Verhältnis zwischen der eigenen moralischen Subjektivität und ihrem Überzeugungshaushalt zu den moralischen Überzeugungen der anderen involvierten Personen, zum Ethos der Seelsorgeprofession, zum Ethos der anderen klinischen Professionen, zu expliziten und impliziten moralischen Positionen der Einrichtung bzw. des Trägers und der Kirche sowie zur Rechtslage und ihren moralischen Voraussetzungen. Diese Bestände können untereinander Spannungen aufweisen, die anhand konkreter Entscheidungssituationen manifest werden. Ethisch ist es ebensowenig angemessen, diese Spannungen generell durch Verweis auf eine objektive Normenhierarchie aufzulösen, wie sie gänzlich der vereinzelten Moralität („Gewissen") zu überant-

---

69 Roser, *Spiritual Care*, 477.

worten. Professionen stellen intermediäre Instanzen normativer Reflexion dar, in denen gerade diese Verhältnisbestimmung kontinuierlich thematisiert wird bzw. werden sollte.[70]

Ethische Situationen: Die aufgewiesenen professionsethischen Herausforderungen verschieben bzw. intensivieren sich, wenn nicht nur institutionalisierte Formen von Ethik in den Blick genommen werden. So wurde empirisch gezeigt, dass Seelsorgende einen weiten Bereich von Fragestellungen, Kommunikationsformen sowie zeitlichen, örtlichen und akteursbezogenen Konstellationen unter Ethik subsumieren.[71] Die formalisierte Institution der ethischen Fallbesprechung – also: die explizite Deliberation über Behandlungsoptionen mit Blick auf eine zu treffende punktuelle Entscheidung in einem Konsil aus Vertreter*innen verschiedener klinischer Berufsgruppen und möglicherweise Angehörigen – ist in der Sicht von Seelsorgenden nur ein Spezialfall eines breiten Spektrums ethischer Situationen. Hier treten ethische Fragen der Lebensführung und der Organisationskultur neben die der Behandlungsentscheidungen. Auch implizite und indirekte Formen der Kommunikation, längere Prozesse sowie ‚andere' Personenkonstellationen und Orte, insbesondere die seelsorgetypischen Tür-und-Angel-Gespräche, werden als ethisch relevant wahrgenommen.[72] Dieses weitere Spektrum ethischer Situationen steht wiederum in Verbindung mit spezifischen Charakteristika der Seelsorgeprofession wie ihrer funktionalen Unterbestimmtheit, ihren Zeitressourcen und ihrer Legitimationsfunktion für Kommunikation, die über unmittelbare fachliche und organisatorische Belange hinausgeht. Dies gilt es wiederum professionsethisch in den Blick zu nehmen.

Seelsorgerolle: Eine weitere Ebene der ethischen Reflexion schließt an die poimenisch gut etablierte Frage nach der Rolle der Seelsorgerin bzw. des Seelsorgers an.[73] Die Stellung der Seelsorgerin bzw. des Seelsorgers zu den ethischen Relevanzen des Seelsorgealltages hat selbst rollenförmigen Charakter. Sie ist bedingt durch Erwartungen an die ethische Ansprechbarkeit der Seelsorge einerseits und die Haltung der einzelnen Seelsorgerin zu diesen Erwartungen andererseits.[74] In der beständigen Verhandlung zwischen situativen Erwartungen und individueller Erfüllungsbereitschaft entsteht so etwas wie eine ethische Rolle der Seelsorgerin

---

[70] Moos et al., *Ethik in der Klinikseelsorge*, 308–11.
[71] Moos et al., *Ethik in der Klinikseelsorge*, 53.
[72] Vgl. dazu auch Farr et al., „Ethical Conflicts in Healthcare Chaplaincy".
[73] Klessmann, *Seelsorge*; Ziemer, *Ethische Beratung*.
[74] Zur Haltung als seelsorgliches Integral: Annette Haußmann, „Eine Frage der Haltung: Integrative Impulse für die Seelsorge aus neueren Ansätzen der Verhaltenstherapie," *Wege zum Menschen* 74 (2022): 201–14; zur Arbeit an inneren möglichen Haltungen, im Krankenhaus relevant etwa das „Aushalten": Roser, *Spiritual Care*, 475.

oder des Seelsorgers. In dem Maße, wie der Seelsorgealltag nicht säuberlich in einen „Seelsorgemodus" und einen „Ethikmodus" getrennt werden kann, sondern eine Vielzahl von Seelsorgesituationen als ethisch relevant bewusst werden, wird diese ethische Rollenklärung zum Teil der seelsorglichen Rollenklärung überhaupt.[75] Die in der Konfrontation mit moralischen Fragen auftretenden Spannungen – Soll ich mich als Seelsorger des moralischen Urteils enthalten oder mich positionieren? Soll ich mich auf Vier-Augen-Gespräche beschränken oder gegebenenfalls eine weitere innerorganisatorische Öffentlichkeit suchen? Inwieweit zeige ich mich auf allgemeine moralische Fragen ansprechbar und inwieweit versuche ich, das Gespräch auf der Ebene von individuellen Wahrnehmungen, Beziehungskonstellationen, Gefühlen zu halten? – zeigen sich dann nicht als Spannungen zwischen „Ethik" und „Seelsorge", sondern als ebenso ethisch wie seelsorglich relevant. Somit erweitert sich die bereits angesprochene Notwendigkeit, sich zur durch „Ethik" verstärkten Einbindung von Seelsorge in die klinische Organisation zu positionieren, hin zur Aufgabe, als Seelsorgerin oder Seelsorger eine ethische Rolle in der Klinik zu finden. Idealtypische Rollen wie Ratgeber, Prophetin, Patientenanwalt, Moderatorin, ethische Warninstanz in der Organisation, Bezeugungsinstanz etc. haben jeweils seelsorgliche und ethische Implikationen. Dabei bedürfen Rollenfindungen der Passung sowohl zur individuellen Seelsorgeperson[76] als auch zur Situation. Darüber hinaus wird in ihnen aber immer auch der Ort der Seelsorgeprofession in der Klinik insgesamt verhandelt. Die individuelle Rollenklärung bedarf also ebenso der professionsethischen Einbettung.

3.2 Verantwortete Seelsorge

Die angesprochenen Ebenen professionsethischer Reflexion in der Klinikseelsorge lassen sich, das ist der Kern unseres Vorschlages, mithilfe des Verantwortungsbegriffs systematisieren. Der Begriff der Verantwortung ist bekanntlich zu einem ethischen Kernbegriff der Moderne geworden, der insbesondere Situationen hoher Komplexität, Ungewissheit, moralischen Pluralismus sowie ausdifferenzierter Ge-

---

[75] Dies korrespondiert mit der Möglichkeit von Seelsorge überhaupt, die als Dimension in alltäglichen und existenziellen Begegnungen, die nicht explizit als Seelsorge tituliert sind, beständig mitschwingt und es einer seelsorglichen Wahrnehmung allererst bedarf, diese als solche zu erkennen und entsprechend zu adressieren, vgl. Wolfgang Drechsel, *Gemeindeseelsorge* (Leipzig: Evangelische Verlagsanstalt, ²2016) zur seelsorglichen Wahrnehmung als Haltung.
[76] Winkler empfiehlt deshalb die Entwicklung eines persönlichkeitsspezifischen Credos: Klaus Winkler, *Seelsorge* (Berlin, New York: De Gruyter, 1997).

sellschaften und Organisationen zu erschließen erlaubt.[77] Als solcher hat er sich insbesondere für den theologischen Bereich als anschlussfähig erwiesen.[78] Unabhängig von seiner theoretischen Rahmung bezeichnet „Verantwortung" jedenfalls eine Relation mit mindestens vier Relaten: Ein *Subjekt* ist für einen *Gegenstand* vor einer *Instanz* nach einem spezifischen *Maß* verantwortlich.[79] Auf diese Verantwortungsrelation lassen sich die Ebenen professionsethischer Reflexion abbilden. Hinsichtlich des *Maßes* sind die genannten Normenbestände relevant. Dabei ist zu beachten, dass es sich nicht um ein homogenes Maß der Verantwortung handelt, sondern dass individuelle, professionelle, organisationsbezogene und gesellschaftliche Normenbestände nebeneinander und potentiell in Konkurrenz zueinander stehen. *Gegenstand* seelsorglicher Verantwortung sind in klinisch-ethischer Hinsicht die dargestellten ethischen Situationen, darüber hinaus jedoch das Seelsorgehandeln insgesamt. Dabei stehen fest organisierte ethische Situationen wie die ethische Fallbesprechung neben anderen, in denen ein professioneller oder auch stark individueller Kontext im Vordergrund steht. Die Frage nach dem *Subjekt* der Verantwortung führt auf das Problem der ethischen Rolle der Seelsorgerin oder des Seelsorgers, die wiederum individuelle, professionelle, organisationale wie gesellschaftliche Kontexte hat. Implizit ist in der ethischen Rolle der Seelsorge auch die Frage der *Instanz* der Verantwortung mitverhandelt. Vor wem weiß sich Seelsorge in ethischer Hinsicht verantwortlich? Infrage kommen das individuelle Gewissen, die professionelle *community*, die Stakeholder der Organisation oder auch eine gesellschaftliche Allgemeinheit. Die Frage nach Gott als Instanz der Verantwortung liegt wiederum quer dazu. Insgesamt kann seelsorgliche Verantwortung also nach Relaten einerseits und nach Kontexten andererseits differenziert werden:

---

[77] Max Weber, „Politik als Beruf," in *Wissenschaft als Beruf. Politik als Beruf*, ed. Max Weber, Studienausgabe der Max-Weber-Gesamtausgabe I/17 (Tübingen: Mohr Siebeck, 1994), 35–88; Georg Picht, „Der Begriff Verantwortung," in *Wahrheit, Vernunft, Verantwortung: Philosophische Studien*, ed. Georg Picht (Stuttgart: Klett-Cotta, 1969), 318–42; Hans Jonas, *Das Prinzip Verantwortung* (Frankfurt am Main: Insel-Verlag, 1979); Micha H. Werner, „Verantwortung," in *Handbuch Ethik*, ed. Marcus Düwell, Christoph Hübenthal und Micha H. Werner (Stuttgart: J.B. Metzler, ^{3}2011), 541–48.
[78] Dietrich Bonhoeffer, „Die Struktur des verantwortlichen Lebens," in *Ethik*, ed. Eberhard Bethge, Dietrich Bonhoeffer Werke 6 (München: Kaiser, ^{2}1998), 256–89; Ulrich Barth, „Die religiöse Dimension des Ethischen: Grundzüge einer christlichen Verantwortungsethik," in *Religion in der Moderne*, ed. Ulrich Barth (Tübingen: Mohr Siebeck, 2003), 315–44; Ulrich Körtner, *Evangelische Sozialethik* (Göttingen: Vandenhoeck & Ruprecht, ^{4}2019); Philipp Stoellger, *Verantwortung wahrnehmen als Verantwortung aus Leidenschaft* (Berlin, Heidelberg: Springer, 2022).
[79] Werner, „Verantwortung".

Tabelle 1: Dimensionen der Verantwortung in der Klinikseelsorge.

Kontexte Relate	individuell	professionell	organisatorisch	gesellschaftlich
Subjekt	individuelle Rollenerfüllung und Balance-Identität[80]	Rolle als Seelsorgerin	Rolle in der Klinik und in der Kirche	Rolle im Gesundheitswesen und Stellung zu „Religion"
Gegenstand	Situatives Handeln der einzelnen Seelsorgeperson	Seelsorgehandeln insgesamt	Ethik in der Klinik (ethische Fallbesprechungen etc.)	gesellschaftlicher Umgang mit Krankheit und Vulnerabilität
Maß	Individuelle normative Überzeugungen und Wertvorstellungen	Normative Übereinkünfte der Seelsorgeprofession (insbesondere hinsichtlich des Umgangs mit divergierenden Normen)	Leitlinien und Leitbilder der Klinik; normative Überzeugungen von Mitarbeitenden und Patient*innen	Recht; politische und ethische Debatten; Pluralität normativer Überzeugungen in der Gesellschaft
Instanz	individuelles Gewissen	professionelle *community*	Mitarbeitende, Patient*innen und andere Stakeholder der Organisation	gesellschaftliche Allgemeinheit

Werden die Dimensionen seelsorglicher Verantwortung in dieser Weise systematisiert, so zeigen sich eine Vielzahl von Herausforderungen für eine Ethik der Seelsorgeprofession:

– Jedes *Relat der Verantwortung* weist durch seine Einbettung in die verschiedenen Kontexte eine innere Spannung auf. Die ethische Rolle der Seelsorgerin oder des Seelsorgers bedarf einerseits der kontextspezifischen Bestimmung, andererseits eines Austarierens zwischen den Kontexten, um ein Minimum an Rollenkohärenz zu erreichen. Ähnliches gilt wie gezeigt für das Maß der Verantwortung: Eine Gleichzeitigkeit verschiedener Normbestände muss nicht problematisch sein, kann aber im Einzelfall zu einem Konflikt führen.
– Am *Gegenstand der Verantwortung* wird deutlich, dass das individuelle Handeln, das Handeln als Seelsorgerin, als klinische Mitarbeiterin und als Mitglied der Gesellschaft nicht auf unterschiedliche Situationen aufzuteilen ist. Vielmehr handelt es sich um Aspekte seelsorglichen Handelns, die potentiell in

---

80 Christopher Zarnow, *Identität und Religion* (Tübingen: Mohr Siebeck, 2010), 229–38.

jeder Situation relevant sind. Je nachdem, auf welchen Aspekt (oder auf die Spannung zwischen welchen Aspekten) fokussiert wird, ändert sich die Wahrnehmung des ethischen Problems.
- Im Vergleich der *Kontexte* fällt auf, dass diese in der ethischen Reflexion seelsorglicher Professionalität unterschiedlich gut repräsentiert sind. Das individualethische wie auch das auf einen allgemeinen gesellschaftlichen Kontext gerichtete sozialethische Paradigma ist, gerade in der theologischen Ethik, gut etabliert. Ähnliches gilt inzwischen für die klinische Ethik im engeren Sinne. Weniger gut steht es um die Verständigung in der professionellen *community*, also um die seelsorgliche Professionsethik.
- Es ist die Funktion der Professionsethik, das komplexe Verhältnis von Profession, Individualität, organisationaler und gesellschaftlich-systemischer Einbindung des Seelsorgehandelns in seinen normativen Aspekten zu reflektieren. Dabei geht es insbesondere um Situationen, in denen die aufgezeigten Spannungen auftreten. Auf der Ebene des Maßes dient Professionsethik daher nicht in erster Linie der Formulierung *zusätzlicher* Normen in einer in der Regel schon normativ überdeterminierten Lage, sondern vor allem der normativen Reflexion der Frage, wie mit eben dieser Lage umzugehen ist.
- Dabei addieren sich die verschiedenen *Kontexte* der Verantwortung nicht einfach, sondern stehen auch in einem wechselseitigen Begrenzungsverhältnis zueinander. Gesellschaftliche, organisationale wie professionelle Übereinkünfte dienen der Entlastung des individuellen moralischen Urteils. Organisationale Regeln bedürfen ihrerseits der Adaption an gesellschaftliche Übereinkünfte und andererseits einer gewissen Offenheit für die eigene Normativität der in der Organisation vertretenen Professionen. Normativ gesprochen handelt es sich dabei wiederum um ein ambivalentes Phänomen: Die wechselseitige Begrenzung der Verantwortungskontexte kann ebenso zu heilsamer Entlastung wie zu Verantwortungsdiffusion führen.[81]
- Verschiebungen des Seelsorgeberufs lassen sich an dieser Stelle analysieren als Wandlungen im Gewicht der einzelnen Dimensionen seelsorglicher Verantwortung. Die anfänglich beschriebene zunehmende organisationale Einbindung der Klinikseelsorge in die Prozesse des Krankenhauses verstärkt die organisationalen Verantwortungsdimensionen. In dem Maße, wie die Seelsorge sich – etwa im Rahmen des Spiritual Care-Diskurses – als klinische Profession versteht, werden auch die professionellen Dimensionen stärker in den Fokus der Aufmerksamkeit treten.

---

81 Körtner, *Evangelische Sozialethik*.

– Auch hierbei wäre – empirisch wie normativ – nicht einer zunehmenden Moralisierung der Seelsorge das Wort zu reden. Die Aufgabe einer ethischen Reflexion seelsorglicher Verantwortung liegt immer auch darin, Grenzen des Moralischen zu reflektieren und zu praktizieren, wie auch insgesamt darin, einen nichtmoralischen Kern der Seelsorgebeziehung wie des Seelsorgehandelns zu pflegen. Überall dort, wo es um Verantwortung geht, steht auch die Verantwortungsüberlastung als Möglichkeit im Raum.

3.3 Zur Rolle der Theologie

Für die Seelsorgeprofession als einem theologischen Berufsfeld lässt sich mit Hilfe des dargestellten Schemas auch nach den theologischen Ressourcen der Reflexion auf Verantwortung fragen. Das kann hier nur skizzenhaft geschehen; es auszuführen hieße, eine theologische Ethik der Verantwortung insgesamt zu formulieren.[82] Generell fokussiert eine religiöse Deutung bzw. deren theologische Reflexion spezifisch auf einzelne, durch Unbedingtheits- bzw. Transzendierungsmomente ausgezeichnete und daher besonders problematische Aspekte von Verantwortung. Wird Gott als *Instanz* von Verantwortung aufgerufen, wird die Verantwortungsrelation solcherart interpretiert. Es kommt zu einer Intensivierung (unbedingte bzw. unbegrenzbare Verantwortung), aber auch potentiell zu einer Entlastung von Verantwortung. Das lässt sich insbesondere am *Maß* der Verantwortung namhaft machen: Vor der unbedingt gültigen Norm (theologisch: Gesetz) droht die Verantwortung das Subjekt der Verantwortung zu überlasten. Die Frage nach dem Umgang mit solcher potentiell überlastenden Verantwortung steht im Raum (theologisch: Evangelium). In religiöser Hinsicht kommt das Subjekt der Verantwortung aber nicht nur als überlastet und scheiternd (theologisch: Schuld/Sünde), sondern auch als angesichts moderner Verantwortungsdiffusion zur Verantwortung gerufen in den Blick (theologisch: Heiligung/Freisetzung zum Tun des Guten). Hinsichtlich der *Gegenstände* der Verantwortung treten in religiöser Perspektive etwa diejenigen Aspekte organisationaler Prozesse in den Vordergrund, die die Organisation überschreiten, weil sie nicht mehr in Organisationsprozessen gefasst und in Qualitätshandbüchern formuliert werden können (theologisch: Liebe; Würde etc.). Solche Transzendierungsmomente lassen sich auch hinsichtlich der anderen Kontexte aufzeigen. So wird in religiöser Perspektive nicht nur die Organisationstranszendenz der Organisation[83], sondern auch die Professionstranszendenz der Profession artikuliert.

---

82 Barth, „Die religiöse Dimension"; Körtner, *Evangelische Sozialethik*.
83 Moos et al., *Ethik in der Klinikseelsorge*.

Insgesamt fügt die religiöse Perspektive der Verantwortung weniger material etwas hinzu als sie die grundlegenden Aporien und Grenzbereiche von Verantwortung zu adressieren erlaubt. In der Klinik sind diese ubiquitär: Erfahrungen von zu großer Verantwortung, von Ohnmacht und Scheitern, von Diffusion in der ausdifferenzierten Organisation etc. werden in den Handlungsfeldern aller klinischer Professionen gemacht. Seelsorge nimmt die Ressourcen theologischer Verantwortungsreflexion mithin einerseits für sich selbst als klinische Profession in den Dienst und stellt sie – als „Krankenhausseelsorge" – andererseits potentiell auch den anderen klinischen Professionen zur Verfügung.

4 Professionsethik in der Seelsorge: Poimenische Konkretionen

Wenn die Aufgabe einer Professionsethik der Klinikseelsorge darin besteht, die verschiedenen Dimensionen verantworteter Seelsorge je für sich und in ihrem Verhältnis zueinander zu reflektieren, so hat das Konsequenzen für die Seelsorgepraxis und die poimenische Theoriebildung. Nur in der Verschränkung von praxisreflektierender Poimenik und theoriegesättigter Seelsorgepraxis kann die Frage einer seelsorglichen Professionsethik einer gewinnbringenden Antwort zugeführt werden, die zugleich offene Fragen und Entwicklungsbedarfe formuliert. Analog zur vorgestellten Differenzierung verschiedener Ebenen der seelsorglichen Verantwortung (vgl. 3) lassen sich für die Praxis verschiedene Desiderate benennen.

Die individuelle Ebene: Das Beispiel vom Anfang macht deutlich, dass eine grundlegende Herausforderung in der Wahrnehmung ethischer Implikationen seelsorglichen Handelns liegt. Das betrifft zunächst die Seelsorgerin bzw. den Seelsorger selbst, die in Bezug auf die konkrete Situation zur Reflexion von Denken, Handeln und dessen Folgen angehalten ist. Eine Achtsamkeit für die ethische Bedeutsamkeit der jeweiligen Situation im Krankenhaus speist sich aus einer guten Selbstkenntnis und Selbsterfahrung, die sich nicht lediglich schulen und vermitteln lässt, sondern in der beständigen Auseinandersetzung mit dem eigenen professionellen Handeln und den zugrundeliegenden individuellen Normen und Werten besteht.[84] Künftig wäre die moralische Dimension des eigenen Denkens und

---

[84] Zur Bedeutung und Aushandlung von Werten in der Seelsorge vgl. Mikkel Gabriel Christoffersen, Annette Daniela Haußmann und Anne Austad, „Caring for – Caring about: Negotiations of Values in Pastoral Care," *Religions* 15 (2024): Art. (https://doi.org/10.3390/rel15050619).

Handelns als Teil der Selbstreflexion explizit und von Grund auf ins Seelsorgelernen zu integrieren. Diese Verschränkung von Einübung in seelsorgliche Haltungen und Selbsterfahrung zeigt an, dass in der Seelsorge – wie in anderen helfenden und therapeutischen Berufen ähnlich – die existenzielle Betroffenheit unhintergehbar ist.[85] Krankenhausseelsorgende sind dem individuell ausgesetzt, was sie täglich an Krankheit, Leiden, Tod und Sterben in der ganzen Bandbreite menschlichen Lebens erleben.[86] Professionell wird der Umgang damit nicht durch die Elimination des existenziellen Betroffenseins, sondern durch den reflektierten, sich selbst befragenden und lernbereiten Umgang damit. Eine verantwortungsbasierte Professionsethik muss ebenfalls die Grenzen von Verantwortung thematisieren und das Individuum vor Macht- und Machbarkeitsphantasien und zu hoher Verantwortungslast schützen. Chancen liegen hier nicht zuletzt in einer theologischen Grundlegung, die das *simul iustus et peccator* betont, auf die Vulnerabilität und Fragmentarität menschlichen Seins besteht und auf den transzendenten Grund seelsorglichen Handelns verweist.

Die professionelle Ebene: Professionelles Seelsorgehandeln setzt eine grundständige Ausbildung in Seelsorge voraus, welche die ethische Dimension mitbedenkt und nicht auf den Arbeitsbereich des Krankenhauses zu reduzieren ist.[87] Dies lässt sich auf drei Aspekte ethischer und seelsorglicher Kompetenzen hin konkretisieren, die aufeinander zu beziehen sind.[88] Erstens ist eine feldspezifische ethische Kompetenz zu erwerben, die mit einer Aneignung medizinethischer Kenntnisse einhergeht.[89] Hier finden insbesondere materialethische Fragestellungen ihren Platz. Zweitens gehört es zu den Aufgaben professioneller seelsorglicher Reflexion, die eigene Rolle im System zu klären. Diese Fähigkeit wird durch die grundständige Seelsorgeausbildung als seelsorgliche Kompetenz beständig geschult und es gehört dazu, neben der Vertiefung der Selbstreflexionsfähigkeit auch situative Reflexionskompetenzen, eine Verbreiterung des methodischen Repertoires als Handlungsoptionen in verschiedenen seelsorglichen Situationen sowie eine seelsorgliche Identität am jeweiligen Wirkungsort zu erwerben und zu vertiefen.[90]

---

85 Wolfgang Drechsel, „Seelsorge lernen," in *Seelsorge lernen, stärken und reflektieren: Das Zentrum für Seelsorge als Schnittstelle von Aus- und Fortbildung, Praxis und Wissenschaft*, ed. Annette Haußmann und Sabine Kast-Streib (Leipzig: Evangelische Verlagsanstalt, 2021), 17–45.
86 Michael Brems, „,Wo ist nun dein Gott?' Krankenhausseelsorge als Ort religiöser Erfahrungen," in *Handbuch der Krankenhausseelsorge*, ed. Traugott Roser (Göttingen: Vandenhoeck & Ruprecht, [5]2019), 65–77.
87 Klessmann, *Seelsorge*.
88 Moos et al., *Ethik in der Klinikseelsorge*, 293–313.
89 Haker und Bentele, *Perspektiven der Medizinethik*.
90 Haußmann, „Eine Frage der Haltung".

Das kontinuierliche Seelsorgelernen ist dabei als ein Prozess zu beschreiben, an dem nicht nur die Professionalität, sondern auch die Person selbst wächst.[91] In dieser Hinsicht ist Ethik immer schon ein Teil der seelsorglichen Berufsidentität und kein zusätzliches Addendum.[92] Beispielhaft schult das Heidelberger Modul an exemplarischen ethischen Situationen das Bewusstsein für die Rolle von Seelsorgenden in solchen Konflikten, die vorwiegend materialethisch konkretisiert sind.[93] Methodisch verhilft zur seelsorglich-ethischen Reflexion die Fall- oder Protokollbesprechung, in der mit anderen Seelsorgenden eine spezifische ethische Situation beleuchtet und auf Handlungs-, Kommunikations- und Wahrnehmungsalternativen hin befragt wird. Gemeinsam suchen die Teilnehmenden ein tieferes Verstehen dessen, was in der Interaktion geschieht, ohne dies auf die moralische Frage „Was soll ich tun?" im Sinne eines Entscheidungsdilemmas zu verkürzen. Nur so haben auch in ethischer Hinsicht Gefühle, Bedürfnislagen oder Ambivalenzen ihren Platz. Zugleich vermag die Professionalität auch das Individuum im Blick auf Verantwortungsübernahme zu entlasten, was konkret durch Supervisionsstrukturen und den Austausch in Dienstgruppen, landeskirchlichen und überregionalen Seelsorgekonventen geschieht. Drittens ist eine ethische Metakompetenz zu entwickeln, zu der ein theologisch reflektierter Umgang mit dem eigenen moralischen Involviertsein, die Klärung der ethischen Rolle sowie die Grundzüge eines seelsorglichen Berufsethos gehören. Hier gibt es neben den anderen beiden Ebenen noch Bedarf der Weiterentwicklung. Auf entsprechende Institutionalisierungsbedarfe in der Aus-, Fort- und Weiterbildung und der seelsorglichen Selbstverständigung (Ad-hoc-Fortbildungen, thematische Einheiten auf Konventen u. a.) ist an anderer Stelle hingewiesen worden.[94]

Die organisationale Ebene: Seelsorge agiert im Krankenhaus immer im Kontext anderer Professionen und arbeitet je nach Selbstverständnis und Klinikstrukturen auch nicht selten in multiprofessionellen Teams – zuweilen aber nimmt sie gleichzeitig für sich in Anspruch, im „Zwischenraum"[95] eine Heterotopie[96] zu vertreten, die zum System Krankenhaus auch im Widerspruch stehen kann. Immer wieder ist in seelsorglicher Hinsicht die Rolle und Stellung der Krankenhausseelsorge insgesamt zu diskutieren, weil sie unmittelbaren Einfluss auf das seelsorgliche und ethische Handeln hat. In der Frage nach der Rolle in ethischen Konflikten (Moderation, Position, Stellvertretung) wird dies deutlich, denn je nach Stellung im

---

91 Drechsel, „Seelsorge lernen".
92 Moos et al., *Ethik in der Klinikseelsorge*, 203.
93 Moos et al., *Ethik in der Klinikseelsorge*.
94 Moos et al., *Ethik in der Klinikseelsorge*.
95 Klessmann, „Seelsorge im Krankenhaus".
96 Roser, *Spiritual Care*.

System werden diese Rollen ermöglicht oder verhindert. In systemtheoretischer Hinsicht kann eine Verstrickung in die organisationalen Zusammenhänge und sozialen Konstellationen gar nicht verhindert werden. Vielmehr geht es im professionellen Umgang um eine Erkenntnis dieser Zusammenhänge und eine reflektierte Auswahl an Verhaltensalternativen. Auf organisationaler Ebene ist die Entwicklung von ethischen Leitlinien und Leitbildern zu nennen, die in der interprofessionellen Zusammenarbeit und für die Transparenz gegenüber Patient*innen bekannt sein müssen. Jedoch ist kritisch rückzufragen, ob solche Ethikkodizes zu einer ethischen Überdeterminierung führen könnten, dem die einzelnen Seelsorgenden keine individuelle Aneignung folgen lassen können. Eine Ähnlichkeit zu Normenkatalogen, die Ambivalenzen oder Abweichungen kaum mehr zulassen, scheint nur wenig attraktiv für die Seelsorge und lässt zudem wenig Raum für Diskussion und Pluralität sowie die situationsspezifische Flexibilität von Seelsorge. Die Standardisierung von Ethik könnte hier in eine Spannung zur Entwicklung des individuellen ethischen Bewusstseins treten. Daher wäre eine Professionsethik im Sinne ethischer Standards mit der Integration von Ethik in Seelsorgeausbildungen zu verbinden. Dort steht die Entwicklung eines eigenen Standpunkts bzw. eigener seelsorglicher, theologischer und ethischer Kompetenz als person- und situationsbezogenes Seelsorgelernen, die Entwicklung individueller Haltung(en), und die fallbezogene Ausbildung als Erfahrungslernen im Vordergrund. Das widerspricht sich u.U. mit der Entwicklung eines allgemeinen Ethikkodex in der Krankenhausseelsorge, der auch (bislang implizite) Normen und theologische Grundlagen evangelischer Ethik festhält. Diese Spannungen zwischen Wertesystemen, zwischen Individuum und Institution wie auch zwischen professionellen Verpflichtungen kommen allerdings auch in anderen Gesundheitsberufen vor[97], was nochmals auf die Relevanz der Vermittlung zwischen den unterschiedlichen Ebenen der Verantwortung hinweist.

Im interdisziplinären Gespräch ist eine Professionsethik hilfreich und wünschenswert, denn sie regt den Diskurs darüber an, was als „gut und richtig", als normativ entscheidungsorientierend und als wert-voll angesichts menschlichen Lebens (und Sterbens) erachtet wird. Zielführend ist daher weniger die Festlegung auf standardisierte christliche Wertkataloge, da diese sich sowohl dem individuellen Aneignungsprozess als auch dem interprofessionellen Diskurs versperren können. Wohl aber ist eine theologische Grundlegung in christlich-ethischer Perspektive sinnvoll, um die Basis ethischer Reflexion offen zu legen und auch, um darüber mit anderen sprechen zu können. Die Auseinandersetzung mit anderen Professionsethiken (u. a. Medizin, Pflege, Psychotherapie) dient darum der Schär-

---

97 Peng-Keller, *Klinikseelsorge*, 187.

fung des eigenen seelsorglich-ethischen Profils wie auch dem interprofessionellen Diskurs über die Grundlagen der Ethik über konkrete ethische Fallbesprechungen oder Ethikberatungen hinaus. Eine Berücksichtigung verschiedener Bereichsethiken von Pflege-, Medizin-, Care-, Gesundheits-, Bioethik u.a. sowie einer metaethischen Reflexion ist dafür konstitutiv.[98] Daher muss eine Professionsethik aus sachlichen Gründen, wie der Reflexion des eigenen Rollenprofils, sowie aufgrund der interdisziplinären Zusammenarbeit, die mit den Professionsethiken anderer Berufe konfrontiert ist, feldethische, seelsorglich-ethische und metaethische Perspektiven integrieren.

Die gesellschaftliche Ebene: Seelsorge ist schließlich auch stets in Diskurse um Werte und Normen auf gesellschaftlicher Ebene eingebunden. Dazu gehört etwa die Debatte um die Ökonomie des Gesundheitswesens[99], aber auch Grundfragen nach dem Verständnis von Gesundheit und Krankheit oder dem Wert des Lebens. Indem Seelsorge an diesen Debatten teilhat, wird sie zum „Ort der verdichteten Kommunikation über das Gute und Richtige"[100] und stellt die Frage nach dem gelingenden Leben.[101] Insbesondere ist Seelsorge dabei Anwältin dessen, was sich nicht ethisch auflösen oder einfangen lässt: Die Aporie angesichts verschieden schlechter Wahlmöglichkeiten in einem Entscheidungsdilemma, die Klage angesichts eines sinnlosen Leidens, das Aufbegehren und die Ohnmacht angesichts menschlicher Fragmentarität[102] und Vulnerabilität[103]. Seelsorgende begegnen in diesen Konflikten einer Pluralität von Normen und Werten, die sie mit ihren eigenen Überzeugungen, theologischen Positionierungen, christlichen und kirchlichen Haltungen ins Gespräch bringen. Insofern spielt auf der gesellschaftlichen Ebene die Spiritualität und Religiosität eine besondere Rolle, denn sie vermittelt zwischen Seelsorge und Ethik bzw. stellt beide in einen größeren, transzendenten Kontext.[104]

---

98 Konrad Hilpert, „Moral / Ethik," in *Spiritual Care von A bis Z*, ed. Eckhard Frick und Konrad Hilpert (Berlin, New York: De Gruyter, 2012), 225–27.
99 Verkürzung von Liegezeiten, Gewinnmaximierung, Funktionalisierung: Corinna Schmohl, „Zwischen Ethik und Ökonomisierung," *Wege zum Menschen* 73 (2021): 35–48.
100 Moos et al., *Ethik in der Klinikseelsorge*, 291.
101 Sturm, „Was soll man da in Gottes Namen sagen"; Gunda Schneider-Flume, *Leben ist kostbar: Wider die Tyrannei des gelingenden Lebens* (Göttingen: Vandenhoeck & Ruprecht, 2004).
102 Henning Luther, „Leben als Fragment: Der Mythos von der Ganzheit," *Wege zum Menschen* 43 (1991): 262–73.
103 Andrea Bieler, *Verletzliches Leben: Horizonte einer Theologie der Seelsorge* (Göttingen: Vandenhoeck & Ruprecht, 2017).
104 Roser, *Spiritual Care*; Noth und Kohli Reichenbach, *Pastoral and spiritual care*.

5 Fazit

5.1 Die Leistung einer Professionsethik

Insgesamt läuft der vorliegende Vorschlag darauf hinaus, die Herausforderung der Klinikseelsorge durch Ethik als professionsethische Herausforderung zu verstehen. Denn die hohen formellen, rechtlichen wie beratungstechnischen Anforderungen klinischer Ethik im engeren Sinne verstellen den Blick darauf, dass klinische Ethik als Gegenstand seelsorglich-professioneller Tätigkeit in einen umfassenderen Kontext eingebettet ist. Dieser Kontext ist zum einen inhaltlicher Natur, insofern Fragen klinischer Ethik in einer teils kongruenten, teils spannungsvollen Verbindung stehen zu Grundfragen seelsorglicher Ethik; so etwa, wenn es um Grundhaltungen der Seelsorge wie die der kommunikativen Transparenz und Auftragsklärung geht, um Normen seelsorglichen Handelns wie die der Vertraulichkeit oder um Ziele der Seelsorge und deren mögliche Evidenzbasiertheit und Qualitätssicherung. Ebenfalls inhaltlich, aber auf einer anderen Ebene der Reflexion liegt die Verbindung klinisch-ethischer Fragen mit dem Problem seelsorglicher Rollenfindung im Krankenhaus bzw. im Medizinsystem insgesamt (die oben so genannte ethische Rolle der Klinikseelsorge). Diese steht wiederum in Verbindung mit dem Verhältnis der Seelsorgeprofession zu den anderen klinischen Professionen und zu einer sich entwickelnden, potentiell umgreifenden Profession „Spiritual Care", wie auch mit der organisatorischen Einbindung der Seelsorge in das Krankenhaus. In diesem Sinne steht die seelsorgliche Befassung mit klinischer Ethik inhaltlich im Kontext einer seelsorglichen Professionsethik insgesamt.

Wenn dem so ist, können die ethischen Herausforderungen der Klinikseelsorge nicht am theologisch-ethischen oder poimenischen Reißbrett bewältigt werden. Im Plädoyer dafür, Klinikseelsorge als Profession zu verstehen, ist das Plädoyer dafür enthalten, die genannten Fragen als Themen professioneller Selbstverständigung und normativer Selbstregulation der Seelsorge zu begreifen. So richtig es ist, dass die Seelsorge wesentlich Beziehungsarbeit und insofern untrennbar mit der individuellen Persönlichkeit der Seelsorgerin oder des Seelsorgers verbunden ist, so richtig ist es doch auch, dass die genannten Herausforderungen wesentlich struktureller Natur sind. Beides zusammengenommen mag es klug sein, die seelsorglich-professionsethische Verständigung gerade in normativer Hinsicht nicht so spezifisch zu halten, dass für individuelle Prozesse der Rollenfindung in der konkreten Organisation kein Platz mehr ist. Zugleich aber gilt es, die Verständigung doch so spezifisch zu halten, dass die übergreifenden Herausforderungen und das Spektrum an Möglichkeiten, ihnen seelsorglich-professionell zu begegnen, sichtbar werden. Die genannten Probleme sind zu allgemein, um sie ganz der vereinzelten individuellen Virtuosität der Seelsorgerin bzw. des Seelsorgers oder der Regulierung durch die Organisationsleitungen zu überlassen. Es bedarf mithin einer hinreichend dichten, zugleich aber flexiblen und zukunftsoffenen Institutionalisierung solcher Verständigungsprozesse. Ob und inwieweit hierfür die bestehenden Institutionen (insbesondere Seelsorgekonvente) ausreichend sind, ist eine Frage, die wiederum der professionellen Selbstregulation anheimgestellt werden muss.

Die inhaltlichen Aspekte einer solchen Professionsethik würden dazu beitragen, dass die Klinikseelsorge unter den anderen klinischen Professionen erkennbarer und transparenter wird. Professionsethik dient zum einen nach innen der normativen Selbstregulierung, zum anderen aber auch nach außen der interprofessionellen Kommunikation. Das impliziert zugleich, dass eine seelsorgliche Professionsethik in ihren Aussageformen und Begründungsfiguren nicht die Sprache Kanaans sprechen dürfte. Allgemeiner gesprochen: Das Verhältnis von theologischer und allgemeiner Ethik im Kontext einer seelsorglichen Professionsethik zu bestimmen wäre selbst eine diskursive, professionsethische Aufgabe.

5.2 Grenzen der Professionalisierung und Professionsethik

Simon Peng-Keller hat darauf hingewiesen, dass der Spiritual-Care-Diskurs zu einer weiteren Professionalisierung der Seelsorge führen könne, insofern Seelsorge hier als professionelle seelsorgliche Spiritual Care und Teil des Teams auftritt.[105] Ob dieser Professionalisierungsprozess auf der Ebene von Spiritual Care zugleich zu einer Deprofessionalisierung der Klinikseelsorge beiträgt, wird zu prüfen und zu diskutieren sein. Nachteil einer Einbindung in interprofessionell arbeitende Teams könnten geringere Handlungsspielräume der Seelsorge sein.[106] Gegenläufig dazu verhält sich aber die Feststellung eines Generalistentums in der Krankenhausseelsorge, die den Strukturen des Gemeindepfarramts ähnelt.[107] Insgesamt verschiebt sich die Frage nach der Klinikseelsorge als Profession also auf die Frage, welche Professionalisierungs- und Deprofessionalisierungsprozesse stattfinden.

Hinsichtlich einer fortschreitenden Professionalisierung der Seelsorge sind auch inhaltlich Bedenken geäußert worden. So sieht Dietz Lange die Gefahr einer Kompetenzorientierung in der Ausbildung in einer „Expertenhierarchie"[108], die

---
105 Peng-Keller, *Klinikseelsorge*.
106 SKS, *Seelsorgliche Spiritual Care*.
107 Peng-Keller, *Klinikseelsorge*.
108 Dietz Lange, „Evangelische Seelsorge in ethischen Konfliktsituationen," *Pastoraltheologie* 80 (1991): 77.

einer Befähigung zur Seelsorge durch Glaubens- und Lebensorientierung zuwiderläuft. Gegen eine Spezialisierung und Professionalisierung von Seelsorgenden für den Krankenhauskontext sind schon früher Einwände formuliert worden, die auf die konstitutive Bindung von Seelsorge an die Gemeindearbeit drängen.[109] Fraglich ist, ob sich dieses Modell angesichts von Kirchenreformprozessen und Ausdifferenzierungen im Gesundheitssystem halten lässt oder ob nicht neue Modelle und Alternativen gesucht werden müssten – was wiederum auch pastoraltheologische Fragen aufwirft.

Durch kirchliche Reformprozesse und finanzielle Einbußen kommt es auch in Funktionspfarrstellen wie der Klinikseelsorge zu massiven Einbußen.[110] Stellenkürzungen oder Wegfall von professionellen Klinikseelsorgenden sind die Folge und können nicht mit ehrenamtlich Seelsorgenden oder Teilzeitstellen kompensiert werden. Künftig wird immer unsicherer, dass Klinikseelsorge vor Ort immer durch kirchlich finanzierte Stellen geleistet wird. Die Pandemie hat gezeigt, mit welchen gravierenden Folgen für die seelsorgliche Begleitung der Patient*innen und der Pflegeteams das verbunden sein kann: Krankenhausseelsorgende in Teilzeit und auch Ehrenamtliche konnten den Seelsorgebedarf nicht decken und waren in vielen Kliniken nicht mehr präsent. Fluide Stellenwechsel und Stellenabbau verursachen auch einen Abbau an spezifischem ethischem Wissen, dessen Nachhaltigkeit im Bereich der Klinikseelsorge über die kontinuierlich tätigen Personen gesichert ist. Die Ausdünnung der Funktionsstellen im Klinikbereich wird durch demografische Entwicklungen noch verstärkt werden, sowohl was den Ausbau des medizinischen Systems als auch den Abbau von Pfarrstellen betrifft. Zugleich wird Krankenhausseelsorge mehr als bisher auch Ehrenamtliche einbeziehen, die schon jetzt unentbehrlich sind und daher auch in professionsethischer Hinsicht berücksichtigt werden müssten. Schließlich liegt die Klinikseelsorge in Deutschland bislang in der Regel in der Trägerschaft durch die Kirchen. Das Modell einer Ausweitung von Professionsethik muss sich auch der Frage stellen, inwiefern die künftige Trägerschaft ausgeweitet oder sichergestellt werden kann. Ökonomische Fragestellungen verbinden sich also künftig unweigerlich mit ethischen und seelsorglichen Dimensionen.

---

109 Dietrich Rössler, *Grundriß der Praktischen Theologie* (Berlin, New York: De Gruyter, ²1994), 202–06.
110 Ralph Charbonnier, „Zur Entwicklung ethischer Kompetenz," in *Seelsorge als Muttersprache der Kirche*, epd-Dokumentation 10 (Frankfurt am Main: Gemeinschaftswerk der Evangelischen Publizistik 2010), 25–27.

5.3 Ausblick und Diskussionsbedarfe

Spiritual Care hat in den letzten Jahren erhebliche Debatten in der Poimenik ausgelöst und ist als interdisziplinäre Sorge um die spirituelle Dimension des Menschseins professionsübergreifend in Wissenschaft und Praxis zunehmend etabliert. Für die Professionsethik mag man fragen, ob hier eine neue Profession des Spiritual Caregivers entsteht. Dafür spricht, dass Seelsorge in anderen Ländern bereits mit anderen Berufen gemeinsam als Spiritual Care subsummiert wird.[111] Andererseits lebt Spiritual Care konstitutiv vom Austausch verschiedener Disziplinen und Professionen. In professionsethischer Hinsicht kann die Vielfalt von ethischen Perspektiven und Zugängen auf organisationaler Ebene zwar problematisch sein, für das Wohl der Patientinnen und Patienten kann es zugleich einen Gewinn darstellen, insofern der Diskurs über das situativ Angemessene und moralisch Gebotene sich dadurch noch einmal intensiviert.

Zur Bildung eines poimenischen Ethos gehört die beständige Reflexion dessen, was in der Seelsorge getan wird. Je nachdem, wie Seelsorge im Horizont einer ethischen Fragestellung verstanden wird, ob als ethische Beratung[112] oder als Begegnung im Rahmen eines auszulotenden ambivalenten Konflikts[113] oder als lösungsorientiertes Kurzgespräch[114] stellt sich die Antwort auf die Verhältnisbestimmung von Ethik und Seelsorge anders dar. Im Rahmen von Professionsethik gilt es, auf die Pluralität der Konzepte aufmerksam zu machen und die Notwendigkeit der Reflexion der ethischen und der seelsorglichen Dimensionen anzuregen. Dazu gehört ein theologischer Diskurs über die Werte und Normen, die einer Ethik im Krankenhaus zugrunde liegen und beständig verhandelt werden müssen – besonders angesichts der Entwicklungen in Medizin und Pflege.

Christliche Ethik steht in Verbindung mit dem poimenischen Diskurs in einer eigentümlichen Spannung zwischen religiöser Positionalität und interreligiöser Offenheit. Seelsorge im Krankenhaus hat es mit einer großen Vielfalt verschiedener religiöser und nicht-religiöser Überzeugungen zu tun und kommt potentiell mit allen Menschen ins Gespräch. Verschiedene religiöse Positionen können sich gegenseitig bereichern, zum Wohl der Patient*innen beitragen und ethische Entscheidungsfindungen fördern.[115] So müssen interreligiöse Offenheit, Positionalität

---
111 Doris Nauer, *Spiritual Care statt Seelsorge?* (Stuttgart: Kohlhammer, 2015).
112 Ziemer, *Ethische Beratung*.
113 Klessmann, *Seelsorge*.
114 Timm H. Lohse, *Das Kurzgespräch in Seelsorge und Beratung: Eine methodische Anleitung* (Göttingen: Vandenhoeck & Ruprecht, 2013).
115 Hildegard Emmermann, „Ethik und Spiritualität – Lässt sich das miteinander vereinbaren? Eine Ethik-Fallberatung in der Kinderklinik," *Wege zum Menschen* 73 (2021): 500–05.

und Repräsentativitätsanspruch des christlichen Glaubens miteinander vermittelt werden, was in inter- und transreligiösen Situationen eine besondere Relevanz entfaltet, etwa wenn im Krankenhaus Rituale zu gestalten sind.[116] Der Umgang mit (religiöser) Individualität im Spannungsverhältnis zu traditionellen Prägungen bzw. dogmatischen Glaubenssätzen entfaltet hier einen besonderen theologischen Reflexionsbedarf. Diskussionsrelevant hierfür könnten Erfahrungen aus dem Umgang mit Fremdheit in genereller seelsorglicher Perspektive[117] und aus dem interkulturellen und interreligiösen Spiritual Care Kontext in spezifischer Weise[118] sein. Auf institutioneller Ebene dürfte es hilfreich sein, entsprechende Plattformen des Erfahrungsaustausches und der professionsethischen Selbstverständigung zusammenzuführen.

Das organisationsübergreifende Potenzial der Seelsorge kann auch als Chance begriffen werden. Als „Vertikalisten" können Seelsorgende zwischen Patient*innen, Angehörigen, Pflegepersonal, Ärztinnen und Ärzten und anderem Therapiepersonal vermitteln und den Kommunikationsfluss anregen.[119] Ihre Rolle changiert dann zwischen einer Gesprächsbereitschaft für alle und einer Verantwortung für die Kommunikation und Entscheidungsfindung als ganze[120], was neben herausragender Kommunikationskompetenz eine gute Einbindung in Strukturen und Teams sowie viel Aufwand und Zeit erfordert. Diese holistische Einschätzung ihrer Rolle wird jedoch auch ethisch auf die Grenzen des eigenen professionellen Handelns und die Notwendigkeit der Einbindung anderer Professionen zu verweisen sein.[121] Zudem ist auf die bleibende Spannung zwischen der oft übernommenen und von außen zugeschriebenen Moderationsrolle zwischen verschiedenen ethischen Positionen und dem Einbringen eigener Argumente im Kommunikationsprozess hinzuweisen.[122]

---

[116] Peng-Keller, *Klinikseelsorge*, 193.
[117] Kristin Merle, „Fremdheit und Verstehen," in *Kulturwelten: Zum Problem des Fremdverstehens in der Seelsorge*, ed. Kristin Merle (Berlin: Lit-Verlag, 2013), 15–34.
[118] Noth et al., *Pastoral and spiritual care I*; Noth und Kohli Reichenbach, *Pastoral and spiritual care II*.
[119] Stefan Gärtner, „Seelsorgende als ‚Vertikalisten' im Krankenhaus," *Spiritual Care* 11 (2022): 284–87.
[120] Ute Rokahr, „‚… wir sehen jetzt doch alle, dass es so nicht weiter gehen kann …': Ethische Aspekte der Seelsorge im interdisziplinären Zusammenspiel," *Wege zum Menschen* 67 (2015): 483–89.
[121] EKiR, *Seelsorge als Muttersprache*, 15.
[122] Vgl. Reiner Anselm, „Common Sense und anwendungsorientierte Ethik," in: *Ethik als Kommunikation: zur Praxis klinischer Ethik-Komitees in theologischer Perspektive*, ed. Reiner Anselm (Göttingen: Universitätsverlag Göttingen, 2008), 175–89.

Insgesamt werden sich in den kommenden Jahren die Randbedingungen der Krankenhausseelsorge in erheblicher Weise verändern. Auch das bedarf der kontinuierlichen professionsethischen Verständigung über verantwortete Seelsorge. Selbstverständlich wird auch eine solche nicht zu einer umfassenden Handlungssicherheit in den ethischen Zweifelsfällen des Seelsorgealltags führen. Es wird auch weiterhin auf individuelle Haltungen, situative Kreativität und Erfahrung ankommen. Mit großen, alten Worten: Es geht um Weisheit und Menschenliebe. Und doch dürfte die professionelle Selbstverständigung beiden zuträglich sein – etwa wenn es, wie im einleitenden Beispiel, um die Zuordnung eines seelsorglichen und eines ethischen Auftrages in der seelsorglichen Begegnung geht. Der Bedarf für eine solche Selbstverständigung dürfte, wie auch das jüngste Beispiel des assistierten Suizides und der Frage nach einer möglichen seelsorglichen Beteiligung daran zeigt, in Zukunft jedenfalls eher steigen denn sinken.

Literatur

Anselm, Reiner. „Common Sense und anwendungsorientierte Ethik." In *Ethik als Kommunikation: zur Praxis klinischer Ethik-Komitees in theologischer Perspektive*, hg. v. Reiner Anselm, 175–89. Göttingen: Universitätsverlag Göttingen, 2008. https://doi.org/10.17875/gup2008-382.

Association of Professional Chaplains. „Code of Ethics." 24.09.2000. https://www.apchaplains.org/wp-content/uploads/2022/06/APC-Code-of-Ethics.pdf [abgerufen am 15.12.2022].

Barth, Ulrich. „Die religiöse Dimension des Ethischen: Grundzüge einer christlichen Verantwortungsethik." In *Religion in der Moderne*, hg. v. Ulrich Barth, 315–44. Tübingen: Mohr Siebeck, 2003.

Bentele, Katrin. „Zur Rolle von Klinikseelsorgern in der klinischen Ethikberatung." *Zeitschrift für medizinische Ethik* 1 (2010): 33–43.

Bieler, Andrea. *Verletzliches Leben: Horizonte einer Theologie der Seelsorge*. Göttingen: Vandenhoeck & Ruprecht, 2017.

Bonhoeffer, Dietrich. „Die Struktur des verantwortlichen Lebens." In *Ethik*, hg. v. Eberhard Bethge, Dietrich Bonhoeffer Werke 6, 256–89. München: Kaiser, ²1998.

Brems, Michael. „'Wo ist nun dein Gott?' Krankenhausseelsorge als Ort religiöser Erfahrungen." In *Handbuch der Krankenhausseelsorge*, hg. v. Traugott Roser, 65–77. Göttingen: Vandenhoeck & Ruprecht, ⁵2019.

Charbonnier, Ralph. „Zur Entwicklung ethischer Kompetenz." In *Seelsorge als Muttersprache der Kirche*, epd-Dokumentation 10, 25–27. Frankfurt am Main: Gemeinschaftswerk der Evangelischen Publizistik, 2010.

Chilian, Lea. *Ethik und Spiritualität im Gesundheitswesen: Spiritual Care in theologisch-ethischer Diskussion*. Stuttgart: Kohlhammer, 2022.

Christoffersen, Mikkel Gabriel, Annette Daniela Haußmann und Anne Austad. „Caring for – Caring about: Negotiations of Values in Pastoral Care." *Religions* 15 (2024), Art. 619. https://doi.org/10.3390/rel15050619.

Coors, Michael und Sebastian Farr, Hg. *Seelsorge bei assistiertem Suizid: Ethik, Praktische Theologie und kirchliche Praxis*. Zürich: Theologischer Verlag Zürich, 2022.

Deutsche Gesellschaft für Pastoralpsychologie (DGfP). *Fachverband für Seelsorge, Supervision und Beratung, Ethische Richtlinien*, § 9. www.pastoralpsychologie.de.

Deutscher Ethikrat (DER). „Patientenwohl als ethischer Maßstab für das Krankenhaus." Stellungnahme vom 5. April 2016. https://www.ethikrat.org/fileadmin/Publikationen/Stellungnahmen/deutsch/stellungnahme-patientenwohl-als-ethischer-massstab-fuer-das-krankenhaus.pdf [abgerufen am 14.12.2022].

Dewe, Bernd und Dietmar Gensicke. „Theoretische und methodologische Aspekte des Konzeptes ‚Reflexive Professionalität'." In *Handbuch Professionssoziologie*, hg. v. Christiane Schnell und Michaela Pfadenhauer, Springer Reference Sozialwissenschaften, 1–20. Wiesbaden: Springer VS, 2018.

Dörries, Andrea, Gerald Neitzke, Alfred Simon und Jochen Vollmann, Hg. *Klinische Ethikberatung: Ein Praxisbuch für Krankenhäuser und Einrichtungen der Altenpflege*. Stuttgart: Kohlhammer, ²2010.

Drechsel, Wolfgang. *Gemeindeseelsorge*. Leipzig: Evangelische Verlagsanstalt, ²2016.

Drechsel, Wolfgang. „Seelsorge lernen." In *Seelsorge lernen, stärken und reflektieren: Das Zentrum für Seelsorge als Schnittstelle von Aus- und Fortbildung, Praxis und Wissenschaft*, hg. v. Annette Haußmann und Sabine Kast-Streib, 17–45. Leipzig: Evangelische Verlagsanstalt, 2021.

Ehlert, Florian-Sebastian. „Ethische Räume: Pastoralpsychologische Erkundungen im Grenzgebiet von Ethik und Seelsorge." *Wege zum Menschen* 67 (2015): 433–50.

Emmermann, Hildegard. „Ethik und Spiritualität – Lässt sich das miteinander vereinbaren? Eine Ethik-Fallberatung in der Kinderklinik." *Wege zum Menschen* 73 (2021): 500–05.

Farr, Sebastian, Traugott Roser und Michael Coors. „Ethical Conflicts in Healthcare Chaplaincy: Results of an Exploratory Survey Among Protestant Chaplains in Switzerland, Germany and Austria." *Journal of Religion and Health* 62 (2023): 130–46.

Feuersträter, Reinhard und Hildegard Hamdorf-Ruddies. „Zwischen System und Auftrag: Das moderne Krankenhaus als Herausforderung an die Krankenhausseelsorge." *Wege zum Menschen* 61 (2009): 536–42.

Gärtner, Stefan. „Seelsorgende als ‚Vertikalisten' im Krankenhaus." *Spiritual Care* 11 (2022): 284–87.

Haart, Dorothee. *Seelsorge im Wirtschaftsunternehmen Krankenhaus*. Würzburg: Echter, 2007.

Haker, Hille und Katrin Bentele, Hg. *Perspektiven der Medizinethik in der Klinikseelsorge. Medical ethics in health care chaplaincy 2*. Berlin, Münster: LIT, 2009.

Haußmann, Annette. „Aktuelle Entwicklungen in der Poimenik und Perspektiven für die Aus- und Fortbildungspraxis der Seelsorge: Ein Ausblick." In *Seelsorge lernen, stärken und reflektieren: Das Zentrum für Seelsorge als Schnittstelle von Aus- und Fortbildung, Praxis und Wissenschaft*, hg. v. Annette Haußmann und Sabine Kast-Streib, 315–38. Leipzig: Evangelische Verlagsanstalt, 2021.

Haußmann, Annette. *Transformations of hospital chaplaincy: Present developments and future challenges*. 2023, in press.

Haußmann, Annette und Birthe Fritz. „Was stärkt Seelsorge in Krisenzeiten?" *Pastoraltheologie* 110 (2021): 397–415. https://doi.org/10.13109/path.2021.110.10.397.

Haußmann, Annette. „Eine Frage der Haltung: Integrative Impulse für die Seelsorge aus neueren Ansätzen der Verhaltenstherapie." *Wege zum Menschen* 74 (2022): 201–14.

Herms, Eilert. „Die ethische Struktur der Seelsorge." *Pastoraltheologie* 80 (1991): 40–62.

Hilpert, Konrad. „Moral / Ethik." In *Spiritual Care von A bis Z*, hg. v. Eckhard Frick und Konrad Hilpert, 225–27. Berlin, New York: De Gruyter, 2012.

Höfler, Nika. *Wirksamkeit von Krankenhausseelsorge: Eine qualitative Studie*. Leipzig: Evangelische Verlagsanstalt, 2022.

Jäger, Sarah. „Ohnmacht und Macht als Aspekte religiöser Erfahrung." *Wege zum Menschen* 72 (2020): 444–55.
Jonas, Hans. *Das Prinzip Verantwortung.* Frankfurt am Main: Insel-Verlag, 1979.
Karle, Isolde. *Der Pfarrberuf als Profession: Eine Berufstheorie im Kontext der modernen Gesellschaft.* Stuttgart: Kreuz Verlag, 2008.
Karle, Isolde. „Was ist Seelsorge? Eine professionstheoretische Betrachtung." In *Seelsorge im Plural: Perspektiven für ein neues Jahrhundert,* hg. v. Uta Pohl-Patalong und Frank Muchlinsky, 36–50. Hamburg: EB-Verlag, 1999.
Klessmann, Michael. *Seelsorge: Begleitung, Begegnung, Lebensdeutung im Horizont des christlichen Glaubens. Ein Lehrbuch.* Neukirchen-Vluyn: Neukirchener Theologie, 2015.
Klessmann, Michael. *Handbuch der Krankenhausseelsorge.* Göttingen: Vandenhoeck & Ruprecht, ³2008.
Klessmann, Michael. „Seelsorge im Krankenhaus: Überflüssig – wichtig – ärgerlich." *Wege zum Menschen* 42 (1990): 421–33.
Klie, Thomas, Martina Kumlehn, Ralph Kunz und Thomas Schlag, Hg. *Machtvergessenheit: Deutungsmachtkonflikte in praktisch-theologischer Perspektive.* Berlin, Boston: De Gruyter, 2021.
Konferenz für Krankenhausseelsorge. *Die Kraft zum Menschsein stärken: Leitlinien für die evangelische Krankenhausseelsorge. Eine Orientierungshilfe.* Hannover: EKD, 2004.
Körtner, Ulrich H. J. *Ethik im Krankenhaus: Diakonie – Seelsorge – Medizin.* Göttingen: Vandenhoeck & Ruprecht, 2007.
Körtner, Ulrich. *Evangelische Sozialethik.* Göttingen: Vandenhoeck & Ruprecht, ⁴2019.
Lammer, Kerstin. *Wie Seelsorge wirkt.* Praktische Theologie heute 165. Stuttgart: Kohlhammer, 2020.
Lange, Dietz. „Evangelische Seelsorge in ethischen Konfliktsituationen." *Pastoraltheologie* 80 (1991): 77.
Lebacqz, Karen und Joseph Driskill. *Ethics and Spiritual Care: A Guide for Pastors, Chaplains, and Spiritual Directors.* Nashville: Abingdon Press, 2000.
Ley, Friedrich. „Ethik und Organisation: Soziologische und theologische Perspektiven auf die Praxis Klinischer Ethik-Komitees." In *Ethik als Kommunikation: Zur Praxis Klinischer Ethik-Komitees in theologischer Perspektive,* hg. v. Reiner Anselm und Stephan Schleissing, 17–44. Göttingen: Universitätsverlag, 2008.
Lohse, Timm H. *Das Kurzgespräch in Seelsorge und Beratung: Eine methodische Anleitung.* Göttingen: Vandenhoeck & Ruprecht, 2013.
Luther, Henning. „Diakonische Seelsorge." *Wege zum Menschen* 40 (1988): 475–84.
Luther, Henning. „Leben als Fragment: Der Mythos von der Ganzheit." *Wege zum Menschen* 43 (1991): 262–73.
Merle, Kristin. „Fremdheit und Verstehen." In *Kulturwelten: Zum Problem des Fremdverstehens in der Seelsorge,* hg. v. Kristin Merle, 15–34. Berlin: Lit-Verlag, 2013.
Moos, Thorsten, Simone Ehm, Fabian Kliesch und Julia Thiesbonenkamp-Maag. *Ethik in der Klinikseelsorge: Empirie, Theologie, Ausbildung.* Göttingen: Vandenhoeck & Ruprecht, 2016.
Müller, Hans Martin. „Das Ethos im seelsorglichen Handeln." *Pastoraltheologie* 80 (1991): 3–16.
Nauer, Doris. *Seelsorge: Sorge um die Seele.* Stuttgart: Kohlhammer, ²2010.
Nauer, Doris. *Spiritual Care statt Seelsorge?* Stuttgart: Kohlhammer, 2015.
Neitzke, Gerald. „Formen und Strukturen Klinischer Ethikberatung." In *Klinische Ethik: Aktuelle Entwicklungen in Theorie und Praxis, Kultur der Medizin,* hg. v. Jochen Vollmann, Jan Schildmann und Alfred Simon, 37–56. Frankfurt am Main: Campus, 2009.

Noth, Isabelle, Georg Wenz und Emmanuel Schweizer, Hg. *Pastoral and spiritual care across religions and cultures.* Göttingen: Vandenhoeck & Ruprecht, 2017.
Noth, Isabelle und Claudia Kohli Reichenbach, Hg. *Pastoral and spiritual care across religions and cultures II: Spiritual care and migration.* Göttingen: Vandenhoeck & Ruprecht, 2019.
Peng-Keller, Simon. *Klinikseelsorge als spezialisierte Spiritual Care: Der christliche Heilungsauftrag im Horizont globaler Gesundheit.* Göttingen: Vandenhoeck & Ruprecht, 2021.
Peng-Keller, Simon. „Seelsorgliche Spiritual Care: Spezialisierung und Integration." *Wege zum Menschen* 74 (2022): 240–50.
Pfadenhauer, Michaela, Hg. *Professionelles Handeln.* Wiesbaden: Springer VS, 2005.
Picht, Georg. „Der Begriff Verantwortung." In *Wahrheit, Vernunft, Verantwortung: Philosophische Studien*, hg. v. Georg Picht, 318–42. Stuttgart: Klett-Cotta, 1969.
Pohl-Patalong, Uta und Antonia Lüdtke, Hg. *Seelsorge im Plural: Ansätze und Perspektiven für die Praxis.* Berlin: EB-Verlag, 2019.
Pohl-Patalong, Uta. „Gesellschaftliche Kontexte der Seelsorge." In *Handbuch der Seelsorge: Grundlagen und Profile*, hg. v. Wilfried Engemann, 86–108. Leipzig: Evangelische Verlagsanstalt, 2016.
Rokahr, Ute. „‚... wir sehen jetzt doch alle, dass es so nicht weiter gehen kann ...': Ethische Aspekte der Seelsorge im interdisziplinären Zusammenspiel." *Wege zum Menschen* 67 (2015): 483–89.
Rosenberger, Michael, Werner Wolbert, Sigrid Müller und Walter Schaupp. „Ethikkodex professioneller Seelsorger." *Stimmen der Zeit* 227 (2009): 447–58. https://www.herder.de/stz/wiedergelesen/ethikkodex-professioneller-seelsorger/ [abgerufen am 14.12.2022].
Roser, Traugott. *Spiritual Care: Ethische, organisationale und spirituelle Aspekte der Krankenhausseelsorge. Ein praktisch-theologischer Zugang.* Münchner Reihe Palliative Care. Stuttgart: Kohlhammer, 2007.
Roser, Traugott. *Spiritual Care: Der Beitrag von Seelsorge zum Gesundheitswesen.* Stuttgart: Kohlhammer, 2017.
Rössler, Dietrich. *Grundriß der Praktischen Theologie.* Berlin, New York: De Gruyter, ²1994.
Schmidbauer, Wolfgang. *Die hilflosen Helfer: Über die seelische Problematik der helfenden Berufe.* Reinbek bei Hamburg: Rowohlt, 1977.
Schmohl, Corinna. „Zwischen Ethik und Ökonomisierung." *Wege zum Menschen* 73 (2021): 35–48.
Schneider-Flume, Gunda. *Leben ist kostbar: Wider die Tyrannei des gelingenden Lebens.* Göttingen: Vandenhoeck & Ruprecht, 2004.
Seelsorge der Evangelischen Kirche im Rheinland (EKiR). *Seelsorge als Muttersprache der Kirche entwickeln und stärken: Zur Qualitätsentwicklung in der Seelsorge.* Düsseldorf: EKiR, 2011.
Ständige Konferenz für Seelsorge der EKD (SKS). *Seelsorgliche Spiritual Care als kirchlicher Beitrag im Gesundheitswesen.* Hannover: EKD, 2020.
Stoellger, Philipp. *Verantwortung wahrnehmen als Verantwortung aus Leidenschaft.* Berlin, Heidelberg: Springer, 2022.
Sturm, Wilfried. *„Was soll man da in Gottes Namen sagen?": Der seelsorgliche Umgang mit ethischen Konfliktsituationen im Bereich der Neonatologie und seine Bedeutung für das Verhältnis von Seelsorge und Ethik.* Göttingen: Vandenhoeck & Ruprecht, 2015.
Sulmasy, Daniel. „Ethical principles for spiritual care." In *Oxford Textbook of Spirituality in Healthcare*, hg. v. Mark Cobb, Christina M. Puchalski und Bruce Rumbold, 465–70. Oxford: Oxford University Press, 2012.
Wanderer, Gwendolin, Sebastian Farr und Florian-Sebastian Ehlert. „‚Was willst du, dass ich dir tun soll?': Ethik in Seelsorge und Spiritual Care." *Ethik in der Medizin* 34 (2021): 119–24.

Weber, Max. „Politik als Beruf." In *Wissenschaft als Beruf. Politik als Beruf*, hg. v. Max Weber, Studienausgabe der Max-Weber-Gesamtausgabe I/17, 35–88. Tübingen: Mohr Siebeck, 1994.
Werner, Micha H. „Verantwortung." In *Handbuch Ethik*, hg. v. Marcus Düwell, Christoph Hübenthal und Micha H. Werner, 541–48. Stuttgart: J.B. Metzler, ³2011.
Winkler, Klaus. *Seelsorge*. Berlin, New York: De Gruyter, 1997.
Winslow, Gerald R. und Betty J. Wehtje-Winslow. „Ethical boundaries of spiritual care." *Medical Journal of Australia* 186 (2007): 63–66.
Zarnow, Christopher. *Identität und Religion*. Tübingen: Mohr Siebeck, 2010.
Ziemer, Jürgen. *Seelsorgelehre: Eine Einführung für Studium und Praxis*. Göttingen: Vandenhoeck & Ruprecht, 2015.
Ziemer, Jürgen. „Ethische Beratung in der Seelsorge." In *Seelsorge im Plural: Ansätze und Perspektiven für die Praxis*, hg. v. Uta Pohl-Patalong und Antonia Lüdtke, 33–47. Hamburg: EB-Verlag, 2019.

Lea Chilian
Mit Risiken und Nebenwirkungen ist zu rechnen: Belastungspotentiale von Spiritualität als ethische Aufgabe

Die Beachtung spiritueller Überzeugungen von Patient*innen und die Thematisierung von Spiritualität in den therapeutischen Prozessen im Gesundheitswesen ist eine Errungenschaft professionellen Gesundheitshandelns auf Grundlage eines multidimensionalen Verständnisses von Menschen und ihren Bedürfnissen. Dies soll einen essentiellen Beitrag zum Wohlbefinden (nicht nur) von Patient*innen leisten. Spiritualität wird im Gesundheitswesen vor allem als Ressource für die Realisierung des positiven Ziels der Gesundheit bzw. des Wohlbefindens verstanden – vor dem Hintergrund eines multidimensionalen bio-psycho-sozial-spirituellen Verständnisses des Menschen. Spiritualität kann dabei eine Ressource im Umgang mit schwerwiegenden Diagnosen, traumatischen Erfahrungen und existenziellen Krisen darstellen, kann dahingehend einen Beitrag für die Verarbeitung existentieller Erschütterungen leisten und versuchen Halt und Wurzeln wieder zugänglich zu machen, wo scheinbar der Boden unter den Füßen weggerissen wurde. Auch in Fragen der klinischen Ethik und Behandlungsentscheidung hat die Beachtung individueller Vorstellungen zur eigenen Lebensführung und gelebter Spiritualität bereits an vielen Orten institutionalisierter Ethikberatung ihren Platz gefunden und wird als im Entscheidungsfindungsprozess hilfreich evaluiert; umfassen spirituelle Überzeugungen doch auch Sinn- und Wertorientierungen, die zum Beispiel für die Ermittlung des Patient*innenwillens herangezogen werden können.[1]

In diesem Beitrag wird in binnentheologischer Perspektive „Spiritualität" als Containerbegriff verwendet, und ist somit auch offen für Phänomene aus Bereichen von Religion, Religionsausübung, Ritualen und vielem mehr. Dabei wird auf die Verwendung und das Verständnis von Spiritualität im Gesundheitswesen fokussiert, da zumindest im deutschsprachigen Raum Spiritual Care vor allem in diesem Bereich zur Anwendung kommt. Als Grundlage der folgenden (christlich) theologisch-ethischen Überlegungen dienen zwei Spiritualitätsverständnisse: Zum einen, die gesundheitswissenschaftliche, international bekannte und anerkannte,

---

[1] Vgl. als praktisches Beispiel u. a. das Informationsblatt des klinischen Ethikkomitees des Universitätsklinikums Essen, das spirituelle Fakten zur Klärung des Sachverhalts abfragt: https://www.uk-essen.de/fileadmin/KEK/pdf/Checkliste_klinische_Ethikberatung_UKE.pdf [abgerufen am 01.11.2023].

auf Christina Puchalski zurückgehende Definition der European Association of Palliative Care (EAPC):

> Spirituality is the dynamic dimension of human life that relates to the way persons (individual and community) experience, express and/or seek meaning, purpose and transcendence, and the way they connect to the moment, to self, to others, to nature, to the significant and/or the sacred.[2]

Zum weiteren, ist die offene Beschreibung des praktischen Theologen und früheren Professors für Spiritual Care Traugott Roser, heranzuziehen: „Spiritualität ist genau – und ausschließlich – das, was der Patient dafür hält."[3] Dies bietet Raum für Individualität und fremd anmutende Spiritualitäten; erschwert jedoch Zugriffe auf Phänomene, die von der EAPC als spirituell kategorisiert werden, von den Patient*innen jedoch nicht. Hier ergibt sich eine Problematik der Selbst- und Fremdbestimmung/-beschreibung spiritueller Phänomene.

In diesem Beitrag wird als positive Spiritualität das bezeichnet, was zum Wohlbefinden der Patient*innen beiträgt und einen Heilungsprozess bzw. Behandlungsentscheidungsprozess fördert. Negative Spiritualität hingegen beeinträchtigt das Wohlbefinden – und genau diese und ihre ethische Relevanz für die Spiritual Care-Praxis steht im Fokus dieses Beitrags.[4]

Im Kontext des Hilfehandelns sind negative, krisenhafte und traumatische Erfahrungen mit Spiritualität bekannt:[5] Menschen haben beispielsweise erlebt,

---

2 Siehe https://eapcnet.eu/eapc-groups/spiritual-care/ [abgerufen am 01.11.2023].
3 Traugott Roser, „Innovation Spiritual Care: Eine praktisch-theologische Perspektive," in *Spiritualität und Medizin: Gemeinsame Sorge für den kranken Menschen*, ed. Eckhard Frick, Münchner Reihe Palliative Care 4 (Stuttgart: Kohlhammer, 2009), 45–55, 47.
4 Ich bin mir bewusst, dass diese Kategorisierung und die Bezeichnung von Spiritualität mit „positiv/negativ" normativ ist. Auch wenn ich als evangelische, theologische Ethikerin schreibe, ist dies nicht als theologische Bewertung von Spiritualität zu begreifen, sondern ich beziehe mich auf den gesundheitswissenschaftlichen Kontext, in dem Spiritualität unter der Prämisse der Herstellung des Wohlbefindens der Patient*innen betrachtet wird – und insofern kann Spiritualität als positiv bzw. negativ bewertet werden, hinsichtlich ihres Beitrags zum Wohlbefinden.
5 So konstatieren Julie J. Exline und Eric D. Rose, dass Glaubensüberzeugungen zwar ein Gefühl der Sicherheit vermitteln und sinnstiftend sein, aber auch einen Ausgangspunkt für Konflikte darstellen können (vgl. Julie J. Exline und Eric D. Rose, „Religiöse und spirituelle Konflikte," in *Religiosität: Die dunkle Seite: Beiträge zur empirischen Religionsforschung*, ed. Christian Zwingmann, Constantin Klein und Florian Jeserich (Münster: Waxmann, 2017), 65–90, 65). Anton A. Bucher hält fest: „Negatives religiöses Coping ist zwar viel seltener als das positive – [...] – aber es korreliert signifikant negativ mit wünschenswerten Befindlichkeiten" (Anton A. Bucher, „Zornig und strafend – oder zu milde? Negative Gottesbilder," in *Religiosität: Die dunkle Seite: Beiträge zur*

dass ihr Glaube für andere den Anlass für Gewalt und Vertreibung bietet. Sie haben womöglich erfahren müssen, dass Vertreter der Religion, in der sie aufgewachsen und sich beheimatet fühlen, ihren Lebenswandel und ihre soziale und sexuelle Identität ablehnen. Oder ihnen entstehen Schuld- und Schamgefühle aufgrund ihrer Religionszugehörigkeit. Möglicherweise wurden sie Opfer von irritierenden und verunsichernden Missionierungsversuchen. All das kann Formen der Identitätskrise und des existenziellen Schmerzes hervorrufen und steht im direkten Zusammenhang und Kontrast mit Erfahrungen von Spiritualität, die im Gesundheitswesen aufgrund ihres positiven Effekts auf das Wohlbefinden thematisiert werden. Darüber hinaus treten mitunter auch destruktive und selbstschädigende Spiritualitätspraktiken auf, die bisher vor allem in der (Religions-)Psychologie evaluiert und diskutiert werden.

Den positiven Effekten von Spiritualität steht also das Wissen um diese destruktiven Aspekte im Zusammenhang mit Spiritualität gegenüber. Entsprechend müsste dann, wie bei allen anderen Interventionen zugunsten der Gesundheit auch, ebenso nach den Risiken und Nebenwirkungen der Einbeziehung von spirituellen Aspekten in die Gesundheitsversorgung gefragt werden. Inwiefern ist Spiritualität ein ambivalentes Phänomen? Was sind negative und destruktive Effekte von Spiritualität? Wie kann Spiritual Care auf herausfordernde Spiritualitätsverständnisse reagieren? Wie kann Spiritual Care selbst Risiken und Nebenwirkungen von Spiritualität vermeiden? Können ethische Prinzipien für eine Spiritual Care-Praxis entwickelt werden, die den ambivalenten Aspekten von Spiritualität Rechnung tragen?

Diesen Fragen wird im Folgenden nachgegangen. Dafür wird erstens die positive Konnotation von Spiritualität im Gesundheitswesen rekonstruiert, um anschließend, zweitens, die Ambivalenz von Spiritualität herauszuarbeiten und nach negativen bzw. destruktiven Erfahrungen im Zusammenhang mit Spiritualität und Spiritual Care zu fragen. Im dritten Abschnitt wird die ethische Relevanz dieser Ambivalenz von Spiritualität herausgearbeitet und erörtert, inwiefern eine Prinzipienethik für Spiritual Care in Bezug auf diese Risiken hilfreich sein kann. In einem vierten Schritt schlage ich ergänzend die Entwicklung einer moralischen Sensibilität für Spiritual Caregiver vor und gebe einige Hinweise, wie sich eine Ethik von Spiritual Care in der Arbeit mit Menschen, die destruktive Erfahrungen mit Spiritualität gemacht haben, auswirkt. Dies ist auch im Hinblick auf Übergriffigkeiten spiritueller Interventionen durch die Spiritual Care-Praxis von Relevanz. Der Beitrag schließt mit einem resümierenden Fazit.

---

empirischen Religionsforschung, ed. Christian Zwingmann, Constantin Klein und Florian Jeserich (Münster: Waxmann, 2017), 23–42, 35).

1 Spiritualität und spirituelles Wohlbefinden

Nach dem zweiten Weltkrieg wuchs in den USA mit steigendem Lebensstandard das Interesse an der professionellen Evaluation und Verbesserung des Wohlbefindens der Bevölkerung – dazu zählte auch die Evaluation spirituellen Wohlbefindens: Mit Beginn der 1970er-Jahre wurden in den USA Studien und Programme zur Evaluation und Verbesserung der Lebensqualität („Quality of Life" (QOL)) der US-amerikanischen Bevölkerung durchgeführt und erstmals auch der Grad der Religiosität begutachtet. Hier wurde das Bekenntnis zu einer Religion als ein Faktor für Wohlbefinden und Lebensqualität, als ein positiver Beitrag zum Leben aufgefasst. Die *White House Conference on Aging* gab 1971 unter der Mitwirkung David Mobergs spirituelles Wohlbefinden als Ziel gesundheitspolitischen Handelns heraus. Für Spiritualität galt: „[it] relates to all areas of human activity".[6] Aus der White House Conference ging 1975 die einflussreiche *National Interfaith Coalition on Aging* (NICA) hervor, die *Spiritual Well-being* eigens definierte:

> Spiritual Well-Being is the affirmation of life in a relationship with God, self, community and environment that nurtures and celebrates wholeness.[7]

Im Kontext des Gesundheitswesens wurde auf Spiritualität vor dem Hintergrund des Ziels einer besseren Gesundheitsversorgung Bezug genommen. Leitend war die Frage, ob und in welcher Art und Weise Spiritualität zum Wohlbefinden von Patient*innen beitragen kann. Die Realisierung des moralischen Guts der Gesundheitsförderung ist insofern Auftrag und Ziel von Spiritual Care.

Im direkten Vergleich zur Definition von *spiritual well-being* der NICA fallen bei aktuellen Definitionen von Spiritualität im Kontext von Spiritual Care ähnliche Elemente und wörtliche Übereinstimmungen auf.[8] Das, was in der einen Definition als charakteristisch für spirituelles *Wohlbefinden* gilt, wird in anderen Definitionen als ein Merkmal von Spiritualität im Allgemeinen angeführt. So zeigt sich, dass diese Definitionen eine Auffassung von Spiritualität begünstigen, die diese ausschließlich als sich auf das Wohlbefinden positiv auswirkende Praxis versteht. Dem entspricht, dass bei der Durchsicht der vorhandenen (mehrheitlich medizinischen) Forschungsliteratur aktuelleren Datums auffällt, dass der Einfluss von Spiritualität

---

6 David O. Moberg, „Spiritual Well-Being and the Quality of Life Movement: A New Arena for Church-State Debate?," *Journal of Church and State* 20/3 (1978): 427–49, 430.
7 Zit. nach Moberg, „Spiritual Well-Being," 431.
8 Vgl. Lea Chilian, *Ethik und Spiritualität im Gesundheitswesen: Spiritual Care in theologisch-ethischer Diskussion*, Ethik – Grundlagen und Handlungsfelder 17 (Stuttgart: Kohlhammer 2022), 72–78.

und institutionalisierter Religion auf die Gesundheit und das Wohlbefinden von Patient*innen mehrheitlich positiv bewertet – wenn auch nicht immer überzeugend empirisch nachgewiesen – wird.[9] Spiritualität könne die Bewältigung negativer Erlebnisse erleichtern und helfen, diese einzuordnen. Somit böten religiöse bzw. spirituelle Überzeugungen eine effektive Möglichkeit der Bewältigung von Kontingenzerfahrungen.[10] Drei Aspekte des Wohlbefindens würden, einer europäischen Metastudie zufolge, von Spiritualität positiv beeinflusst: Selbstverwirklichung, Lebenssinnfindung und die Initiative zum persönlichen Wachstum.[11] Die Ambivalenz von Spiritualität und die Möglichkeit, dass es Risiken und Nebenwirkungen der Thematisierung von Spiritualität in Form von beispielsweise negativen Einflüssen auf die Lebensqualität geben kann, gelangte erst in jüngster Zeit wieder in den Fokus des Interesses (siehe dazu unten). Ein Beispiel stellt die Studie von Christian Zwingmann und Bastian Hodapp dar, die für den deutschsprachigen Raum in einer umfangreichen Metastudie nachweisen können, „dass R/S [Religion/Spiritualität, Anm. d. V.] und psychische Gesundheit im stark säkularisierten deutschen Sprachraum durchschnittlich kaum miteinanderzusammenhängen."[12] Stattdessen können sie aber zeigen, dass ein negativer Umgang mit Religion auch negativ mit psychischer Gesundheit korreliert.[13] Problematisch an dieser Metastudie ist jedoch, dass Spiritualität hier ausschließlich darüber evaluiert wird, welchen Einfluss sie auf den psychischen Zustand hat. Versteht man Spiritualität jedoch als eigenständige Größe in einem bio-psycho-sozial-spirituellen Men-

---

9 Vgl. die Zusammenfassung mehrerer Studien bei Itai Ivtzan, Christine P. L. Chan, Hannah E. Gardner und Kiran Prashar, „Linking Religion and Spirituality with Psychological Well-Being. Examining Self-Actualisation, Meaning in Life, and Personal Growth Initiative," *Journal of Religion and Health* 52 (2013): 915–29, 915–16: „After decades of empirical research, there is substantial evidence that religion and spirituality are strongly associated with mental health and psychological well-being. [...] More recent research that has more finely delineated the constructs of religion and spirituality points to a largely positive association with psychological well-being."
10 Vgl. Ivtzan et al., „Linking Religion," 915–16. Allerdings sind diese Studienergebnisse zum größten Teil überfrachtet mit methodischen Problemen, da z. B. die Begriffe Spiritualität und Religion nicht klar und vergleichbar verwendet werden. Vgl. Anna Janhsen und Christiane Woopen, „Spiritualität in der Medizin – Mehr als ein Add-On? Anthropologische Grundlegung eines ethisch relevanten Existenzial," *Zeitschrift für medizinische Ethik* 65/2 (2019): 183–98, 186–87; Arndt Büssing, Klaus Baumann, Niels Christian Hvidt, Harold Koenig, Christina M. Puchalski und John Swinton, „Spirituality and Health," *Evidence-based Complementary and Alternative Medicine*, Article ID 682817 (2014): 1.
11 Vgl. Ivtzan et al., „Linking Religion," 918–20.
12 Christian Zwingmann und Bastian Hodapp, „Religiosität/Spiritualität und psychische Gesundheit: Zentrale Ergebnisse einer Metaanalyse über Studien aus dem deutschsprachigen Raum," *Spiritual Care*, 7/1, (2018): 69–80, 76.
13 Vgl. Zwingmann und Hodapp, „Religiosität/Spiritualität," 77f.

schenbild, dann sollte der Effekt von Spiritualität nicht ausschließlich anhand der psychischen Auswirkungen gemessen werden.[14] Vielmehr müsste von einem als belastend oder entlastend wahrgenommenen Zustand der Spiritualität ausgegangen werden, der wiederum in Wechselwirkung zum physischen, psychischen und sozialen Wohlbefinden steht. Spirituelles Wohlbefinden müsste dementsprechend einen eigenständigen Wert in der gesundheitlichen Behandlung darstellen und eigens evaluiert werden. Dabei ist von der ganzen Bandbreite von Gefühlen der Ganzheit und Sinnfindung bis hin zum „spiritual distress" auszugehen.[15]

2 Ambivalente Spiritualität

Im Rahmen der QOL-Untersuchungen plädierte David Moberg dafür, sich nicht auf Religion/Religiosität an sich, sondern auf „spiritual health" zu konzentrieren und Spiritualität nicht als einen Faktor, sondern als eigenständige Größe zu untersuchen. Er sprach in diesem Zusammenhang von „spiritual well-being".[16] Moberg machte es durch diese Differenzierung möglich, Spiritualität nicht nur als positiven Faktor und Beitrag zur allgemeinen Lebensqualität zu untersuchen, sondern stattdessen zu fragen, wie es um die individuelle Spiritualität bestellt sei und wie das persönliche, spirituelle Wohlbefinden eingeschätzt werde. Er sprach dabei von spiritueller Gesundheit und Krankheit gleichermaßen.[17]

Ungefähr zehn Jahre später publizierte Cicely Saunders die Erkenntnisse ihrer jahrzehntelangen Forschung zum *spiritual pain*. Sie identifiziert in ihren Studien die Ambivalenz spiritueller und religiöser Überzeugungen und Praktiken: „For

---

[14] Alle von mir rezipierten Studien vermessen die Wirkungen von Spiritualität allerdings anhand ihrer psychischen Effekte. Soziale oder physische Auswirkungen werden nicht erfasst (vgl. exemplarisch die Metastudie von Zwingmann und Hodapp, „Religiosität/Spiritualität").
[15] Vgl. David Clark, „'Total Pain', Disciplinary Power and the Body in the Work of Cicely Saunders, 1958–1967," *Social Science & Medicine* 49 (1999): 727–36. Die umfangreiche und eigenständige Forschungsbereich zu „spiritual distress" und „spiritual struggle" kann hier nur erwähnt, nicht aber weitergehend behandelt werden.
[16] „One of the most promising avenues to overcome the institutional and prejudicial barriers to research on religious factors in QOL is to focus upon spiritual health rather than upon religion per se." (David O. Moberg und Patricia M. Brusek, „Spiritual Well-Being: A Neglected Subject in Quality of Life Research," *Social Indicators Research* 5/3 (1978): 303–23, 312).
[17] Vgl. Moberg und Brusek, „Spiritual Well-Being," 319. Wichtig ist es, hier den Wandel von einem deskriptiven zu einem evaluativen Ansatz in der Spiritualitätsforschung festzuhalten. Statt Religionszugehörigkeit wurde individuelle Spiritualität untersucht und anstatt ihren Einfluss auf das Wohlbefinden zu beschreiben, wurde Spiritualität selbst mit empirischem Anspruch vermessen. „The most important change is the massive search for QUALITY." (Moberg und Brusek, „Spiritual Well-Being," 319. [H. i. O.]).

many they [religious beliefs and practices, Anm. d. V.] are support at the deepest level, though for others they may be instead a source of disquiet or guilt."[18] Die Bekämpfung und Linderung der durch spirituelle Nöte hervorgerufenen Schmerzen („spiritual pain") ist für Saunders zentrale Aufgabe von Spiritual Care.[19] Die Wut über die Ungerechtigkeit des Lebens und das Gefühl der Sinnlosigkeit identifiziert sie dabei als „the essence of spiritual pain"[20]. Saunders benennt den starken, schmerzhaften Einfluss spiritueller Gefühle und macht sie verantwortlich für spiritual pain. Der Vorwurf an das Konzept von Spiritual Care, lediglich die wohltuenden Seiten von Spiritualität zu beachten, wird, zumindest bei Saunders, entkräftet.[21]

Interessant an den nachfolgenden Entwicklungen ist, dass sich unter dem Ziel eines spirituellen Wohlbefindens der Bevölkerung auch der Einbezug von Spiritualität als Gesundheitsfaktor vollzog. Während Moberg und Saunders noch mit negativen und positiven (Wohl)befindensaspekten von Spiritualität rechneten, kam es im Kontext von Spiritual Care zu einer Fokussierung auf die positive Gesundheitswirkung von Spiritualität – was ja der Logik der Orientierung am Wohlbefinden entspricht. Problematisch ist an dieser Stelle aber, wenn mögliche (negative) Nebenwirkungen bzw. die Ambivalenz von Spiritualität unbeachtet bleiben.[22]

Eine Studie von Joseph Pieper et al. an verschiedenen niederländischen Krankenhäusern weist darauf hin, dass Patient*innen mit einer spirituell oder religiös geprägten Biografie diese Prägung für ein Coping mit herausfordernden Diagnosen und Erkrankungen heranziehen. Die Autor*innen heben hervor, dass hier positive wie auch negative Effekte zu beobachten sind. Je nach Inhalten und

---

18 Cicely Saunders, „Spiritual Pain," in *Cicely Saunders: Selected Writings 1958–2004*, ed. David Clark (Oxford: Oxford University Press, 2012, 217–21, 217.
19 Vgl. Saunders, „Spiritual Pain," 217–21; Clark, „Total Pain," 727–36; Lea Chilian, „Sinnverlust als spiritual pain: Eine theologisch-ethische und poimenische Auseinandersetzung mit Spiritual Care," in *Spiritualität und Sinn: Seelsorge und kognitive Verhaltenstherapie im Dialog*, ed. Annette Haußmann und Rainer Höfelschweiger (Leipzig: Evangelische Verlagsanstalt, 2020), 71–90.
20 Saunders, Spiritual Pain, 218.
21 Vgl. die kritische Analyse bei Christian Zwingmann, Constantin Klein und Florian Jeserich: „Allerdings kann [...] der Eindruck entstehen, dass das positive Potenzial von Religiosität überbetont wird [...] und [stattdessen] Religiosität auch einen Belastungsfaktor darstellen kann." (Christian Zwingmann, Constantin Klein und Florian Jeserich, „Religiosität: Die dunkle Seite: Eine kurze Einführung," in *Religiosität: Die dunkle Seite: Beiträge zur empirischen Religionsforschung*, ed. Christian Zwingmann, Constantin Klein und Florian Jeserich (Münster: Waxman, 2017), 1–9, 1).
22 Legt man das vierdimensionale Gesundheitsverständnis zugrunde, so zeigt sich, dass bei den anderen drei Faktoren (physischer Zustand, psychisches Befinden, soziale Verortung der Patient*innen) im Rahmen der Gesundheitsversorgung negative, destruktive Zustände der Patient*innen, aber auch Nebenwirkungen und Risiken von Behandlungsmaßnahmen bekannt sind und beachtet werden.

Begründungsmustern der spirituellen oder religiösen Einstellung können Fragen der Schuld und Verantwortlichkeit die existenzielle Krise der Patient*innen sogar noch verstärken.[23] Spirituelle Schmerzen, spiritual distress u. a. werden hier also nicht als Folge einer mangelhaften oder nicht vorhandenen Spiritualität betrachtet, sondern es wird mit negativen Auswirkungen, mit der „dunklen Seite" von Spiritualität gerechnet. Zwingmann und Hodapp differenzieren Wirkungsweisen nach verschiedenen Maßen von Religiosität und Spiritualität und weisen darauf hin, dass „ein ‚negativer Umgang mit Religion oder Gott' eine deutlich negative Korrelation [...] mit psychischer Gesundheit aufweist, während bei anderen R/S-Maßen ganz überwiegend leicht positive Zusammenhänge zu finden sind."[24] Gleichzeitig können bei Michael Utsch für den deutschsprachigen Raum „eher ambivalente Wirkungen von Religiosität und Spiritualität"[25] ausgemacht werden, im Unterschied zu nordamerikanischen Studien.

Den Bereich dieser Formen von Spiritualität, die das Wohlbefinden mindern und deshalb als negativ kategorisiert werden, möchte ich in vier Aspekte untergliedern:[26] Zu unterscheiden sind im Kontext einer Praxis von Spiritual Care erstens Sinn- und Glaubenskrisen aufgrund von Kontingenzerfahrungen wie Unfällen, schwerwiegenden Erkrankungen usw. (2.1). Zweitens sind Erfahrungen von Gewalt, Vertreibung und existentiellem Leid aufgrund einer bestimmten Religionszugehörigkeit zu nennen (2.2). Drittens ist mit destruktiven und selbstschädigenden Spiritualitäten zu rechnen, seien es individuell entwickelte, seien es von außen bzw. institutionalisierten Religionen übernommene, wie sie in Sekten, manchen Bereichen der Esoterik, oder extremen Traditionen verfasster Religionen zum

---

23 Vgl. Joseph Pieper, Nicolette Hijweege und Wim Smeets, „Attentiveness to Religious/Spiritual Coping and Meaning Questions of Patients: A Survey Among Physicians in Dutch Academic Hospitals," *Journal of Empirical Theology* 29 (2016): 78–100, 79.
24 Zwingmann und Hodapp, Religiosität/Spiritualität, 69. Die Autoren finden dieses Ergebnis aber wenig überraschend, „weil bei einem negativen Umgang mit Religion oder Gott aus inhaltlicher Sicht tatsächlich Belastungen zu erwarten sind" (Zwingmann & Hodapp, Religiosität/Spiritualität, 78) – diese Schlussfolgerung irritiert, denn eine vehemente Ablehnung eine Gottes-Konzepts muss nicht zwingend mit psychischer Belastung einhergehen, es sei denn, man würde voraussetzten, dass die Annahme eines Gotteskonzepts automatisch mit positiven psychischen Auswirkungen einhergeht. Dies jedoch kann für den deutschen Sprachraum in der Studie nicht nachgewiesen werden.
25 Michael Utsch, „Einleitung," in *Psychotherapie und Spiritualität: Mit existenziellen Konflikten und Transzendenzerfahrungen professionell umgehen*, ed. Raphael M. Bonelli, Samuel Pfeifer und Michael Utsch (Heidelberg: Springer, 2014), 1–9, 5.
26 Zwingmann, Klein und Jeserich gruppieren die vorfindbaren destruktiven Aspekte von Spiritualität als (1) individuelle Belastung, (2) zwischenmenschliche Belastung, und (3) „belastende" Religiosität in spezifischen Kontexten – in diesem Beitrag erscheint mir die Differenzierung nach Ursachen des Leidens hilfreicher (vgl. Zwingmann, Klein und Jeserich, „Religiosität," 3–6).

Ausdruck kommen können (2.3). Davon zu unterscheiden sind, viertens, negative Effekte, die innerhalb der in der Spiritual Care-Praxis ausgeübten Sorge auftreten können. Spiritual Care kann selbst negative und unbeabsichtigte Nebenwirkungen hervorrufen (2.4).

2.1 Leiden an Kontingenzerfahrungen

Spiritualität kann im Kontext von Kontingenzerfahrungen mit Zweifeln und Sinnfragen verbunden sein. Fragen wie „Warum ich? Warum jetzt? Warum lässt Gott das zu?" benennen Zweifel darüber, wie das eigene Schicksal in das Bild eines positiven, liebevollen Gottes (wie es z.B. im christlichen Kontext vorfindbar ist) integriert werden kann. Diese zweifelnden Fragen können in existenzielle Krisen führen, weil das Fundament der eigenen Biografie ins Wanken gerät. Häufig betrifft das Personen, die von einer schweren Erkrankung, einer infausten Diagnose, einem Unfall, oder dem Verlust von Angehörigen, dem eigenen Besitz oder ihrer Heimat aufgrund von Naturkatastrophen oder kriegerischen Auseinandersetzungen betroffen sind. Cicely Saunders identifizierte spirituelle Nöte als Sinnkrisen und sprach in diesem Zusammenhang von *spiritual pain*.[27] Sinnschmerz äußere sich, „wenn sich jemand aus dem Sinnzusammenhang [des Lebens, Anm. d. V.] herausgeworfen erfährt".[28]

2.2 Leiden aufgrund einer Gruppenzugehörigkeit

Die Zugehörigkeit zu einer bestimmten Religion kann Grund für Diskriminierung, Gewalterfahrungen, Vertreibung und weitere Gräueltaten sein. Menschen mit traumatischen Erfahrungen aufgrund einer bestimmten Gruppenzugehörigkeit religiöser oder spiritueller Tradition reagieren auf Bedrohungen von außen mit Glaubenskrisen oder -stärkung.[29] Wenn die Orientierung der eigenen Lebensführung, Identität und Sexualität durch die persönliche Spiritualität und Religion abgelehnt wird, entstehen ebenfalls existenzielle Krisen und Schuldgefühle. Hier stößt man auf eine Diskrepanz der (z.B. christlichen) Vorstellung einer von Gott

---

27 Vgl. Saunders, „Spiritual Pain".
28 Simon Peng-Keller, „Spiritual Pain: Annäherung an einen Schlüsselbegriff interprofessioneller Spiritual Care," *Spiritual Care* 6/3 (2017): 295–302, 298. Zu Sinnverlust und spiritual pain vgl. Chilian, „Sinnverlust".
29 Vgl. Eckhard Frick, „Zwiespältigkeit von Religion und Spiritualität im Kontext von Flucht und Migration: Ein Gespräch mit Peter Kaiser," *Spiritual Care* 9/1 (2020): 85–88.

geliebten Person und der aus Glaubensregeln abgelehnten Lebensführung, die die betroffenen Personen in tiefe Verzweiflung stürzen können. Das reicht von Frauen, denen aufgrund ihrer Religion Bildung und Arbeit verboten werden, bis hin zu Personen, deren soziale und sexuelle Identität von ihrer institutionalisierten Religion abgelehnt werden, um nur zwei Beispiele zu nennen.

Menschen können zudem in spirituelle Krisen geraten, wenn die institutionalisierte Religion, der sie sich zurechnen, von anderen misscharakterisiert und damit missbraucht wird – im Extremfall z. B. zur Rechtfertigung von gewalttätigen Handlungen an Andersgläubigen. Diese erfahrenen Diskrepanzen können ein Gefühl der Fremdheit und Irritation in der eigenen Religion hervorrufen. Spirituelle Zweifel wirken sich insofern auch als existenzielle Zweifel aus.

2.3 Leiden an ritualisierten und institutionalisierten Inhalten von Spiritualität/Religion

Als drittes sind Formen von negativer Spiritualität zu nennen, die – im Unterschied zu den in Abschnitt 2.2 genannten *von außen* erfahrenden Effekten – ihren Ursprung *innerhalb* der eigenen religiösen oder spirituellen Tradition haben. Dazu zählen z. B. physisch selbstschädigende Rituale und/oder psychische Belastungen aufgrund von angst-, scham- und schuldeinflößender Gottesbilder. Das, was ein negatives und als für das Wohlbefinden destruktiv bewertetes Gottesbild ist, bleibt jedoch notwendigerweise kontrovers.[30] Es ist eine Frage der Kriterien, ob man es positiv oder negativ bewertet, dass eine Spiritualität Wut mobilisiert oder Gleichgültigkeit ermöglicht. Als negative Spiritualität wird in der Regel das bezeichnet, was gesundheitliche Zustände befördert, die nicht dem common sense nach wünschenswert sind.[31] Die Bewertung eines gesundheitlichen Zustands, seines Auslösers und seines kognitiven Gehalts sind herbei jedoch zu unterscheiden und müssen auch nicht identisch sein.

2.4 Leiden an spiritueller Intervention

Neben den destruktiven Tendenzen mancher spiritueller Überzeugungen, auf die Spiritual Care ggf. lindernd reagieren kann, ist auch mit negativen Effekten spiri-

---

30 Vgl. Bucher, „Negative Gottesbilder," 23.
31 Vgl. Bucher, „Negative Gottesbilder," 23.

tueller Intervention und Begleitung zu rechnen.[32] Isolde Karle weist darauf hin, dass schwere Erkrankungen häufig zum Anlass genommen werden, das eigene Leben zu entschlüsseln und Lebenslügen zu enthüllen. Vor allem bei Ausprägungen von Spiritual Care, die auf Sinnfindung fokussiert sind, ist dies zu bemerken.[33] Wenn Krankheit zum Anlass und Auslöser der inneren Einkehr und Umkehr herangezogen wird, kann dies zu unverhältnismäßiger Moralisierung der Krankheit führen.[34] Problematisch ist hieran, dass Krankheit dann mitunter als Form des Selbstausdrucks gedeutet und dadurch metaphorisch aufgeladen wird.[35] Diese „Psychologisierung schwerer Krankheiten verschafft eine Kontrolle über Ereignisse, über die man in Wirklichkeit keine Kontrolle hat".[36] Der im Hintergrund stehende Tun-Ergehen-Zusammenhang oder *„syllogismus practicus* als Maßeinheiten gelingender Gottesbeziehung"[37] scheint tief in einigen spirituellen Überzeugungen verankert zu sein. Zwar sind Krankheit und Gesundheit immer auch religiös konnotiert,[38] doch wenn Spiritualität standardmäßig zum Behandlungskatalog gehört, könnte Krankheit oder eine nicht gelingende medizinische Behandlung mit unzureichender Spiritualität bzw. „falschem" Lebenssinn erklärt werden und so die Verknüpfung von Krankheit und menschlicher Schuld ins Gesundheitswesen eingetragen werden. Schuldgefühle und (unbeabsichtigte) Schuldzuweisungen sind neben Ängsten die in der Literatur am häufigsten genannten und nachgewiesenen negativen Effekte von Spiritualität.[39]

Die Fokussierung auf Sinnfindung (in der Krankheit) ist bereits bei Cicely Saunders zu finden.[40] Gerade in Bezug auf das Konzept eines spirituellen Schmerzes (*spiritual pain*), der physische Schmerzen beeinflusst, zeigt sich bei Saunders die Vorstellung, spiritueller Schmerz würde vergehen, wenn Sinn ge-

---

32 Es ist eigens darauf hinzuweisen, dass das natürlich auch für religiös verantwortete Seelsorge gelten kann.
33 Vgl. Chilian, *Ethik und Spiritualität*, 178–208.
34 Vgl. Isolde Karle, „Sinnlosigkeit aushalten! Ein Plädoyer gegen die Spiritualisierung von Krankheit," *Wege zum Menschen* 61/1 (2009): 19–34, 22.
35 Vgl. Karle, „Sinnlosigkeit," 20–21.
36 Karle, „Sinnlosigkeit," 23.
37 Peter Dabrock, „Heil und Heilung: Theologisch-identitätsethische Unterscheidungen und ökumenische Herausforderungen im Verständnis von und im Umgang mit Gesundheit," *Una Sancta* 61 (2006): 129–39, 137 [H. i. O.].
38 Vgl. u. a. Peter Dabrock, „Art. Gesundheit," in *Evangelisches Staatslexikon*, ed. Werner Heun, Martin Honecker, Martin Morlok und Joachim Wieland (Stuttgart: Kohlhammer, 2006), 793–97, 794.
39 Vgl. Christin Krause, *Mit dem Glauben Berge versetzen? Psychologische Erkenntnisse zur Spiritualität* (Berlin: Springer, 2015), 145–61.
40 Vgl. Saunders, „Spiritual Pain," 218 f.

funden sei.[41] Weitere negative Folgen spiritueller Interventionen können durch Missionierungsversuche oder ablehnende Haltungen/Diffamierungen des Glaubens der Behandelten durch Behandelnde, dadurch hervorgerufene Glaubenskrisen, Verunsicherungen und Abhängigkeiten der Behandelten sein. Damit einher können die entmündigende und entwürdigende Erfahrung von Paternalismus und Vertrauensverlust gehen.

Über das weite Feld des spirituellen Missbrauchs ist bisher noch zu wenig bekannt[42] – doch auch dies lässt sich als Leiden an einer (professionellen) spirituellen Intervention bezeichnen. Es gibt Berichte von enormem Leistungsdruck durch geistliche Begleiter, die ihre Gläubigen über den Rand des Leistbaren trieben und erniedrigten. Häufig wird von spirituellem Missbrauch gesprochen, wenn „spirituelle Inhalte verbrämt benutzt werden, um Menschen zu Marionetten zu machen."[43] Allgemein werden unter dem Begriff Versuche zusammengefasst, Menschen im Rahmen religiöser Lebensbegleitung zu manipulieren oder unter Druck zu setzen.

2.5 Auswirkungen

Diese unterschiedlichen Aspekte des Leidens im Kontext von Spiritualität wirken sich in verschiedener Weise aus. Verschiedene religionspsychologische Studien konnten psychische, soziale und indirekt physische Auswirkungen nachweisen:[44]
– Psychische Auswirkungen: Ängste, Stress, Schuldgefühle, Minderwertigkeitsgefühle, Vermeidung und Verdrängung, Isolationsgefühl, Entmutigung, Wahn und Pathologien, Überforderung
– Soziale Auswirkungen: (spirituelle) Abhängigkeit, Einsamkeit[45], (gruppenbezogene) Menschenfeindlichkeit[46], Intoleranz, Vertrauensverlust

---

41 Saunders spricht vom „pain of meaninglessness" und dessen Überwindung (Saunders, „Spiritual Pain," 218).
42 Die Bearbeitung der Missbrauchsfälle in den christlichen Kirchen sorgt in jüngster Zeit für eine zunehmende Auseinandersetzung und Erforschung dieses Themas. Vgl. Raffael Sewer und Samuel Pfeifer, „Spiritueller Missbrauch: Eine qualitativ-empirische Untersuchung von 105 Betroffenen in Freikirchen," *Spiritual Care* 13/1 (2024): 42–51.
43 Raphael Schadt, „Was ist spiritueller Missbrauch?," Credo Online, 04.04.2023 https://www.credo-online.de/thema/was-ist-spiritueller-missbrauch/ [abgerufen am 01.11.2023].
44 Für diese Zusammenstellung verschiedener Studien vgl. v. a. Krause, *Berge versetzen*, 145–61. Auswirkungen, die dort nicht genannt wurden, sind mit einer eigenen Literaturangabe versehen.
45 Zwingmann und Hodapp, Religiosität/Spiritualität, 73.
46 Zwingmann, Klein und Jeserich, „Religiosität," 5.

- Indirekt physische Auswirkungen: Verweigerung von medizinischen Maßnahmen, Depressivität[47]

Hinzuweisen ist auf die Grenzen der Kategorisierbarkeit, bspw. wo sich Ängste und Stress physisch auswirken, in Form von Herzrasen, Atemnot usw.

Mit wohltuenden, wie auch mit negativen Erfahrungen im Kontext von Spiritualität und Religion ist also zu rechnen. Wie ist auf diese Befunde zu reagieren und welchen Beitrag kann Ethik dazu leisten?

3 Ethische Prinzipien für Spiritual-Care?

Im Kontext des Gesundheitswesens kann Spiritualität als ein hochkomplexes und facettenreiches Phänomen beschrieben werden, das Schnittmengen mit dem Bereich aufweist, den wir mit „Alltagsmoral" bezeichnen. Eine Äußerung von Cicely Saunders steht hierfür exemplarisch: „It [spirituality, Anm. d. V.] is the whole area of thought concerning moral values throughout life."[48] Spiritualität hängt eng mit Wertvorstellungen und demnach auch mit Fragen der Lebensführung und dem Handeln zusammen.[49] Es kann gezeigt werden, dass mit der Rede von Spiritualität bisweilen moralische Positionen markiert werden – und diese können aus ethischer Perspektive reflektiert werden – denn die Aufgabe der Ethik ist es, vorfindbare Moral zu reflektieren und gegebenenfalls zu kritisieren.[50] Fragen der Lebensführung und der Gestaltung zwischenmenschlicher Beziehungen sind also Gegenstand der ethischen Reflexion. Daniel Sulmasy vertritt angesichts der moralischen Dimension von Spiritualität die Position, dass die zwischenmenschliche Reichweite von Spiritual Care so enorm und die Not eines Menschen bei schwerer Erkrankung, Unfall oder Trauma so vielgestaltig sei, dass damit moralisch relevantes Terrain betreten werde.[51] Dies verlange nicht nur die Entwicklung von moralischen Richtlinien und Handlungsanweisungen für Spiritual Care, sondern

---

47 Zwingmann und Hodapp, Religiosität/Spiritualität, 73.
48 Saunders, „Spiritual Pain," 217 (H. i. O.).
49 Vgl. hierfür Lea Chilian und Michael Coors, „Zur moralischen Dimension von Spiritualität im Gesundheitswesen: Eine ethische Perspektive auf Spiritual-Care-Diskurse," *Zeitschrift für evangelische Ethik* 67/1 (2023): 9–21.
50 Vgl. Johann S. Ach und Ludwig Siep, „Was ist Ethik, was ist Moral?," in *Grundkurs Ethik*, Bd. 1, *Grundlagen*, ed. Johann S. Ach, Kurt Bayertz, Michael Quante und Ludwig Siep (Münster: Mentis, 2016), 9–16, 10.
51 Vgl. Daniel P. Sulmasy, „Ethical Principles for Spiritual Care," in *Oxford Textbook of Spirituality in Health Care*, ed. Mark Cobb, Christina M. Puchalski und Bruce Rumbold (Oxford: Oxford University Press, 2012), 465–70, 465.

ziehe auch grundsätzliche ethische Überlegungen nach sich. Genau über diese Fragen gibt es jedoch bislang wenig Forschung.[52]

In der eingangs vorangestellten Spiritualitätsdefinition der EAPC lassen sich Begriffe identifizieren, die für die Beschreibung von Spiritualität zentral sind und die gleichzeitig als moralische Güter identifiziert werden können.[53] „Meaning", „purpose" und „connectedness" sind zentrale Begriffe der Definitionen mit je eigener moralischer Dimension und können auch als erstrebenswerte moralische Güter interpretiert werden, die Vorstellungen des guten Lebens thematisieren. Diese Beobachtungen weisen auf ein Spiritualitätsverständnis hin, das überwiegend positive Ideale der Lebensführung formuliert. Konkret wird das Bild eines individualisierten, an Sinnfragen orientierten und gleichzeitig auf Verbundenheit und Beziehung hin angelegten Lebens als erstrebenswert gezeichnet – was evidenterweise Ausdruck einer moralischen Überzeugung bezüglich eines guten Lebens ist.

Dieser Zusammenhang von Spiritualität und ethischen Fragen der Lebensführung zeigt sich auch bei anderen inhaltlichen Definitionen des Spiritualitätsbegriffs. Itai Ivtzan et al. schreiben: „Spirituality is used to describe an inner, subjective experience that makes us feel a strong interest in understanding the meaning of things in life."[54] Die Bestimmung von Spiritualität über Sinnfragen und Sinnsuche verweist auch hier darauf, dass mit Spiritualität der moralische Bereich der Lebensführung berührt wird. Drei Aspekte des Wohlbefindens würden durch – als positiv kategorisierte Formen von – Spiritualität positiv beeinflusst: Selbstverwirklichung, Lebenssinnfindung und die Initiative zum persönlichen Wachstum.[55]

Die bisherigen Ausführungen lassen sich dahingehend zusammenfassen, dass in den – das (westliche) Gesundheitswesen dominierenden – Definitionen (vgl. Puchalsik, EAPC) von Spiritualität eine Reihe unterschiedlicher moralischer Güter als spirituelle Güter gefasst werden (zum Beispiel connectedness). Begriffe, die für den gesundheitswissenschaftlichen Spiritualitätsbegriff in unterschiedlicher Art und Weise konstitutiv sind, formulieren Antworten auf die Frage danach, was erstrebenswerte Ziele der Lebensführung sind. Spiritualität drückt sich im Erstreben bestimmter Güter aus, die als spirituelle Güter zugleich moralische Güter sind.[56] Dies aber kann in der Praxis zu einem mehr oder weniger expliziten Pa-

---

52 Vgl. Janhsen und Woopen, „Spiritualität," 193.
53 Vgl. Zum hier verwendeten Verständnis von Gütern: Hans-Richard Reuter, „Grundlagen und Methoden der Ethik," in *Handbuch evangelische Ethik*, ed. Wolfgang Huber, Torsten Meireis und Hans Richard Reuter (München: C.H. Beck, 2015), 9–124.
54 Itai Ivtzan et al., „Linking Religion," 916.
55 Vgl. Ivtzan et al., „Linking Religion," 918–20.
56 Vgl. Chilian und Coors, „Spiritualität im Gesundheitswesen," 28.

ternalismus führen, insofern ein inhaltlich bestimmtes Verständnis spiritueller Güter bedeutet, von anderen Personen das Erstreben bestimmter moralischer Güter zu erwarten.

Für die Praxis von Spiritual Care stellt sich die Frage, wie sie von den moralischen Vorannahmen im Verständnis von Spiritualität beeinflusst wird und welche Folgen das für die ethische Diskussion von Spiritual Care hat. Folglich sind Analyse und Kritik der auffindbaren praktischen (Verhaltens)Forderungen in der Spiritual Care-Praxis Aufgabe einer ethischen Untersuchung von Spiritual Care, um so Strukturen moralischen Handelns transparent zu machen.[57]

Um den oben dargestellten Destruktivitäten und Übergriffigkeiten von Spiritualität und spiritueller Intervention im Gesundheitswesen, die als ethische Konflikte zu adressieren sind, in der Praxis zu wehren, entwickeln verschiedene Autor*innen Prinzipien für eine ethisch verantwortete Spiritual Care-Praxis. Hierfür ist es angebracht im professionellen Kontext von Spiritual Care nach Äquivalenten zu suchen. Kann die Spiritual Care-Praxis nach Maßstäben der biomedizinischen Prinzipienethik betrachtet werden? Die im klinischen Kontext zur Anwendung kommende Medizinethik ist dadurch geprägt, dass sie – orientiert an konkreten Problemen der Versorgungspraxis – in erster Linie nach moralischen Handlungskriterien und deren Gewichtung in der Praxis fragt. Sie ist mit ihrer Ausformulierung von allgemeinen, prima facie gültigen Handlungsprinzipien eine überaus wirksame Antwort auf die praktischen Probleme des klinischen Alltags. Die bekannten vier Prinzipien, entwickelt von den Philosophen und Bioethikern Tom Beauchamp und James Childress sind: respect of autonomy/Respekt der Autonomie, justice/Gerechtigkeit, non-maleficience/Nicht-Schaden und beneficience/Wohltun.[58]

Die Vorteile der vier Prinzipien sind deren hohe Alltagsplausibilität, die Ermöglichung von Transparenz und Strukturierung.[59] Jedoch ist im *principlism* womöglich „zu wenig Raum" für die Beachtung moralischer Grundüberzeugungen, wie sie beispielsweise spirituelle Lebenseinstellungen darstellen.

Verschiedene Autor*innen haben speziell Prinzipien für Spiritual Care entwickelt. Daniel Sulmasy nennt Patientenzentriertheit, Ganzheitlichkeit, Diskretion,

---

57 Vgl. für dieses Verständnis von Ethik Annemarie Pieper, *Einführung in die Ethik*, UTB 1637 (Basel: Francke, [5]2003), 14 f.
58 Vgl. Tom L. Beauchamp und James F. Childress, *Principles of Biomedical Ethics* (New York: Oxford University Press, [7]2013). Übersetzung der Prinzipien nach Oliver Rauprich, „Prinzipienethik in der Biomedizin: Zur Einführung," in *Prinzipien in der Biomedizin: Moralphilosophie und medizinische Praxis*, ed. Oliver Rauprich und Florian Steger (Frankfurt am Main: Campus, 2005), 11–45.
59 Vgl. Rauprich, „Prinzipienethik," 42.

Begleitung und Transparenz.[60] Birgit und Andreas Heller formulieren als grundlegende ethische Prinzipien der Spiritual Care: Empathie, Verantwortung, Nicht-Intentionalität, Bescheidenheit und Dienst.[61] Minoo Asadzandi nennt unter anderem: „maintaining dignity, respecting beliefs, observing privacy, empathy, compassion, kindness in care, confirmation of patient's faith".[62]

Aus ethischer Perspektive handelt es sich um Prinzipien von Spiritual Care, die sich als Anwendung des biomedizinisch konzipierten Systems von Prinzipien auf die Spiritual Care verstehen lassen. Auf diese Weise können sie als spezifische Ausprägungen der vier biomedizinischen Prinzipien nach Tom Beauchamp und James Childress für das Feld der Spiritualität interpretiert werden: Patientenzentriertheit, Transparenz, Empathie, „respecting beliefs" und „observing privacy" sind beispielsweise Konkretisierungen des Respekts der Autonomie. Das Prinzip der Gerechtigkeit zeigt sich in der Annahme von Verantwortung und der Konsequenz einer ganzheitlichen Haltung aller Beteiligten. Das Prinzip des Nicht-Schadens wird durch Diskretion und Nicht-Intentionalität, die Zurückhaltung von missionarischen Ansprüchen, die Fokussierung auf Auswirkungen oder Erwartungen von Dankbarkeit, die Schuldgefühle auslösen können, usw. berücksichtigt. Durch Patientenzentriertheit, Bescheidenheit, „maintaining dignity" und Dienst/ „compassion, kindness in care" wird das Augenmerk auf das Prinzip des Wohltuns gelegt.

Die hier aufgeführten Prinzipien für Spiritual Care können als hilfreiche Spezifizierungen der vier Prinzipien der biomedizinischen Ethik für die Praxis der Spiritual Care verstanden werden, um „moralische Grundüberzeugungen" einzubeziehen und sichtbar zu machen. Auf diese Weise können sich Spiritual Caregiver im Gesundheitswesen dem vorherrschenden *principlism* anschließen, an Ethikkomitees mitwirken und sich am Qualitätsmanagement beteiligen. Darüber hinaus erhalten sie so eine Spezifikation für ihre eigene Praxis, die sich auf eine besondere Art der Fürsorge bezieht, nämlich eine, die sich der spirituellen Dimension des menschlichen Lebens verpflichtet fühlt. Aber sind die Prinzipien auch hilfreich, um die oben genannten zerstörerischen Aspekte der Spiritualität in Gänze zu vermeiden?

Viele der Folgen der oben aufgeführten destruktiven Aspekte von Spiritualität können mithilfe der Beachtung der Prinzipien vermieden werden: Das Prinzip des Nicht-Schadens schließt spirituellen Missbrauch und selbstverletzende Rituale aus.

---

60 Vgl. Sulmasy, „Ethical Principles," 466–70.
61 Vgl. Birgit Heller und Andreas Heller, *Spiritual Care: Orientierungen und Impulse* (Bern: Hogrefe, 2014), 37–39.
62 Minoo Asadzandi, „Principles of Spiritual Communication Based on Religious Evidence in the ‚Sound Heart Model'," *Journal of Medicine and Therapeutics* 2/3 (2018): 1–5, 2.

Zwanghaftes Verhalten, Wahnvorstellungen und Pathologien müssen ebenfalls im Sinne des Wohltuns behandelt und verhindert werden. Die Ablehnung medizinischer Eingriffe aus Glaubensgründen stellt einen ethischen Konflikt dar, da der Respekt vor der Autonomie und das Prinzip des Wohltuns gegeneinander abgewogen werden müssen. Aber bei Gefühlen von Zweifel, Angst, Schuld, Scham und Rückzug ist die Situation komplexer, da allein ein auf Autonomie ausgerichteter, einfühlsamer Ansatz nicht ausreicht. Das Prinzip des Nicht-Schadens, also der Nicht-Intentionalität und des Verbots von Missionierung, verbietet es, die Spiritualität der Betroffenen zu verurteilen und ihnen daher nahezulegen, sich von ihr abzuwenden. Soll man also bei spiritueller Not ausharren, selbst wenn Patient*innen an ihr leiden? Wie kann ein ethisch verantwortetes Handeln in diesem Falle aussehen, ohne paternalistisch vorzugehen und Einfluss zu nehmen?

Eine Kommunikation auf Augenhöhe, so Carmen Birkholz, wäre zwar eine Antwort auf dieses Problem, doch gibt sie zu bedenken, dass diese für Spiritual Care zwar ein hehres Ziel sei, wohl aber in der Praxis selten erreicht werden könne oder nur vermeintlich erreicht werde, zum Beispiel aufgrund eingeschränkter Kommunikationsmöglichkeiten seitens der Patient*innen oder eines immer vorhandenen Gefälles in Sorgebeziehungen. Spirituelle Bedürfnisse ließen sich ihrer Meinung nach „in ihrer Mehrheit im Einzelfall vermutlich jedoch nicht mit Sicherheit eruier[en]".[63] Bedürfnisse zu vermuten oder gar zuzuschreiben erhöhe die Gefahr von Fehlinterpretationen und stelle ein hierarchisches Verhältnis her. Das Schema „Problem erkannt und behoben" durch eine „spirituelle Intervention" wirke vielmehr verkürzt, suggeriere ein einfaches Handling von spirituellen Nöten und würde deren Komplexität nicht gerecht.[64]

Insgesamt lässt sich den dargestellten Prinzipien nicht direkt entnehmen, dass mit negativ wirksamer Spiritualität gerechnet wird. Im Prinzip der Verantwortung scheint jedoch das Potential enthalten, Verantwortung für das spirituelle Wohlbefinden der Patient*innen zu übernehmen und destruktiven Überzeugungen entgegenzuwirken. Für die Wahrnehmung solcher möglichen ethischen Übertretungen durch die Spiritual Care-Praxis müssen im Gesundheitswesen tätige Personen eine besondere Sensibilität entwickeln.

---

[63] Carmen B. Birkholz, *Spirituelle Sorge um Menschen mit Demenz: Eine interpretative hermeneutische Studie im Kontext von Palliative Care* (Wiesbaden: Springer, 2020), 48.
[64] Vgl. Birkholz, *Spirituelle Sorge*, 48.

4 Ethische Sensibilität für moralische Involvierungen

Ein prinzipienorientiertes Handeln scheint im Kontext von Spiritual Care also nicht ausreichend zu sein, um der Ambivalenz von Spiritualität Rechnung tragen zu können: „it is a simple idea to summarize the implementation of spiritual care only in the principles of communication, or only applying the moral standards of communication."[65] Das Betreten des Gebiets der persönlichen Spiritualität ist indes einer moralischen Bewertung zugänglich; und Spiritual Caregiver müssen für dieses Unterfangen sich selbst und ihre Werte und Vorstellungen von einem guten Leben offenlegen und hinterfragen. Zusätzlich zur Bindung der Spiritual Caregiver an die bioethischen Prinzipien möchte ich deshalb eine weitere Dimension ethisch verantwortlicher Spiritual Care hinzufügen.

Für die Thematisierung der moralischen Involvierung derer, die Spiritualität in ihr professionelles Gesundheitshandeln einbeziehen, ist ein „weites" Ethikverständnis hilfreich, das auf die allgemeine Lebensführung rekurriert. Auf diese Weise verstanden ist Ethik nicht nur dann im Spiel, wenn explizit moralische Sprache verwendet wird, sondern viele Situationen können als (umgangssprachlich) „ethisch" wahrgenommen werden.[66] In dieser Hinsicht ist es notwendig, „[eine] genaue und geduldige Aufmerksamkeit dafür, wie sich das Ethische in unserem Leben konkret zeigt" zu entwickeln.[67]

Das Spezifische der Kommunikation ist im Falle der Ethik die Problematisierung von Lebensführungsthemen. Mit dem theologischen Ethiker Trutz Rendtorff ist Ethik folglich als Theorie der menschlichen Lebensführung zu verstehen, die ihren Sinn darin hat, „die Kommunikation über die gemeinsame Lebensführung in Gang zu halten."[68] Es geht also darum, wechselseitig Positionen der Lebensführungen als verschiedene Standpunkte wahrzunehmen und zu diskutieren. Ethik artikuliert sich so in der Ausgestaltung personaler Beziehungen und entfaltet sich

---

65 Asadzandi, „Principles," 1.
66 Vgl. den weiten Ethikbegriff von Klinikseelsorgenden in der Studie: Thorsten Moos, Simone Ehm, Fabian Kliesch und Julia Thiesbonenkamp-Maag, Hg., *Ethik in der Klinikseelsorge: Empirie, Theologie, Ausbildung* (Göttingen: Vandenhoeck & Ruprecht, 2016).
67 Christoph Ammann, „Wer wissen will, muss fühlen: Zur Rolle von Emotionen bei der Erschließung des Ethischen," *Kerygma und Dogma* 63 (2017): 132–54, 135.
68 Trutz Rendtorff, *Ethik: Grundelemente, Methodologie und Konkretionen einer ethischen Theologie*, Bd. 1, Theologische Wissenschaft: Sammelwerk für Studium und Beruf 13/1 (Stuttgart: Kohlhammer, ²1990), 10.

im Wissen um die eigene Verantwortung zur Lebensführung als Teil der Gesellschaft.[69]

Dieses Verständnis von *Ethik als Kommunikation über Lebensführungsthemen*, ermöglicht eine Sensibilisierung dafür, dass bei der Verhandlung von Lebensführungsfragen (nicht nur unter dem Aspekt der Spiritualität) die Möglichkeit zur Übergriffigkeit inhärent ist. Eine moralische Sensibilisierung, auch im Hinblick auf ethische Prinzipien der Spiritual Care-Praxis, würde ein Bewusstsein für die Ambivalenz von Spiritualität fördern.

Hilfreich zur Beschreibung und Diskussion dieser Reflexionsleistung ist ein Konzept, das von Thorsten Moos et al. erarbeitet wurde. In ihrer Studie zur Einbeziehung von Krankenhausseelsorgenden in die Bearbeitung ethischer Situationen entwickelten Thorsten Moos et al. einen Überblick über die ethische Kompetenz in der Seelsorge und beschrieben eine ethische Metakompetenz als eine selbstorganisierende Funktion neben anderen seelsorglichen Fähigkeiten.[70] Dies bedeute eine „umfassende Aneignung von ‚Ethik' in die seelsorgliche Professionalität"[71] und die damit verbundene Sensibilität für die ethischen Dimensionen der eigenen Arbeit. Die Autor*innen der Studie nennen es deshalb eine ethische Metakompetenz, um eine Kompetenz zu beschreiben, die auf der Metaebene, quasi im Hintergrund, alle professionellen Tätigkeiten, für die berufsspezifische Kompetenzen benötigt werden, begleitet und formt. Ziel wäre die Ausbildung einer bestimmten Wahrnehmungsfähigkeit, die „das eigene moralische Involviertsein [wahrnehme] und in die seelsorgliche Professionalität [...] integriere".[72] Diese Selbstorganisationsfunktion soll dazu dienen, „die normativen Aspekte seelsorglichen Handelns selbst zu reflektieren und eine eigene ‚ethische Rolle' gegenüber individuellen Gesprächspartnern wie im Kontext der Organisation zu entwickeln."[73] Dies beinhaltet das Wahrnehmen und Reflektieren der „Spannung zwischen eigener moralischer Positionierung und moralischer Enthaltsamkeit."[74] Ethische Sensibilität erfordert ein Bewusstsein für die Frage nach der eigenen moralischen Involvierung. Das Konzept einer ethischen Sensibilität geht insofern

---

69 Vgl. Rendtorff, *Ethik*, 9.
70 Vgl. Moos et al., *Ethik in der Klinikseelsorge*.
71 Moos et al., *Ethik in der Klinikseelsorge*, 310.
72 Moos et al., *Ethik in der Klinikseelsorge*, 309.
73 Moos et al., *Ethik in der Klinikseelsorge*, 299.
74 Moos et al., *Ethik in der Klinikseelsorge*, 300. In diesem Kontext wäre auch zu thematisieren, welche ethischen Grenzen Spiritual Care gegenüber der Spiritualität von Patient*innen einhalten muss. Darf Spiritual Care die Spiritualität/Religiosität von Patient*innen korrigieren, oder definiert und normiert sie damit eine bestimmte gesundheitsförderliche Spiritualität? Können das persönliche, spirituelle Wohlbefindensstreben von Patient*innen im Konflikt mit dem gesundheitsförderlichen Handeln im Gesundheitswesen stehen?

über ein Verständnis von Ethik als einer „moralische[n] Kompetenz", im Sinne einer „Fähigkeit, in allen Situationen, die ein Handeln erforderlich machen [...] mit guten Gründen zu entscheiden, was zu tun ist", hinaus.[75] Hier geht es weitergehend darum, auch die Wirkungen, Rollen und Kontexte der eigenen guten Gründe zu reflektieren und in die Handlung zu integrieren. Für Spiritual Caregiver im Bewusstsein der ambivalenten und destruktiven Aspekte der Spiritualität ist es deshalb wichtig, ihr eigenes Verständnis von Spiritualität, ihre Meinung über die Spiritualität anderer und ihre „guten" Gründe zu reflektieren.

Dafür möchte ich an die zweite Definition erinnern, die ich zu Beginn vorgestellt habe: „Spiritualität ist genau – und ausschließlich – das, was der Patient dafür hält."[76] Spiritual Care beinhaltet in diesem Sinne ein Bemühen um ein Verstehen der spirituellen Überzeugungen der Patient*innen und die Anerkennung ihrer jeweiligen spirituellen Bedürfnisse[77] – im bewussten Auseinandersetzen mit den eigenen Überzeugungen. Demensprechend kann nicht die Ablehnung und Abkehr von destruktiven Spiritualitätsaspekten allein das Ziel von Spiritual Care-Interventionen sein.[78] Denn die Erinnerung an die Verwurzelung und Heimat in der Kindheitsreligion stellt zum Beispiel einen wichtigen Halt dar, den man den Betroffenen nehmen würde, wenn man ihnen von dieser abrät, aufgrund der akut gemachten negativen Erfahrungen im Namen dieser Religion. Stattdessen gilt es umsichtig mit der eigenen moralischen Rolle zu sein, sich beispielsweise zu fragen, ob man Abneigungen gegen diese Form der Spiritualität hat, oder ob diese zumindest ein Fremdheitsgefühl auslöst. Es geht also darum, sich mit der eigenen moralischen Involvierung auseinanderzusetzen und diese ethisch zu reflektieren. Sodann kann es erst möglich werden, den Betroffenen zu helfen, beide Erfahrungen, die guten und die schlechten, in ihrer Ambivalenz aufzunehmen und in die eigene Spiritualität zu integrieren: „Spiritual care involves [truly] understanding the patient's spiritual beliefs and recognizing the spiritual needs."[79]

Peter Kaiser betont, dass Spritual Caregiver sich bewusst und reflektiert mit Glauben und Spiritualität auseinandersetzen und ein Verständnis für die Ressourcen anderer entwickeln sollten, selbst wenn sie für sie selbst nichts bedeuten oder ihnen fremd sind. Sich der eigenen moralischen Involvierung bewusst zu sein,

---

75 Pieper, *Einführung*, 154.
76 Roser, „Innovation," 47.
77 Vgl. Asadzandi, „Principles," 1.
78 Zumindest dort, wo nicht klare Grenzen der Selbstgefährdung oder Verletzung anderer überschritten werden. Insofern geht darum von einem objektivierenden Verständnis von Moral überzugehen zu Moral als einem intersubjektiven, offenen Verständigungsprozess und -geschehen.
79 Asadzandi, „Principles," 1.

bedeutet für die Begleitenden zu klären, wie sie selbst mit den Ambivalenzen von Spiritualität umgehen.[80]

5 Fazit: Belastungspotentiale von Spiritualität als ethische Aufgabe

Spiritualität vermittelt oft ein Gefühl von Sicherheit und Bedeutung. Sie kann jedoch auch ein Ausgangspunkt für Konflikte und negative Erfahrungen sein.[81] In diesem Beitrag habe ich die Ambivalenz von Spiritualität betont und bewusst den Fokus auf die wenig beleuchteten, negativen Auswirkungen von Spiritualität auf das (gesundheitliche) Wohlbefinden gelegt.

In den Spiritual Care- und Seelsorge-Diskursen ist es angezeigt Forschungen zu den ambivalenten Aspekten von Spiritualität (nicht nur aus ethischer Perspektive) fortzusetzen und zu erweitern. Die ambivalenten Effekte von Spiritualität wahrzunehmen und mit diesen professionell umzugehen, kann die Qualität der Spiritual Care-Praxis erhöhen und als ethisch geboten deklariert werden. Es gilt deshalb „Religiosität explizit [auch] als Belastungsfaktor für Gesundheit in den Blick zu nehmen: Dieser Fokus kann zu einem ausgeglicheneren Bild zur Beurteilung des Zusammenhangs zwischen Religiosität und Gesundheit beitragen,"[82] – und dies gerade auch aus der Perspektive der spirituell und religiös „Musikalischen". Denn bisher wird diese kritische Perspektive allenthalben von einer religionssensitiven, aber auch -kritischen Psychologie eingenommen.

Zu diesem Zweck habe ich gezeigt, dass Spiritualität, wie sie im Gesundheitswesen verstanden wird, Fragen der Lebensausrichtung und des guten Lebens betrifft. In dieser Hinsicht etabliert und formt Spiritualität Wertehaltungen und hat daher eine moralische Dimension, die ethisch reflektiert werden muss. Eine mangelhafte Qualität von Spiritual Care käme einer unzureichenden oder nur teilweisen Versorgung spiritueller Bedürfnisse gleich, deren qualifizierte Bereitstellung jedoch als moralisch geboten festzuhalten ist.[83] Eine mangelhafte Spiritual Care liefe zudem Gefahr, die Ambivalenzen von Spiritualität zu übersehen und möglicherweise sogar negative Effekte hervorzurufen. Die Ermöglichung von Wohlbefinden ist aber höchstes Ziel jeglichen Gesundheitshandelns.

---

80 Vgl. Frick, „Zwiespältigkeit," 87 f.
81 Vgl. Exline & Rose, „Religiöse Konflikte," 65.
82 Zwingmann, Klein und Jeserich, „Religiosität," 2.
83 Vgl. Chilian und Coors, „Spiritualität im Gesundheitswesen".

Ich habe in diesem Beitrag deshalb nicht nur auf eine erweiterte Prinzipienethik für Spiritual Care gedrungen, sondern auch auf die moralische Involvierung der Hilfehandelnden aufmerksam gemacht und das Konzept einer ethischen Sensibilität der Helfenden vorgestellt. Dies scheint im Bereich der Spiritualität besonders notwendig zu sein, weil negative Erfahrungen mit Spiritualität sich kritisch auf das allgemeine Wohlbefinden auswirken und das Leid von Betroffenen steigern können. In dieser Hinsicht stellt ein negativer Zugang zu Spiritualität eine zusätzliche Belastung dar, unabhängig davon, ob die Patient*innen weitere psychische Krisen haben. Es kann jedoch gleichzeitig festgestellt werden, dass „Spiritualität […] nicht nur vor Stress im Alltagsleben [schützt], sie lindert auch traumatischen Stress nach schwerwiegenden Notsituationen und Verlusterfahrungen".[84] Gerade weil vertraute Religion und Spiritualität eine wichtige Ressource und Unterstützung für Menschen darstellen können, ist es wichtig, dies weder bewusst noch unbewusst zu gefährden. Für die Praxis von Spiritual Care bedeutet dies, die individuell gelebte Spiritualität abzufragen, statt mit allgemeinen Vorannahmen zu arbeiten „und dabei besonders auch etwaige negative Aspekte in den Blick zu nehmen, um Belastungspotenziale identifizieren und ihnen entgegenwirken zu können."[85] Dazu gehört aber auch, immer wieder über die eigene moralische Rolle in den Beziehungen von Spiritual Care nachzudenken, am besten im Austausch mit anderen (zum Beispiel durch Supervision und Peer-Mentoring).

Als problematisch betrachtet Christoph Ammann es, „zu meinen, einer unzureichenden Sensibilisierung für die moralische Dimension des eigenen Tuns sei durch die Vermittlung von mehr Wissen über ethische Theorien beizukommen".[86] Die Entwicklung von Prinzipien mittlerer Reichweite für die Spiritual Care-Praxis kann deshalb nur ein Schritt auf dem Weg zu Qualitätssicherung und -verbesserung sein. Das „Ausprägen einer eigenständigen Moral im Sinne eines routinierten Handelns" und die Schulung einer ethischen Sensibilität sind unverzichtbarer „Bestandteil eines professionellen Agierens" und bildende Aufgabe der Ethik, im Besonderen der klinischen Ethik.[87]

---

84 Franz Höllinger und Wolfgang Aschauer, „Die Bedeutung von Religiosität und Spiritualität in Krisenzeiten," in *Die österreichische Gesellschaft während der Corona-Pandemie: Ergebnisse aus sozialwissenschaftlichen Umfragen*, ed. Wolfgang Aschauer, Christoph Glatz und Dimitri Prandner (Wiesbaden: Springer, 2022), 121–53, 126.
85 Zwingmann und Hodapp, Religiosität/Spiritualität, 78.
86 Ammann, „Wer wissen will, muss fühlen," 138.
87 Reiner Anselm und Sabine Anselm, „Ethik, Moral, Norm, Tugend, Werte, Gewissen: Grundbegriffe ethischer Urteilsbildung," in *Handbuch ethische Bildung: Religionspädagogische Fokussierungen*, ed. Konstantin Lindner und Mirjam Zimmermann, UTB 5604 (Tübingen: Mohr Siebeck, 2021), 45–52, 47.

Literatur

Ach, Johann S. und Ludwig Siep. „Was ist Ethik, was ist Moral?." In *Grundkurs Ethik*, Bd. 1, *Grundlagen*, hg. v. Johann S. Ach, Kurt Bayertz, Michael Quante und Ludwig Siep, 9–16 Münster: Mentis, 2016.

Ammann, Christoph. „Wer wissen will, muss fühlen: Zur Rolle von Emotionen bei der Erschließung des Ethischen." *Kerygma und Dogma* 63 (2017): 132–54.

Anselm, Reiner und Sabine Anselm. „Ethik, Moral, Norm, Tugend, Werte, Gewissen: Grundbegriffe ethischer Urteilsbildung." In *Handbuch ethische Bildung: Religionspädagogische Fokussierungen*, hg. v. Konstantin Lindner und Mirjam Zimmermann, UTB 5604, 45–52. Tübingen: Mohr Siebeck, 2021.

Asadzandi, Minoo. „Principles of Spiritual Communication Based on Religious Evidence in the ‚Sound Heart Model'." *Journal of Medicine and Therapeutics* 2/3 (2018): 1–5.

Beauchamp, Tom L. und James F. Childress. *Principles of Biomedical Ethics*. New York: Oxford University Press, [7]2013.

Birkholz, Carmen B. *Spirituelle Sorge um Menschen mit Demenz: Eine interpretative hermeneutische Studie im Kontext von Palliative Care*. Wiesbaden: Springer, 2020.

Bucher, Anton A. „Zornig und strafend – oder zu milde? Negative Gottesbilder." In *Religiosität: Die dunkle Seite: Beiträge zur empirischen Religionsforschung*, hg. v. Christian Zwingmann, Constantin Klein und Florian Jeserich, 23–42. Münster: Waxmann, 2017.

Büssing, Arndt, Klaus Baumann, Niels Christian Hvidt, Harold Koenig, Christina M. Puchalski und John Swinton. „Spirituality and Health." *Evidence-based Complementary and Alternative Medicine*, Article ID 682817 (2014): 1.

Chilian, Lea. *Ethik und Spiritualität im Gesundheitswesen: Spiritual Care in theologisch-ethischer Diskussion*. Ethik – Grundlagen und Handlungsfelder 17. Stuttgart: Kohlhammer 2022.

Chilian, Lea. „Sinnverlust als spiritual pain: Eine theologisch-ethische und poimenische Auseinandersetzung mit Spiritual Care." In *Spiritualität und Sinn: Seelsorge und kognitive Verhaltenstherapie im Dialog*, hg. v. Annette Haußmann und Rainer Höfelschweiger, 71–90. Leipzig: Evangelische Verlagsanstalt, 2020.

Chilian, Lea und Michael Coors. „Zur moralischen Dimension von Spiritualität im Gesundheitswesen: Eine ethische Perspektive auf Spiritual-Care-Diskurse." *Zeitschrift für evangelische Ethik* 67/1 (2023): 9–21.

Clark, David. „'Total Pain', Disciplinary Power and the Body in the Work of Cicely Saunders, 1958–1967." *Social Science & Medicine* 49 (1999): 727–36.

Dabrock, Peter. „Heil und Heilung: Theologisch-identitätsethische Unterscheidungen und ökumenische Herausforderungen im Verständnis von und im Umgang mit Gesundheit." *Una Sancta* 61 (2006): 129–39.

Dabrock, Peter. „Art. Gesundheit." In *Evangelisches Staatslexikon*, hg. v. Werner Heun, Martin Honecker, Martin Morlok und Joachim Wieland, 793–97. Stuttgart: Kohlhammer, 2006.

Exline, Julie J. und Eric D. Rose. „Religiöse und spirituelle Konflikte." In *Religiosität: Die dunkle Seite: Beiträge zur empirischen Religionsforschung*, hg. v. Christian Zwingmann, Constantin Klein und Florian Jeserich, 65–90. Münster: Waxmann, 2017.

Frick, Eckhard. „Zwiespältigkeit von Religion und Spiritualität im Kontext von Flucht und Migration: Ein Gespräch mit Peter Kaiser." *Spiritual Care* 9/1 (2020): 85–88.

Heller, Birgit und Andreas Heller. *Spiritual Care: Orientierungen und Impulse*. Bern: Hogrefe, 2014.

Höllinger, Franz und Wolfgang Aschauer. „Die Bedeutung von Religiosität und Spiritualität in Krisenzeiten." In *Die österreichische Gesellschaft während der Corona-Pandemie: Ergebnisse aus sozialwissenschaftlichen Umfragen*, hg. v. Wolfgang Aschauer, Christoph Glatz und Dimitri Prandner, 121–53. Wiesbaden: Springer, 2022.

Ivtzan, Itai, Christine P. L. Chan, Hannah E. Gardner und Kiran Prashar. „Linking Religion and Spirituality with Psychological Well-Being. Examining Self-Actualisation, Meaning in Life, and Personal Growth Initiative." *Journal of Religion and Health* 52 (2013): 915–29.

Janhsen, Anna und Christiane Woopen. „Spiritualität in der Medizin – Mehr als ein Add-On? Anthropologische Grundlegung eines ethisch relevanten Existenzial." *Zeitschrift für medizinische Ethik* 65/2 (2019): 183–98.

Karle, Isolde. „Sinnlosigkeit aushalten! Ein Plädoyer gegen die Spiritualisierung von Krankheit." *Wege zum Menschen* 61/1 (2009): 19–34.

Klinisches Ethikkomitee des Universitätsklinikums Essen. https://www.uk-essen.de/fileadmin/KEK/pdf/Checkliste_klinische_Ethikberatung_UKE.pdf [abgerufen am 01.11.2023].

Krause, Christin. *Mit dem Glauben Berge versetzen? Psychologische Erkenntnisse zur Spiritualität.* Berlin: Springer, 2015.

Moberg, David O. „Spiritual Well-Being and the Quality of Life Movement: A New Arena for Church-State Debate?". *Journal of Church and State* 20/3 (1978): 427–49.

Moberg, David O. und Patricia M. Brusek. „Spiritual Well-Being: A Neglected Subject in Quality of Life Research." *Social Indicators Research* 5/3 (1978): 303–23.

Moos, Thorsten, Simone Ehm, Fabian Kliesch und Julia Thiesbonenkamp-Maag, Hg. *Ethik in der Klinikseelsorge: Empirie, Theologie, Ausbildung.* Göttingen: Vandenhoeck & Ruprecht, 2016.

Peng-Keller, Simon. „Spiritual Pain: Annäherung an einen Schlüsselbegriff interprofessioneller Spiritual Care." *Spiritual Care* 6/3 (2017): 295–302.

Pieper, Annemarie. *Einführung in die Ethik.* UTB 1637. Basel: Francke, ⁵2003.

Pieper, Joseph. Nicolette Hijweege und Wim Smeets. „Attentiveness to Religious/Spiritual Coping and Meaning Questions of Patients: A Survey Among Physicians in Dutch Academic Hospitals." *Journal of Empirical Theology* 29 (2016): 78–100.

Rauprich, Oliver. „Prinzipienethik in der Biomedizin: Zur Einführung." In *Prinzipien in der Biomedizin: Moralphilosophie und medizinische Praxis*, hg. v. Oliver Rauprich und Florian Steger, 11–45. Frankfurt am Main: Campus, 2005.

Rendtorff, Trutz. *Ethik: Grundelemente, Methodologie und Konkretionen einer ethischen Theologie*, Bd. 1. Theologische Wissenschaft: Sammelwerk für Studium und Beruf 13/1. Stuttgart: Kohlhammer, ²1990.

Reuter, Hans-Richard. „Grundlagen und Methoden der Ethik." In *Handbuch evangelische Ethik*, hg. v. Wolfgang Huber, Torsten Meireis und Hans Richard Reuter, 9–124. München: C.H. Beck, 2015.

Roser, Traugott. „Innovation Spiritual Care: Eine praktisch-theologische Perspektive." In *Spiritualität und Medizin: Gemeinsame Sorge für den kranken Menschen*, hg. v. Eckhard Frick, Münchner Reihe Palliative Care 4, 45–55. Stuttgart: Kohlhammer, 2009.

Saunders, Cicely. „Spiritual Pain." In *Cicely Saunders: Selected Writings 1958–2004*, hg. v. David Clark, 217–21. Oxford: Oxford University Press, 2012.

Schadt, Raphael. „Was ist spiritueller Missbrauch?." *Credo Online*, 04.04.2023 https://www.credo-online.de/thema/was-ist-spiritueller-missbrauch/ [abgerufen am 01.11.2023].

Sewer, Raffael und Samuel Pfeifer. „Spiritueller Missbrauch: Eine qualitativ-empirische Untersuchung von 105 Betroffenen in Freikirchen." *Spiritual Care* 13/1 (2024): 42–51.

Sulmasy, Daniel P. „Ethical Principles for Spiritual Care." In *Oxford Textbook of Spirituality in Health Care*, hg. v. Mark Cobb, Christina M. Puchalski und Bruce Rumbold, 465–70. Oxford: Oxford University Press, 2012.

Utsch, Michael. „Einleitung." In *Psychotherapie und Spiritualität: Mit existenziellen Konflikten und Transzendenzerfahrungen professionell umgehen*, hg. v. Raphael M. Bonelli, Samuel Pfeifer und Michael Utsch, 1–9. Heidelberg: Springer, 2014.

Zwingmann, Christian und Bastian Hodapp. „Religiosität/Spiritualität und psychische Gesundheit: Zentrale Ergebnisse einer Metaanalyse über Studien aus dem deutschsprachigen Raum." *Spiritual Care*, 7/1, (2018): 69–80.

Zwingmann, Christian. Constantin Klein und Florian Jeserich. „Religiosität: Die dunkle Seite: Eine kurze Einführung." In *Religiosität: Die dunkle Seite: Beiträge zur empirischen Religionsforschung*, hg. v. Christian Zwingmann, Constantin Klein und Florian Jeserich, 1–9. Münster: Waxman, 2017.

Andrea Bieler
Zwischen Vulneranz und moralischer Verletzung: Moralisch-ethische Perspektiven im Kontext der Seelsorge

1 Zur Einführung

Menschen sind verletzende und verletzliche Wesen. Sie sind fähig, Verletzungen zuzufügen, und sie sind fähig, Verletzungen zu erleiden bzw. diese zu antizipieren. Die Wahrnehmung und Deutung von Vulnerabilitätsphänomenen ist eine zentrale Aufgabe seelsorglicher Praxis. Im Folgenden werden verschiedene Dimensionen von Vulnerabilität vorgestellt und es wird nach den ethischen Reflexionen der moralischen Herausforderungen gefragt, die in der seelsorglichen Praxis verhandelt werden. Dabei wird dem Phänomen der moralischen Verletzung besondere Aufmerksamkeit geschenkt. Zu Beginn möchte ich drei Aspekte hervorheben: Die Fluidität von Vulnerabilitätsphänomenen, die Kritik eines exklusiv defizitorientierten Verständnisses sowie die Unterscheidung zwischen fundamentaler und situativer Vulnerabilität.

Vulnerabilitätsphänomene sind nicht statisch, sie sind vielmehr komplex und oftmals ambivalent. Sie sind leiblich und strukturell verankert. Leibphänomenologisch betrachtet oszillieren Vulnerabilitätsphänomene, indem verschiedene Aspekte des Leib-Seins-Zur-Welt aus der Potenzialität in die Aktualisierung drängen, aus dem ruhenden Hintergrund in den Vordergrund, aus der Latenz in die Präsenz und vice versa.[1] Dabei entstehen in dynamischer Weise immer wieder neue Konstellationen, in denen die erfahrene Verletzlichkeit eine Gestalt findet. Seelsorger*innen und Hilfe Suchende sind herausgefordert, die Komplexität und die Dynamik dieser Phänomene in der Begegnung gemeinsam zu bedenken. Es gehört zur seelsorglichen Aufgabe, Menschen durch Verunsicherungen hindurch zu begleiten, die durch die Erfahrung von Verletzlichkeit evoziert werden, um zu eruieren, was

---

[1] Der Begriff Leib-Sein-Zur-Welt entstammt der Phänomenologie des Philosophen Maurice Merleau-Ponty. Mit diesem Begriff reflektiert er die wechselseitige Verwiesenheit von Leib und Welt, wobei die Welt für ihn dasjenige ist, was leiblich wahrgenommen werden kann. Vgl. Maurice Merleau-Ponty, *Phänomenologie der Wahrnehmung*, (Berlin, New York: De Gruyter, 1966), 126 ff.

es bedeuten könnte, im Angesicht von Bedrohung und dem Aufbrechen neuer Möglichkeiten das eigene Leben zu gestalten.[2]

Dabei geht es keineswegs darum, Vulnerabilität nur negativ bzw. defizitorientiert zu verstehen im Sinne physischer, sozialer oder symbolischer Verletzungen, die im weiteren Konnotationsfeld Fragilität bzw. die Abwesenheit von Autonomie bis hin zur Machtlosigkeit evozieren würden. Stattdessen ist es sinnvoll, auch im Kontext der Seelsorge Vulnerabilität als eine fundamentale physisch-psychische Offenheit zu verstehen, als die zukunftsoffene Möglichkeit, berührt zu werden, sich berühren zu lassen und andere zu berühren. Diese grundlegende Form der Affizierbarkeit begründet sowohl die menschliche Kommunikations- und Liebesfähigkeit als auch das Potenzial zur Ausübung von Gewalt.[3] Affizierbarkeit ist immer leiblich vermittelt, sie nimmt eine Gestalt in den stetigen Austauschprozessen an, in die Menschen verwickelt sind, weil sie soziale Wesen sind. Diese Form der Affizierbarkeit gehört grundlegend zum Menschsein dazu. In ihr gründet sich sowohl das Risiko der Verwundbarkeit als auch die Möglichkeit, Lebensfülle, Anerkennung und Liebe zu erfahren: in der Sexualität, in Beziehungen zwischen Eltern und Kindern, aber auch in anderer Weise in professionellen Beziehungen im medizinischen Bereich, in der Seelsorge oder Therapie.

Vulnerabilitätsphänomenen in der Seelsorge zu begegnen, setzt die Anerkenntnis voraus, dass wir alle aufgrund unserer gelebten Interdependenz, unserer Sterblichkeit sowie des Fremdseins uns selbst gegenüber vulnerable Wesen sind. Die Vulnerabilität gehört fundamental zu unserem Menschsein. Entsprechend erscheint jegliche Hinwendung zu den „Bedürftigen", die mit der Abwehr der eigenen Vulnerabilität einhergeht, auch in der Seelsorge als gefährliche paternalistische Illusion. In diesem Zusammenhang sind Seelsorger*innen herausgefordert, sorgsam ihre eigene Bedürftigkeit zu reflektieren und sie nicht unbedacht in Seelsorgebeziehungen einfließen zu lassen und auszuleben. Gerade weil die fundamentale Vulnerabilität beide Seiten verbindet, ist es wichtig, diese nicht zu verdrängen und zugleich sorgsam professionell mit Grenzen und Asymmetrien umzugehen, und

---

[2] Vgl. grundsätzlich meine Ausführungen zum Thema Vulnerabilität: Andrea Bieler, *Verletzliches Leben: Horizonte einer Theologie der Seelsorge*, Arbeiten zur Pastoraltheologie, Liturgik und Hymnologie 90 (Göttingen: Vandenhoeck & Ruprecht, 2001).
[3] Siehe weiter meine Überlegungen zum Thema Affizierung: Andrea Bieler, „Exploring Affectivity: An Unfinished Conversation with Pamela Sue Anderson," *Angelaki: Journal of Theoretical Humanities* 25 (2020): 245–53.

sich den seelsorglichen Auftrag immer wieder bewusst zu machen. Die Seelsorge Suchenden haben in diesem Sinne immer den Vorrang im Gespräch.[4]

Die fundamentale Dimension der Vulnerabilität wird durchkreuzt von strukturellen Bedingungen und Kontexten, die Menschen in besonderer Weise einschränken und verletzen. Die situative Vulnerabilität umfasst jene Aspekte, die nur bestimmte Personen bzw. Gruppen betreffen und jene politisch-strukturellen Mechanismen und Verhältnisse, in denen bestimmte Menschen potenziell und tatsächlich physisch, psychisch und sozial verletzt werden. Für die seelsorgliche Praxis bleibt zu bedenken, dass die Unterscheidung von fundamentaler und situativer Vulnerabilität ebenso wichtig ist wie die Analyse der Verwobenheit. So ist uns während der Pandemie der Zusammenhang von fundamentaler und situativer Vulnerabilität drastisch vor Augen geführt worden. Alle Menschen können sich mit dem Virus SARS-CoV-2 anstecken; wir haben eine globale Pandemie erlebt, die ubiquitär ist. Und doch sind die Auswirkungen je nach Alter, sozialen Lebensumständen, Vorerkrankungen, dem Zugang zur Gesundheitsversorgung, insbesondere zur Intensivmedizin, sehr verschieden.[5] Entsprechend unterschiedlich sind die Erfahrungen im Hinblick auf die Pandemie.

2 Vier Dimensionen von Vulnerabilität und ihre moralische und ethische Perspektivierung in der Seelsorge

Im Folgenden sollen verschiedene Aspekte von Vulnerabilität identifiziert werden, um im Anschluss zu fragen, welche moralischen Probleme und ethischen Fragestellungen im seelsorglichen Gespräch jeweils zutage treten.

Michael Coors schlägt im Anschluss an Heinz Eduard Tödt vor, die ethische Urteilsfindung in sechs Aspekten zu unterscheiden: „(1) Wahrnehmung der Situation, (2) Analyse der Situation, (3) Darstellung von Handlungsalternativen, (4) Einbeziehung von Werten und Normen, (5) die Überprüfung der Verallgemeinerbarkeit der eigenen Entscheidung und (6) der Abschluss der Urteilsbildung in der

---

[4] Vgl. zur Reflexion von Grenzen und Grenzübertritten in der Seelsorge: Thomas Wild, *Seelsorge in Krisen: Zur Eigentümlichkeit pastoralpsychologischer Praxis* (Göttingen: Vandenhoeck & Ruprecht, 2021), 83–116.
[5] Vgl. Michael Coors, „Einleitung: Menschliche Verletzlichkeit, vulnerable Gruppen und die Moral," in *Moralische Dimensionen der Verletzlichkeit des Menschen: Interdisziplinäre Perspektiven auf einen anthropologischen Grundbegriff und seine Relevanz für die Medizinethik*, ed. Michael Coors (Berlin, Boston: De Gruyter, 2022), 1–4.

Entscheidung."[6] Coors unterstreicht, dass die Prägung der Situationswahrnehmung für die ethische Urteilsbildung von zentraler Bedeutung ist und auf alle anderen Aspekte einwirkt. Insbesondere die drei ersten Gesichtspunkte greifen dabei ineinander. In der ethischen Dimension der Seelsorgearbeit geht es also zunächst darum, die Wahrnehmungsmuster in ihrer Prägung zu verstehen. Dabei spielen Emotionen eine zentrale Rolle, die im frühkindlichen Stadium an Schlüsselszenen geheftet sind. Hier entstehen die Weisen, wie wir die Welt, die uns umgibt, in Erzählungen einbetten. Es werden also nie einfach nur kontextunabhängig Werte und Normen verhandelt und zur Entscheidungsfindung herangezogen. Was Menschen bewegt, in einer bestimmten Weise ihre Situation zu verstehen und zu handeln, ist maßgeblich durch Emotionen geprägt.

Ich schlage vor, vier Dimensionen der physisch-psychischen Verletzlichkeit zu unterscheiden. Diese Dimensionen sind im phänomenalen Erleben oftmals miteinander verbunden, im Interesse einer aufmerksamen Wahrnehmung ist es jedoch sinnvoll, diese begrifflich zu unterscheiden:
- Die Vulneranz: eine Person oder Gruppe ist in der Lage, einem individualen oder kollektiven Gegenüber willentlich oder unwillentlich durch Gewaltausübung Schaden zuzufügen.
- Die pathische Dimension: eine Person erleidet eine schmerzvolle Verletzung oder erlebt eine beglückende Berührung im Modus des Widerfahrnis. Die pathische Dimension hat eine responsive Gestalt; sie antwortet in verschiedenen Modi auf ein vorausgehendes Ereignis.
- Die Möglichkeitsdimension: Menschen sind potenziell verletzlich, zugleich ist ihr Leben mit einem Möglichkeitssinn ausgestattet, den es in der Seelsorge zu erkunden gilt.
- Die strukturell-politische Dimension: Individuen und Gruppen werden verletzlich gemacht und verletzt.

2.1 Vulneranz und moralische Verletzung im Kontext der Polizei- und Militärseelsorge

Die Vulneranzthematik und damit verknüpft der Umgang sowohl mit Schuld als auch mit moralischer Verletzung spielt in verschiedenen Seelsorgekontexten eine Rolle. Insbesondere in der Polizei- und in der Militärseelsorge ist das Thema präsent, da hier die Seelsorge in Organisationen eingebettet ist, in denen das Mittel der

---

6 Michael Coors, „Gesprächsräume als Urteilsräume: Der Beitrag der Seelsorge zur ethischen Urteilspraxis im Krankenhaus," *Wege zum Menschen* 67 (2015): 451–63.

willentlichen Gewaltausübung zur Erfüllung eines bestimmten Auftrags in die Arbeit integriert ist.

Der Arbeitsauftrag der Seelsorge bei der Polizei umfasst sowohl die berufsethische Reflexion polizeilichen Handelns in der Aus- und Fortbildung, Einsatzbegleitung und Einsatznachsorge bei schwierigen Einsätzen als auch die Bereitstellung von seelsorglichen Angeboten in Form von Gesprächen, Seminaren und Gottesdiensten u. ä. Der Arbeitsauftrag der Armeeseelsorge wird ähnlich formuliert und bezieht sich dabei sowohl auf die ethische Reflexion als auch auf seelsorgliche Begleitung. Sind Seelsorger*innen in diesen Institutionen aktiv, müssen sie bereit sein, den willentlichen Einsatz von Gewalt mit den Einsatzkräften zu reflektieren. Der Einsatz von Gewalt kann im reflektierenden Nachgang gerechtfertigt werden, als ambivalent oder als inadäquat erscheinen und wird in bestimmten Fällen auch bereut. In Gesprächen geht es um die Reflexion der Situationen, in denen Menschen, Opfer von Polzeigewalt und Militäreinsätzen wurden und wie diese im Hinblick auf schuldhaftes Fehlverhalten zu beurteilen sind. Es geht auch um das Besprechen von Situationen, in denen Gewaltandrohung bzw. -ausübung gegen Polizist*innen und Militärangehörige gerichtet ist.

Seelsorger*innen sind auch mit dem Phänomen der moralischen Verletzung (moral injury) konfrontiert. Von moralischer Verletzung wird in der klinischen Psychologie gesprochen, wenn Menschen schwer darunter leiden, dass sie selbst moralisch verwerfliche oder moralisch kaum zu rechtfertigende Taten begangen haben, die dem eigenen moralischen Bewusstsein und Selbstbild widersprechen.

In der Reflexion dieses Feldes bewegt sich die Arbeit der Polizei- und Militärseelsorge. Im Folgenden möchte ich auf den Zusammenhang von Vulneranz und moralischer Verletzung näher eingehen. Damit wird nur ein Aspekt des skizzierten Feldes hervorgehoben.

Der Begriff Vulneranz bedeutet Verletzungsfähigkeit. Diese kommt auf institutioneller und politischer Ebene in den Fokus, wenn es um die Durchsetzung des Gewaltmonopols des Staates geht. In Demokratien wird insbesondere der Polizei und dem Militär vom Gesetzgeber zugesprochen, dass die Ausübung von Gewalt zum Schutz eines Staates und seiner Bürger*innen unter bestimmten Bedingungen legitim ist. Die illegitime Seite der Gewaltausübung wird zum Beispiel mit Angriffskriegen verbunden oder mit rassistisch motivierter Polizeigewalt.

Aus der Perspektive des Gesetzgebers gilt: Dort wo Polizeibeamt*innen sich gegen den Gebrauch illegitimer Gewalt zur Wehr setzen, „wird die Anwendung physischer Gewalt rechtlich exkulpiert (über die schon genannten Rechtfertigung- und Entschuldigungsgründe), oder sogar rechtlich eingefordert, also – wie bei der Polizei – als Berufspflicht formuliert und mit entsprechenden Legitimationen (im Rahmen des Eingriffsrechts) versehen. Die ‚Ausübung physischer Gewalt' verwandelt sich unter diesem Vorzeichen zur ‚Anwendung unmittelbaren Zwangs', aus negativ bewerteter ‚violentia' wird positiv bewertete ‚potestas'."[7]

Diese auf juristischer Ebene entwickelte Argumentation ist allerdings in der Praxis oftmals nicht plausibel. Sie impliziert u. a. moralische Überhänge, die auch in der Seelsorge zur Sprache kommen sollten. Werner Schiewek spricht in diesem Zusammenhang von einem moralischen Ausführungsparadox. So gleicht die ausgeübte Gewalt als körperliches und seelisches Erlebnis in phänomenologischer Hinsicht ihrem Gegenstück, der als illegitim betrachteten violentia, die einem anderen Schaden zufügen will. Diese erlebte und gefühlte Vermischung kann bei Polizist*innen einen moralischen Stress auslösen, der bis zur moralischen Verletzung reichen kann. Die Vermischung kann auch zu einer Verrohung führen, in der eine kritische Reflexion der eigenen Handlungen abgewehrt wird. Rassistische Haltungen, die eventuell schon vorhanden waren, werden dann offen und stetig ausagiert.

Die daraus resultierende Problematik der rassistisch motivierten Polizeigewalt ist nicht nur in den USA virulent, sondern auch in Ländern wie der Schweiz und in Deutschland. So sind im Kanton Waadt seit 2015 mehrere Schwarze Personen im Zusammenhang von Polizeieinsätzen getötet worden. Auch findet *racial profiling* im Kontext polizeilicher Ermittlungen in intensivem Ausmaß statt.[8] Die rassistisch motivierten Übergriffe innerhalb der Polizei verdeutlichen, dass die illegitime Ausübung von Gewalt nicht einfach „Ausrutscher" sind, sondern in den Alltag polizeilichen Handelns strukturell eingebettet sind. Die Institution ist also ent-

---

7 Werner Schiewek, „‚Kritische Solidarität': Zum Verhältnis von Seelsorge und Ethik in gewaltausübenden Organisationen," *Wege zum Menschen* 67 (2015): 490–99, 491–92.

8 Menschenrechtsorganisationen diskutieren immer wieder über die Verhältnismäßigkeit von Polizeieinsätzen zum Teil mit Todesfolge und die Praxis des Racial Profiling. Über die Häufung von gravierenden Fällen schreibt humanrights.ch bereits im Jahr 2018: „Im November 2016 verstarb ein junger Mann ohne polizeiliche Vorgeschichte in Bex (VD) durch Schüsse der Polizei. Kurz darauf wurde ein Jogger „ungewollt" zur Zielscheibe der Stadtpolizei Lausanne. Er wird mehrfach getroffen und in die Notaufnahme eingeliefert. 2017 kommt es zu einem ungeklärten Todesfall in einem waadtländischen Gefängnis. Im Februar 2018 schliesslich stirbt ein vierter Mann in Folge einer „aus dem Ruder gelaufenen" Polizeikontrolle. Allen diesen Fällen sind zwei Dinge gemein: Die Hautfarbe der Opfer – schwarz – und die Intransparenz der Behörden. Bis heute können wir nicht mit Gewissheit sagen, was wirklich vorgefallen ist." https://www.humanrights.ch/de/ipf/menschenrechte/polizei/polizeigewalt-waadt [abgerufen am 12.12. 2022]. Dass rassistische und rechtsextreme Haltungen in der Polizei ein tiefgreifendes, strukturell verankertes Problem darstellen, wurde inzwischen wissenschaftlich untersucht, vgl. Daniela Hunold und Stefan Singelnstein, Hg., *Rassismus in der Polizei: Eine wissenschaftliche Bestandsaufnahme* (Wiesbaden: Springer, 2022).

sprechend immer auch mit dem Thema der eigenen strukturellen Gewaltausübung konfrontiert.

Wird in der Professionsethik feinsäuberlich zwischen Gewaltbereitschaft und -affinität unterschieden, so verschwimmt diese in der Theorie gezogene Trennlinie im Erleben oftmals. Polizist*innen berichten sowohl davon, dass ihnen der Einsatz von Gewalt zutiefst widerstrebt, obwohl sie wissen, dass sie der potentiellen Gewaltanwendung verpflichtet sind. Auf der anderen Seite gibt es die Erfahrung, dass der Einsatz von Gewalt auch einen euphorischen Charakter bis hin zum rauschhaften Erleben haben kann. Darüber hinaus artikulieren Polizist*innen verstetigte rassistische Haltungen, die zu illegitimer Gewaltbereitschaft führen.

Wenn im Kontext der Polizeiseelsorge diese verschiedenen Aspekte zur Sprache gebracht werden, so wird dies oftmals als Störung im System erlebt, die verschiedene Formen der Abwehr bis hin zu Aggression hervorrufen kann.[9] Solche institutionellen Abwehrmechanismen lassen sich jedoch auch in der Polizeiseelsorge selbst finden, wenn zu sehr mit vermeintlichen Eindeutigkeiten operiert und Ambivalenzkonflikten zu wenig Platz eingeräumt wird. Seelsorger*innen, die im Kontext der Polizei arbeiten, sollten in der Lage sein, gemeinsam mit den Seelsorge Suchenden die seelischen Belastungen wahrzunehmen, die mit der Übernahme moralischer Verantwortung und mit der ethischen Reflexion der moralischen Ambivalenzen des eigenen Tuns verbunden sind. Dabei kann es nicht darum gehen, die benannte Ambivalenz, die sich z.B. in dem benannten moralischen Ausführungsparadox zeigt, aufzulösen, zu negieren oder kleinzureden. Vielmehr müsste erkundet werden, was es für die Polizeibeamt*innen jeweils individuell bedeutet, vor dem Hintergrund dieses Paradoxes den Arbeitsalltag zu gestalten und mit der Komplexität auch gefühlsmäßig in konstruktiver Weise umzugehen. Seelsorger*innen können hier einen wertvollen Beitrag leisten.

Neben der Auseinandersetzung mit der eigenen Gewaltaffinität tritt insbesondere in der Polizeiseelsorge das Phänomen des *Gottessyndroms* auf. Hierunter versteht man die Fantasie, alle denkbaren Stresssituationen souverän bewältigen zu können, den Opfern allezeit und an jedem Ort beizustehen und diese zu schützen. Diese Fantasie ist allerdings von der Realität oftmals weit entfernt; die Kluft zwischen Anspruch und Wirklichkeit kann entsprechend zu moralischem Stress führen.

Sowohl in der Polizei- als auch in der Militärseelsorge ist die Auseinandersetzung mit dem Vulneranzpotential der eigenen Arbeit und damit zusammenhängend dem Thema der moralischen Verletzung ein wichtiger Aspekt. Peter Zimmermann schlägt vor, moralische Verletzungen als Erfahrungen zu verstehen,

---

9 Vgl. Schiewek, „Kritische Solidarität," 498–99.

„bei denen ein Individuum Handlungen verübt, als Zeuge erlebt, nicht verhindert oder davon erfährt, die mit tief verwurzelten moralischen Überzeugungen und Erwartungen im Widerspruch stehen."[10] Für die seelsorgliche Begleitung ist es wichtig, den Seelsorge Suchenden zu ermöglichen, das moralische Erleben im Hinblick auf die eigene Akteurschaft differenzierter wahrzunehmen. So macht es einen großen Unterschied, ob das moralische Erleben in der Erfahrung aktiver Täterschaft gegründet ist oder nicht. Dies würde im ersten Fall bedeuten, dass ein Polizist, der in völlig unangemessener Weise Gewalt ausgeübt hat, im Nachgang sich in der Seelsorge mit seiner Tat auseinandersetzt. Die moralische Verletzung könnte darin bestehen, dass die eigene Handlung den eigenen Handlungsmaximen widerspricht und zu Schuldgefühlen führt, die einer Auseinandersetzung bedürfen. Sie könnte sich aber auch darin zeigen, dass eine Polizistin diesen Widerspruch verdrängt und (noch) nicht in die Bearbeitung dieser Dissonanz von Handlung und Anspruch eintreten kann, bzw. den Anspruch, anders zu handeln, gar nicht mehr in sich trägt.

Darüber hinaus gibt es verschiedene Situationen, in denen ein Graubereich zwischen aktiver Täterschaft und passivischem Geschehenlassen existiert. Oftmals wird bei militärischen oder polizeilichen Einsätzen eine Soldat*in oder eine Polizist*in Zeug*in einer Gewalttat, in der Menschen zu Schaden kommen oder getötet werden und die beobachtende Person nicht eingeschritten ist. Es kann auch sein, dass die Schädigung oder Tötung der eigenen Kolleg*innen ohnmächtig beobachtet wird.

Werden diese Situationen im Nachhinein nicht aufgeklärt und Konsequenzen gezogen sondern vertuscht, kann dies auch zu moralischer Verletzung der Zeug*innen führen, da diese sich mit der potenziellen Mittäterschaft nicht adäquat auseinandersetzen (können). Moralische Verletzungen durch das Fehlverhalten anderer führen oftmals auch zu tiefer Enttäuschung und Zorn auf die Kolleg*innen oder die Vorgesetzten, die in Aggression gegen diese oder auch in Autoaggression umschlagen können. Suizidales Verhalten ist in diesem Zusammenhang keine Seltenheit. Ein großes Problem ist der Suizid von Soldat*innen, die in Armeen dienten, die in Kriege verwickelt waren, die mit der Zeit (und vielleicht von Beginn an) nicht zu rechtfertigen waren und entsprechend permanent mit nicht zu rechtfertigenden Situationen konfrontiert waren.

Zimmermann schlägt vor, zwischen moralischer Frustration, moralischem Stress und moralischer Verletzung zu unterscheiden. Moralische Frustration setzt ein, wenn Menschen immer wieder damit konfrontiert sind, dass bestimmte Si-

---

10 Peter Zimmermann, *Trauma und moralische Konflikte: Einführung und Manual für die präventive und therapeutische Arbeit mit Einsatzkräften* (Stuttgart: Klett-Cotta, 2022), 51.

tuationen und Entwicklungen, denen eine gewisse moralische Relevanz zugeschrieben wird, sich einfach nicht genügend zum Positiven verändern. Als Beispiel für diese Art der moralischen Frustration nennt er die Sorge um den Umweltschutz. Hilfreicher wäre es, Zimmermann könnte auch Beispiele moralischer Frustration diskutieren, die im Kontext des Militärs oder der Polizei auf institutioneller Ebene bestehen und entsprechend nicht bearbeitet werden.

Mit Blick auf den zweiten Aspekt schreibt Zimmermann: Ein moralischer Stressor entsteht, „wenn durch das Verhalten anderer Personen moralische Grenzen überschritten werden. Im Gegensatz zur moralischen Verletzung ist bei dem moralischen Stress die Erschütterung weniger tief, sodass sie nicht so sehr als Eingriff in die eigenen inneren Strukturen empfunden wird und die Handlungsfähigkeit in der Regel erhalten bleibt."[11] Die moralische Verletzung hingegen hat eine Reihe von psychischen Auswirkungen zur Folge, die gravierend und anhaltend das psychische Wohlbefinden sowie die Handlungsfähigkeit einer Person beeinträchtigen.

Bei der Auseinandersetzung mit Schuld und moralischer Verletzung, die im Kontext der Polizei- und Militärseelsorge auf die illegitime Gewaltausübung der Einsatzkräfte fokussiert, muss der weitere Kontext im Blick bleiben. Oftmals funktioniert die interne Aufklärungsarbeit bzw. die juristische Strafverfolgung nicht oder nur sehr bedingt. Die institutionelle bzw. juristische Aufgabe, Fehlverhalten zu beurteilen, den Schaden, der anderen zugefügt wurde, zu bewerten und entsprechend ein Urteil zu sprechen, wird oftmals nicht wahrgenommen bzw. behindert. In solchen Kontexten zeigt sich die problematische Begrenzung einer Seelsorgearbeit, die keinen systemischen Ansatz verfolgt und die institutionellen Mechanismen nicht wirksam in den Blick nimmt. Dann wird auch der Auftrag, die ethische Reflexion bei den Einsatzkräften zu fördern, konterkariert, wenn es darum geht, vulnerantes Fehlverhalten zu benennen und in seinen menschenverachtenden Auswirkungen zu verurteilen, die Ursachen zu begreifen, über „Entschädigung" nachzudenken und an der Entwicklung von Möglichkeiten der Gewaltprävention mitzuarbeiten. Entsprechend sollte die Seelsorge auch auf institutioneller Ebene daran mitwirken, dass eine Vertuschungskultur, bzw. eine Kultur der Angst strukturell überwunden werden kann.[12]

Im Hinblick auf die Täter geht es in der Seelsorge darüber hinaus darum, die Auseinandersetzung mit der aus dem geschehenen Fehlverhalten eventuell resultierenden moralischen (Selbst)verletzung zu ermöglichen. Dabei ist die Arbeit an

---

11 Zimmermann, *Trauma*, 53.
12 M.E. bedarf es im Hinblick auf die systemischen Möglichkeiten bzw. Beschränkungen weiterer empirischer Forschungen, um den Handlungsspielraum der Seelsorge auf institutioneller Ebene besser einschätzen zu können.

der Schuldeinsicht nicht zu trennen von der Arbeit an den Schuldgefühlen, die auch suizidale Wünsche beinhalten können. Das Erleben moralischer Verletzung durch eigenes Fehlverhalten fördert oftmals die Angst, von anderen auf Dauer grundsätzlich moralisch entwertet und ausgegrenzt zu werden. Diese Befürchtungen führen bei vielen Betroffenen zum sozialen Rückzug und zur Isolation. In den USA sprechen Kriegsveteran*innen von sich selbst als den „Walking Dead" der Gesellschaft, weil sie auf Dauer sowohl psychische Belastungen (z. b. PTBS oder Psychosen) als auch soziale Stigmatisierung als Obdachlose erleben.

Mit Blick auf den Gerechtigkeitsaspekt empfiehlt Zimmermann Rituale und Praktiken, die auf symbolischer, sozialer oder finanzieller Ebene Gesten der „Reparation" ermöglichen. Diese Gesten müssen, damit sie nicht zynisch wirken, meines Erachtens berücksichtigen, dass die Gewalt, die ausgeübt wurde, zu Schäden und Opfern geführt haben mag, die oftmals weder monetär noch symbolisch wiedergutzumachen sind. Menschen wurden getötet und dies stellt für die Hinterbliebenen einen unwiederbringlichen Verlust dar. Reparationspraktiken müssten entsprechend in vielen Fällen auf etwas anderes ausgerichtet sein. In den deutschsprachigen Veröffentlichungen der Militärseelsorge wird allerdings nicht überzeugend dargelegt, wie dies praktiziert werden könnte.

Militärseelsorger*innen haben die schwierige Aufgabe mit Soldat*innen zu arbeiten, die sich mit ihren Taten auseinandersetzen müssen und mit der Frage, wie sie mit diesen weiterleben können. Seelsorger*innen weisen darauf hin, dass viele biblische Texte als theologische Ressource in solche Gespräche eingebracht werden können, um der Schuld und den Verstrickungserfahrungen, die unerträglich erscheinen, eine Sprache geben zu können. So reflektieren die Szenen von Lots Familienleben, was es braucht, dass Menschen in einem absoluten moralischen Desaster enden, in der sie jede Kontrolle über ihr Handeln verlieren. Die Josephsgeschichte in Gen 37–50 kann als eine *repair story* gelesen werden, ebenso das Buch Ruth mit Rückbezug auf die Paradieserzählung in Gen 2. Der Gebrauch biblischer Geschichten in seelsorglichen Prozessen geschieht dabei nicht normativ, sondern will Fenster öffnen, um sich einer gewaltdurchtränkten Wirklichkeit und ihrer Transformation annähern zu können. Dabei geht es darum, im Hinblick auf die eigene Gewaltausübung sprachfähig zu werden und auch die moralische Verletzung zu benennen.

Wird durch diese hindurchgeschaut und -gefühlt, kann zuvor Unausgesprochenes in einen fremden Sprachraum zur Sprache gebracht werden.[13] Insbeson-

---

13 Vgl. den Versuch von Brad Kelle das Thema der moralischen Verletzung als Verstehenshorizont für bestimmte biblische Texte zu profilieren: Brad Kelle, *The Bible and Moral Injury: Reading Scripture Alongside War's Unseen Wounds* (Nashville: Abingdon Press, 2020).

dere Klagepsalmen des Einzelnen eignen sich hierfür. Sie werden als Spiegel für die eigene Erfahrung benutzt. So wird beispielsweise mit Psalm 55 gearbeitet, um Stressoren zu identifizieren, die zu Todeswünschen führen können, die am Ende aber in Gottes Hand gelegt werden.[14] Ein weiteres Beispiel ist die Arbeit mit der Struktur von Klagepsalmen, die zum Schreiben eigener Texte inspirieren will. Das folgende Beispiel dient der Illustration. Es stammt aus einer psychiatrischen Klinik in den USA, in der Kriegsveteran*innen behandelt werden, die an einer posttraumatischen Belastungsstörung leiden. Hier geht es um Menschen, die aufgrund der Gewalt, die sie im Krieg ausgeübt oder beobachtet haben, bzw. die ihnen angetan wurde, psychisch und physisch kollabiert sind. Ihnen wird die Möglichkeit gegeben, sich in ihrer suizidalen Befindlichkeit auszudrücken und Überlebensressourcen zu aktivieren.

Die Teilnehmenden wurden von der Seelsorgerin aufgefordert, ihre Klagen, Anliegen, aber auch ihre Dankbarkeit und ihre Hoffnung zum Ausdruck zu bringen. Ein Teilnehmer schrieb folgenden Text:

> Lieber Gott, große Gaia, König der Könige, himmlischer Vater, Erlöser, hey, du da oben, Herr unser Vater, Jesus Christus Jehovah, JHWH, du hörst nicht zu!!! Warum ist das passiert? [...] MIR passiert? Warum bin ich hier? Wo bist du? Wo warst du? Was habe ich falsch gemacht? Hörst du mir überhaupt zu? Kümmert es dich überhaupt? Warum habe ich solange gebraucht, um herauszufinden, was mein Problem ist? Bist du überhaupt da? Warum lässt du mich leiden? Hey, warum nimmst du mich nicht einfach zu dir? Warum gibt es Krieg? Wann hört der Schmerz endlich auf?... Wird er je aufhören? Bedeutet gar nichts. Ich habe mir selbst in die Brust geschossen und bin verdammt nochmal immer noch da. Ich will dir nicht vertrauen, aber die Tatsache, dass ich hier bin, sagt etwas aus. Ich habe so vieles angestellt, das mich hätte umbringen sollen... Wir haben dem Suizid ins Auge geschaut, viele von uns haben versucht, sich umzubringen, dennoch sind wir hier [...]
>
> Ich will Antworten... geistige Gesundheit... Frieden... Gelassenheit. Ich will geliebt werden. Ich will schlafen – die ganze Nacht durch, ohne Albträume, ohne Schweißausbrüche, ohne aus dem Schlaf aufzuschrecken und nicht zu wissen, wo ich bin. Ich will lieben können... vertrauen können... in mir selbst Vergebung finden, zunächst für mich und dann für die anderen. Ich will ‚normal' sein. Ich will mich hinsetzen können, ohne dass mir jemand den Rücken decken muss. Ich will mich in einer Menschenmenge entspannen und Spaß haben können. Ich will mich selbst verstehen und bei anderen Verständnis für mich finden. Ich will voranschreiten, im Leben weiterkommen... meine Probleme bewältigen. Wenn ich auf meine Gebete Antwort erhalte, weiß ich, dass ich erhört worden bin. Dass diese Gruppe existiert... zeigt mir, dass wir dir wichtig sind. Ich höre immer wieder von den anderen Vorschläge, ‚wie ich beten soll'. Ich will darauf vertrauen, dass du meine Gebete hörst... egal, wie sie zu dir gelangen... Ich will zu dir beten... jederzeit... überall.

---

14 Vgl. Bieler, *Verletzliches Leben*, 219–24.

Ich danke dir jeden Morgen dafür, dass du da bist... Ich danke dir für einen weiteren Tag... Amen.[15]

Abschliessend lässt sich festhalten: Seit einigen Jahren wird verstärkt in der Forschung und auch in der kirchlichen Diskussion wahrgenommen, dass neben posttraumatischen Belastungen bei Angehörigen des Militärs häufig moralischer Stress und moralische Verletzung auftreten. Das Töten im Krieg als die intentionale Verwundung anderer Menschen mit dem Ziel der Vernichtung ist die äußerste Form von Vulneranz. Sie ist eine zerstörerische Handlungsmacht, die sich gegen Unbekannte richtet, gegen Menschen, die nur noch als Feind angesprochen und so entmenschlicht werden. Das Töten nimmt im Krieg zumeist einen anonymen Charakter an, wenn mit Mitteln moderner militärischer Technologie gekämpft wird. Zugleich verweisen aufgefundene Massengräber darauf, dass auch das Morden im Nahbereich stattfindet. Soldat*innen und Zivilist*innen werden zu Zeug*innen unbeschreiblicher Gewaltszenen. Neben die Zeug*innenschaft treten verschiedene Nuancen der Täterschaft. Die Bereitschaft zu töten wird Soldat*innen u. a. durch Manipulationstechniken antrainiert und durch staatliche Propaganda plausibilisiert. Die geschieht auch in Armeen, die wir demokratischen Systemen zuordnen. Man kann aber auch an Putins *chosen trauma* denken, die sogenannte *Entnazifizierung* der Ukraine, mit dem die russische Bevölkerung lange vor Kriegsbeginn konfrontiert wurde.[16] Auch deutsche Soldat*innen, die am Hindukusch die sog. westlichen Interessen verteidigen und dort demokratische Strukturen und Institutionen implementieren sollten, hatten vor dem Hintergrund des sogenannten *Kriegs gegen den Terrorismus* gelernt, ihr eigenes Leben mit einer Waffe auch gegenüber Zivilist*innen zu verteidigen – wenn es sein muss, auch gegenüber Kindern und Jugendlichen. In diesem Kontext wurden konstant Stressoren produziert; Soldat*innen mit diesen schier unzumutbaren Dilemmasituationen konfrontiert. Sie müssen im Nachhinein damit umgehen, dass sie auch Zivilist*innen getötet haben.

Wird in der Seelsorge ein Raum eröffnet, so dass von diesen schwierigen Situationen in ihrer moralisch-affektiven Dimension erzählt und darüber reflektiert werden kann, ist vermutlich schon viel erreicht. Solche Gesprächs- und Gefühlsräume zu eröffnen, scheint mir die genuine Aufgabe von Seelsorge zu sein. Die ethische Reflexion über die Bedeutung der Ausübung von Gewalt kann hier ihren

---

15 Bieler, *Verletzliches Leben*, 221–22.
16 Den Begriff des *chosen trauma* borge ich von Vamik D. Volkan, *Das Versagen der Diplomatie: Zur Psychoanalyse nationaler, ethnischer und religiöser Konflikte* (Gießen: Psychosozial Verlag, 2000).

Ort haben. Dies muss aber nicht zwingend so sein. Zimmermann plädiert für ein multiprofessionelles Vorgehen. Die genuin ethische Reflexion des Gewaltzusammenhangs und seiner Dilemmata sollte unbedingt in Seminarsettings erfolgen, in denen interdisziplinär gearbeitet wird, bevor die Soldat*innen, die eigene Verstrickung erleben.[17] Auch ist es notwendig, dass idealerweise im Vollzug sowie im Anschluss an bewaffnete Auslandseinsätze gewaltvolle Situationen ethisch reflektiert werden müssen.[18]

In den vorangegangenen Überlegungen wurde die spannungsreiche, ambivalente Begrenzung des seelsorglichen Auftrags der Militärseelsorge herausgearbeitet: Sie ist auf die Begleitung von Soldat*innen ausgerichtet. Das ist ihr Auftrag. Inwiefern bei dieser Schwerpunktsetzung die beschriebenen problematischen institutionellen Mechanismen in den Blick kommen können, muss immer wieder kritisch diskutiert werden. Die Militärseelsorge stellt die unmittelbare Arbeit mit Kriegsopfern von Kriegen nicht ins Zentrum. Sie nimmt die Opferperspektive nur vermittelt in der ethischen Reflexion bzw. aus der Perspektive der militärischen Einsatzkräfte wahr.

Ist die beschriebene begrenzte Praxis als eine nicht zu rechtfertigende Fixierung auf die potenzielle Täterperspektive zu beurteilen? Oder hat diese Schwerpunktsetzung der seelsorglichen Begleitung der Einsatzkräfte ihre Berechtigung? M.E. kann letzterem zugestimmt werden, zumindest solange, wie die Kirchen die Existenz der staatlichen Institutionen des Militärs und der Polizei grundsätzlich als legitim erachten und ihren Auftrag in dem vorgegebenen begrenzten Rahmen kritisch reflektieren. Darüber hinaus ist es notwendig, dass Seelsorgeorte existieren, die sich engagiert den Anliegen und Perspektiven der Opfer zuwenden.[19]

M.E. kann der Auftrag der Militärseelsorge grundsätzlich nur dann bejaht werden, wenn der kirchliche Einsatz für die Opfer zeitgleich engagiert betrieben wird. Die Begleitung von Kriegsopfern findet kirchlicherseits an vielfältigen Orten statt, z. B. in Faith Based Organizations, die sich in Kriegsgebieten und Flüchtlingscamps engagieren und deren Aufgabe es ist, gefährdete Zivilist*innen zu unterstützen.

Die weitergehende Auseinandersetzung mit den Menschenrechtsverletzungen, die in Kriegen geschehen, betrifft die kirchliche Artikulations- und Konfliktfähig-

---

17 Vgl. Zimmermann, *Trauma*, 127–65.
18 Inwiefern dies z.B. in der deutschen Bundeswehr tatsächlich systematisch und nachhaltig geschieht, entzieht sich meiner Kenntnis.
19 Soweit ich es überblicke, gibt es nur sehr wenige Orte, an denen Opfer und Täter konstruktive Gespräche mit Blick auf erfahrene Militär- bzw. Polizeigewalt führen. Als Beispiel hierfür möchte ich die Arbeit des Institute for Healing of Memories in Los Angeles (CA) anführen. Diese NGO ist allerdings keine kirchliche Organisation.

keit im Gegenüber zum Staat und seinen Institutionen. Diese Auseinandersetzung muss weit über den Kontext seelsorglichen Handelns hinausgehen.

2.2 Die pathische Dimension: Der responsive Nachklang und das Reframing der Schuldthematik

Vulnerabilität hat darüber hinaus eine pathische Dimension, die darauf verweist, was gegen den eigenen Willen und zumeist ohne eigenes Zutun geschieht. Es geht entsprechend um Ereignisse, die als Widerfahrnisse im Erleiden, Getroffensein und Überwältigtwerden erfahren werden.

Die pathische Dimension des Erlebens taucht im Kontext von positiv aber auch negativ erlebten Krisen auf, wenn das, was eine Person positiv berührt oder verletzt, als unkontrolliertes und nicht frei gewähltes Widerfahrnis erlebt wird. Das Erleben von Vulnerabilität entfaltet sich oftmals in einem Zwischenraum zwischen Aktivität und Passivität: jemandem geschieht etwas, und darauf antwortet die Person im Nachklang auf unterschiedliche Weise: Zunächst vielleicht im vorsprachlichen Bereich, im Schweigen, im Weinen, im Seufzen, im Stammeln. Manchmal folgt ein fragmenthaftes Erzählen, in dem die erzählten Bruchstücke noch nicht unbedingt kohärent miteinander verbunden sind. Hier deutet sich zunächst eine Erlebnisweise an, die sich oftmals der Beschreibung von Kausalität und Intention entzieht und im Medio-Passiv erscheint.

Erst im Nachhinein bildet jenes Getroffensein ein narratives Potenzial aus. Etwas kann dann in Worte gefasst werden, das auf die Vergangenheit zurückstrahlt. Eine zentrale Aufgabe der Seelsorge besteht darin, für Seelsorge Suchende einen Raum zu eröffnen, den Widerfahrnischarakter des Leidens sowohl vorsprachlich als auch sprachlich zum Ausdruck zu bringen. Beim Versuch über ein Widerfahrnis zu sprechen, tritt die Zeitstruktur der pathischen Erlebnisqualität in den Vordergrund: Alles Antworten auf Widerfahrnisse folgt dem Modus eines apriorischen Perfekt, es gleicht einer Wunde, die schon da war, bevor sie anderen gezeigt werden kann.[20]

> In der Seelsorge, insbesondere an den Rändern des Lebens, geht es in herausragender Weise immer wieder um die pathische Dimension. Menschen werden getroffen von Glücksmomenten und von Hiobsbotschaften: Die Geburt eines Kindes, das Ja-Sagen zum Lebenspartner, die fragile Entwicklung pubertierender Kinder, die Krebsdiagnose und das Sterben geliebter Menschen – an diesen wenigen Beispielen kann die Dimension des Pathischen nachvollzogen

---

[20] Bernhard Waldenfels, *Bruchlinien der Erfahrung: Phänomenologie, Psychoanalyse, Phänomenotechnik* (Frankfurt am Main: Suhrkamp, 2002), 56.

werden. Diese kann nicht einfach nur auf den Leidensaspekt reduziert werden; es geht auch um die ‚schönen' Gefühle. Aber auch Leid und Glück können nicht immer einfach fein säuberlich unterschieden werden. Pathisches Erleben und die Responsivität, die es auslöst, sind in Ambivalenzen verstrickt.[21]

Im Gegensatz zu den destruktiven Formen des pathischen Erlebens steht das Widerfahrnis der Liebe. Im Lieben und Geliebtwerden geschieht eine risikoreiche Öffnung, die die Liebesfähigkeit erst ermöglicht und zugleich potenzielle seelische Verletzlichkeit evoziert. Seelsorger*innen sollten insbesondere im Kontext des Krankenhauses, das auf die Handlungslogik von Diagnose, Therapie und Heilung setzt, sich als Anwält*innen des Pathischen verstehen. Hiermit ist gemeint, dass sie auch in Kontexten, in den unter massivem Handlungsdruck agiert wird, den Raum für die Reflexion und die Meditation von Widerfahrnissen bzw. der Endlichkeit des Lebens offenhalten bzw. ermöglichen. Im Kontext des Krankenhauses werden Patient*innen mit diagnostischen und therapeutischen Handlungslogiken konfrontiert, in denen sie sich nur begrenzt als Akteur*innen erfahren können, während gleichzeitig oftmals ein starker medizinischer Handlungsdruck aufgebaut wird.[22] Seelsorger*innen, die sich als Anwält*innen des Pathischen verstehen, werden bei totkranken Patient*innen in der Palliativmedizin eine Verbündete entdecken, weil auch sie sich verpflichtet weiß, wenn die Zeit gekommen ist, den Sterbeprozess so menschenwürdig wie möglich zu gestalten. Im Gespräch mit Sterbenden, den Angehörigen sowie mit dem medizinischen Personal wird die ethische Frage virulent, wie das gute Leben an seinen Rändern gestaltet werden kann. Die Endlichkeit und somit die Sterblichkeit des Menschen impliziert verschiedene Formen der Verletzlichkeit, die zur ethischen Reflexion herausfordern. Dies betrifft insbesondere die Versorgung todkranker Menschen in der Endphase ihres Lebens. Dabei verstehen sich Seelsorger*innen als Begleitung auf einem schwierigen Weg, auf dem sie nicht mit vorgefertigten Antworten und Rezepten kommen.

Die SARS-Covid-19-Pandemie hat dabei die pathische Dimension des medizinischen Handelns und ihre moralischen Konnotationen insbesondere in der Konfrontation mit dem Scheitern bzw. den Grenzen medizinischer Interventionen deutlich hervorgebracht. In diesem Zusammenhang taucht wieder das Thema der moralischen Verletzung auf, mit dem das medizinische Personal in Situationen in Berührung gekommen ist, in denen die Standards pflegerischen und medizinischen

---

21 Bieler, *Verletzliches Leben*, 131.
22 Vgl. Bieler, *Verletzliches Leben*, 122–43.

Handelns, die im Normalfall gelten sollten, nicht eingehalten werden konnten.[23] Dieses Thema wurde besonders drängend mit Blick auf die Versorgung von Patient*innen auf den Intensivstationen. Lessing und Kröger sprechen von einer tiefgreifenden Erschütterung der sozialen und professionellen Identität von Pflegekräften und Ärzt*innen mit Blick auf den Pflegenotstand, den die Pandemie hervorgerufen hat. In den alltäglichen Stress war dann auch die Verletzung medizin- und sozialethischer Normen eingebettet.[24] Während in dieser Situation die ethische Aufgabe zum Beispiel in der Formulierung von Kriterien für eine mögliche Triage-Situation lag, sollte die seelsorgliche Begleitung des Personals die Folgen möglicher moralischer Verletzung in den Blick nehmen und das Personal in dieser Situation begleiten.

Abschließend soll noch ein weiteres Beispiel angeführt werden, das auf die pathische Dimension im Erleben von Gewalt verweist. Wenn Kinder und Jugendliche mit sexueller Gewalt im sozialen Nahbereich konfrontiert werden, zeigt sich die pathische Dimension der Vulnerabilität oftmals im Gefühl der Scham und in Hilflosigkeit. Insbesondere die Scham hat einen negativ-pathischen Charakter. Sie ergreift und durchflutet die Betroffenen, die nicht in der Lage sind, derlei gewaltvolle Grenzüberschreitungen moralisch einzuordnen. Im Gefühl der Scham kann sich das Gefühl physischer Beschmutzung ablagern. Ein Kind schämt sich, fühlt sich entblößt vor der Mutter und den Geschwistern und will sich nur noch verstecken. Das Schamgefühl wandelt sich oftmals in ein Schuldgefühl. Im Gefühl selbst schuld zu sein, eventuell die Tat provoziert zu haben, kann paradoxerweise der Versuch stecken, einen ersten Schritt aus der erlebten Ohnmacht zu machen und die eigene Handlungsfähigkeit wieder zu spüren. Dieses Paradox ist auch in der leichteren Anfälligkeit für emotionale Manipulation gegründet und wird genährt durch die Abhängigkeitsverhältnisse, die in familiären Settings bestehen. Um die elterliche Beziehung aufrecht erhalten zu können, bleibt Kindern und Jugendlichen oft nur der Weg, die Schuld für dieses überbordende Unrecht bei sich selbst zu suchen. Die mit der Ausübung sexueller Gewalt einhergehende Erfahrung des Vertrauensmissbrauchs ist im familiären aber auch im kirchlichen oder schulischen Kontext ein Faktor, der gravierende Langzeitfolgen für die psychosoziale Entwicklung haben kann.

Wenn Seelsorger*innen im Gespräch mit betroffenen Kindern und Jugendlichen sind, besteht sicherlich eine zentrale ethische Aufgabe darin, so behutsam wie möglich darüber zu sprechen, dass diese keine Schuld tragen und dass das ge-

---

23 Vgl. hierzu Nora Lessing und Christoph Kröger, „Erschütterte soziale Identität und moralische Verletzungen," *Wege zum Menschen* 73 (2021): 49–54.
24 Lessing und Kröger, „Erschütterte soziale Identität," 49–54.

waltvolle Fehlverhalten mit nichts zu rechtfertigen ist und einfach böse ist. Das moralische Reframing kann dann zunächst einen destabilisierenden Effekt haben, wenn Kinder realisieren, dass der Vater oder die Mutter in der Tat nicht vertrauenswürdig sind. Deshalb muss diese moralische Neuordnung von therapeutischen Bemühungen begleitet werden, die darauf abzielen, dass Kinder ihre eigene Imagination als Ressource kennenlernen und lernen, sich einen sicheren Ort vorzustellen, in den sie sich in Momenten der Destabilisierung hineinbegeben können. Diese Arbeit ist allerdings in vielen Fällen erst möglich, wenn auch ein äußerlich sicherer Ort etabliert wurde. Dieser kann oftmals erst etabliert werden, wenn Kinder vor den Gewalttäter*innen geschützt werden.[25]

2.3 Die Möglichkeitsdimension und der Raum der existentiellen Freiheit

Während die pathische Dimension der Vulnerabilität die Bezugnahme auf vergangene Widerfahrnisse einschließt, bezieht sich der Möglichkeitssinn der Vulnerabilität auf die Sphäre des Potenziellen, auf die Möglichkeiten, Fähigkeiten oder religiös gesprochen auf die Charismen, die eine Person entfalten könnte, die aber noch nicht realisiert sind. In der seelsorglichen Arbeit an der Erweiterung des Möglichkeitssinns wird auch das Thema der Moral und der ethischen Reflexion aufgerufen. Die seelsorgliche Ermutigung, ein Leben anzustreben, in dem die Ausrichtung auf den Möglichkeitshorizont eine gestaltende Kraft entwickeln kann, bedeutet, die Kraft der Zuschreibungen, die im sozialen Umfeld einer Person als realitätsadäquat qualifiziert werden, immer wieder auch zu labilisieren mit Blick auf transzendierende Perspektiven. Die Entdeckung eines kreativen Möglichkeitssinnes, und nicht einfach die Affirmation des Bestehenden, wird so zur Triebkraft seelsorglichen Handelns. Gott wird in diesem Prozess als Wirklichkeit des Möglichen verstanden und in diesem Sinne als kreatorische Kraft, die im Leben der Einzelnen wirksam ist. So gewinnt die Geschöpflichkeit eine Gestalt im Hier und Jetzt:

> Geschöpf zu werden aber heißt, von Gott begabt und beschenkt zu werden, indem einem Lebensmöglichkeiten zugespielt werden, über die man niemals verfügt, sondern die einem erlauben und ermöglichen, Mensch zu werden und als Mensch mit offener Zukunft zu leben, ohne dass aus der eigenen Herkunft extrapoliert werden könnte, wozu man dabei wird. Wer

---

25 Zur Bedeutung der Imagination eines sicheren Ortes vgl. Luise Reddemann, *Imagination als heilsame Kraft: Zur Behandlung von Traumafolgen mit ressourcenorientierten Verfahren* (Stuttgart: Klett-Cotta, 2001).

wir sind, entscheidet sich nicht bei uns, sondern an dem, was wir für andere werden – für andere Menschen, für andere Geschöpfe, und für Gott.[26]

Vor diesem theologisch bestimmten Möglichkeitshorizont geht es um die Wahrnehmung des eigenen Lebens, die darauf ausgerichtet ist, den Ort, der einer Person gesellschaftlich zugewiesen wird, immer wieder kritisch hinterfragen zu können und im Sinne der Autor*innenschaft über das eigene Leben noch einmal neu zu bedenken und zu gestalten. Die Erkundung des Möglichkeitssinnes zielt auf die Artikulation und Gestaltwerdung der existentiellen Freiheit in Individuations- und Identitätsprozessen, die auf Selbstwerdung zielen. Selbstwerdung, so betont Hille Haker, ist allerdings sowohl unabschließbar als auch letztlich unverfügbar: „Die Bedeutsamkeit von Erfahrungen und ihren Interpretationen für das Selbstverständnis einer Person können sich beständig im Licht neuer Erfahrungen verschieben oder verändern."[27]

Bei der Entdeckung des Möglichkeitssinnes geht es manchmal um ganz handfeste Dinge. So erzählt ein Seelsorger von der Begegnung mit einem jungen Mann aus Afghanistan, der vor einigen Jahren nach Deutschland gekommen war. Inzwischen hatte er eine Lehrstelle bekommen, von der er dankbar berichtete. Angesprochen auf die Hoffnung, die ihn umtreibe, berichtet er nach einigem Zögern, dass er nun auf dem Weg sei, Elektriker zu werden. Dass sein Chef und seine Kollegen eigentlich sehr freundlich und unterstützend seien. Sein Traum sei allerdings immer gewesen, Übersetzer zu werden. Und er spreche ja bereits Farsi, Arabisch, Französisch, Englisch und Deutsch. Dann schwärmte er davon, welche wunderbaren Dinge er als Übersetzer in die Welt bringen könnte. Er könnte Brücken bauen zwischen Menschen, die sich fremd seien oder durch die Übersetzung von Literatur könnte er die deutsche Kultur bereichern.

Ohne das Interesse des Seelsorgers an der Hoffnung bzw. dem Traum dieses Mannes, wäre all dies nie zur Sprache gekommen. Neben die pathische Dimension tritt hier eine weitere Facette des seelsorglichen Ethos in den Vordergrund: die Öffnung der Wahrnehmung mit Blick auf den Möglichkeitshorizont. In der Artikulation der Differenz von Sehnen und Wirklichkeit kommen aber auch die Parameter einer Migrationspolitik in den Fokus, in der die Wünsche den Erfordernissen des Arbeitsmarktes untergeordnet werden. So werden die Sehnsucht und der Lebenswunsch harsch durchkreuzt von restriktiven politischen Praktiken.

---

26 Ingolf U. Dalferth, *Umsonst: Eine Erinnerung an die kreative Passivität des Menschen* (Tübingen: Mohr-Siebeck, 2011), 233.
27 Hille Haker, „Verletzliche Freiheit: Zu einem neuen Prinzip der Bioethik," in *Theologische Vulnerabilitätsforschung: Gesellschaftsrelevant und interdisziplinär*, ed. Hildegund Keul (Stuttgart: Kohlhammer, 2020), 99–118, 107.

In der pathischen Grundierung der Seelsorge wird der Spur des Widerfahrnisses im Erleben und Deuten nachgegangen. Damit wird der Raum zwischen Aktivität und Passivität eröffnet.

Das Pathische bewegt sich zunächst im Raum des Prä-Moralischen. Erst in den verschiedenen Weisen, eine Antwort auf das Erlebte zu geben, kommen die moralischen und ethischen Überlegungen in den Blick. In der Ausrichtung auf den Möglichkeitssinn wird der spannungsvolle Raum zwischen Wirklichem und Möglichem in seiner Konflikthaftigkeit und zugleich dynamischen Imaginationskraft eröffnet. In beiden seelsorglichen Bewegungen kann die ethische Reflexion durch die Wahrnehmung und Analyse der Situation insbesondere mit Blick auf mögliche Handlungsoptionen und Begrenzungen vertieft werden. Hinzu tritt die Reflexion der Werte und Normen, die zur Debatte stehen.

2.4 Die strukturell-politische Dimension

In der Diskussion der Vulneranz ist bereits die aktive Fähigkeit, andere zu verletzen, zur Sprache gebracht worden. Dass Menschen verletzt werden bzw. potentiell verletzlich gemacht werden, bedarf mit Blick auf die moralischen Probleme und ihre ethische Reflexion für die Seelsorge besonderer Aufmerksamkeit. Die strukturell-politische Dimension zeigt sich insbesondere in den Faktoren, die situative Vulnerabilität konstituieren. Hierzu gehören unter anderem der eingeschränkte bzw. verwehrte Zugang zu grundlegenden Gütern wie eine angemessene Gesundheitsversorgung, Bildungsressourcen, Nahrungsmittel sowie ein sicheres Lebens- und Wohnumfeld. Ein weiterer Faktor situativer Vulnerabilität ist die erzwungene Mobilität in Gestalt globaler Migrationsbewegungen aufgrund von Armut, Krieg und ökologischen Krisen, in denen Millionen von Menschen genötigt sind, sich in Bewegung zu setzen, weil sie auf sichere Lebensbedingungen angewiesen sind.

In diesen Themen verschränken sich poimenische und diakonische Fragestellungen. Bei den *wicked problems* unserer Zeit wird deutlich, wie begrenzt und ambivalent die Handlungsspielräume sind, in denen kirchlich gebundene Seelsorge agiert. Auch wird klar, dass viele Probleme, die zunächst in individueller Form erscheinen und von konkreten Personen erlitten werden, politisch-strukturell eingebettet sind. So ist es wichtig, dass der erwähnte junge Mann aus Afghanistan weiß, wie die Arbeitsmarktpolitik mit Blick auf Migrant*innen strukturell gestaltet ist, um sich dazu verhalten zu können. Diese Zusammenhänge zu erhellen, kann auch durch die Seelsorge mit gestützt werden.

Neben diesen materiell-politischen Bedingungen, tritt die Grammatik politischer Diskurse, die auch unser alltägliches Sprechen prägt. In diesen Diskursen werden verletzliche Subjekte hervorgebracht. Diese Diskurse sind oftmals von binären Wahrnehmungsrastern bewegt, die beharrlich die Unterscheidung zwischen verwundbar – unverwundbar, krank – gesund, normal – abweichend, behindert – nicht-behindert, männlich – weiblich, hetero – homo hervorbringen. Diese auf die leibkörperliche Klassifizierung von Normalität und Abweichung bezogene Wahrnehmung ist häufig mit weiteren binären Oppositionen verknüpft, die das Leib-Sein-Zur-Welt räumlich verorten und die mit dem weitergreifenden Raster vom Eigenen und Fremden verbunden sind. Binäre Lesarten von „drinnen – draußen", „hier – dort", „diese – jene", „damals – heute", „Inland – Ausland" gehören zu den Diskursen, die das vulnerable Subjekt konstituieren und als dazugehörig oder fremd verorten.[28] In den migrationspolitischen Debatten treten diese räumlich verorteten binären Codes machtvoll in den Vordergrund; dabei werden oftmals die Bedrohungsgefühle der „Einheimischen" geschürt und das Fremdsein der Fremden auf drastische und bedrohliche Weise hervorgehoben.

Menschen verletzen andere nicht nur durch physische Gewalt, sondern auch willentlich und unwillentlich durch Handlungsweisen, durch die sich ein stetiger Entzug von sozialer Anerkennung vollzieht. Diese sozialen Praktiken sind, wie bereits angemerkt, oftmals in binäre Wahrnehmungsstrukturen eingelassen. All diese Anordnungen sind in Bewegung, wie die gegenwärtige Flüchtlingspolitik mit Blick auf die besondere Behandlung von Menschen, die aufgrund des Krieges in der Ukraine flüchten mussten, zeigt. Die binäre Grammatik kultureller und politischer Diskurse wird immer wieder von denjenigen durchkreuzt und gestört, die sich in den vorgegebenen Kategorien nicht wiederfinden können.

Seelsorger*innen, die eine kritische Analyse vorfindlicher Diskurspraktiken miteinbeziehen, werden sich auch mit den Normalisierungsdynamiken, die diese hervorbringen, beschäftigen, um eine angemessene ethische Reflexion einzubeziehen.

Literatur

Bieler, Andrea. *Verletzliches Leben: Horizonte einer Theologie der Seelsorge*. Arbeiten zur Pastoraltheologie, Liturgik und Hymnologie 90. Göttingen: Vandenhoeck & Ruprecht, 2001.
Bieler, Andrea. „Exploring Affectivity: An Unfinished Conversation with Pamela Sue Anderson." *Angelaki: Journal of Theoretical Humanities* 25 (2020): 245–53.
Coors, Michael. „Einleitung: Menschliche Verletzlichkeit, vulnerable Gruppen und die Moral." In *Moralische Dimensionen der Verletzlichkeit des Menschen: Interdisziplinäre Perspektiven auf einen anthropologischen Grundbegriff und seine Relevanz für die Medizinethik*, hg. v. Michael Coors, 1–4. Berlin, Boston: De Gruyter, 2022.

---

28 Vgl. Bieler, *Verletzliches Leben*, 47.

Coors, Michael. „Gesprächsräume als Urteilsräume: Der Beitrag der Seelsorge zur ethischen Urteilspraxis im Krankenhaus." *Wege zum Menschen* 67 (2015): 451–63.

Dalferth, Ingolf U. *Umsonst: Eine Erinnerung an die kreative Passivität des Menschen.* Tübingen: Mohr-Siebeck, 2011.

Haker, Hille. „Verletzliche Freiheit: Zu einem neuen Prinzip der Bioethik." In *Theologische Vulnerabilitätsforschung: Gesellschaftsrelevant und interdisziplinär*, hg. v. Hildegund Keul, 99–118. Stuttgart: Kohlhammer, 2020.

Humanrights.ch. https://www.humanrights.ch/de/ipf/menschenrechte/polizei/polizeigewalt-waadt [abgerufen am 12.12. 2022].

Hunold, Daniela und Stefan Singelnstein, Hg. *Rassismus in der Polizei: Eine wissenschaftliche Bestandsaufnahme.* Wiesbaden: Springer, 2022.

Kelle, Brad. *The Bible and Moral Injury: Reading Scripture Alongside War's Unseen Wounds.* Nashville: Abingdon Press, 2020.

Lessing, Nora und Christoph Kröger. „Erschütterte soziale Identität und moralische Verletzungen." *Wege zum Menschen* 73 (2021): 49–54.

Merleau-Ponty, Maurice. *Phänomenologie der Wahrnehmung.* Berlin, New York: De Gruyter, 1966.

Reddemann, Luise. *Imagination als heilsame Kraft: Zur Behandlung von Traumafolgen mit ressourcenorientierten Verfahren.* Stuttgart: Klett-Cotta, 2001.

Schiewek, Werner. „‚Kritische Solidarität': Zum Verhältnis von Seelsorge und Ethik in gewaltausübenden Organisationen." *Wege zum Menschen* 67 (2015): 490–99.

Volkan, Vamik D. *Das Versagen der Diplomatie: Zur Psychoanalyse nationaler, ethnischer und religiöser Konflikte.* Gießen: Psychosozial Verlag, 2000.

Waldenfels, Bernhard. *Bruchlinien der Erfahrung: Phänomenologie, Psychoanalyse, Phänomenotechnik.* Frankfurt am Main: Suhrkamp, 2002.

Wild, Thomas. *Seelsorge in Krisen: Zur Eigentümlichkeit pastoralpsychologischer Praxis.* Göttingen: Vandenhoeck & Ruprecht, 2021.

Zimmermann, Peter. *Trauma und moralische Konflikte: Einführung und Manual für die präventive und therapeutische Arbeit mit Einsatzkräften.* Stuttgart: Klett-Cotta, 2022.

Traugott Roser

Wenn der Rat der Seelsorge gefragt ist: Zum Rollenverständnis der Seelsorge zwischen Spiritual Care und Ethik

1 Seelsorge bei Suizidassistenz in Deutschland: Ethische Konflikte als situativer Kontext

Das Thema für meinen Beitrag stellt sich – in Deutschland – nicht erstmals, aber mit neuer Dringlichkeit vor dem Hintergrund der Frage, wie sich kirchliche Seelsorge im Kontext von Sterbewünschen und der Bitte um Suizidassistenz verhalten soll. Zu dieser Frage, aber nicht nur dazu, haben bekanntlich zu Beginn des Jahres 2021 der Ethiker Reiner Anselm, die Praktische Theologin Isolde Karle und der Präsident der Diakonie Deutschland Ulrich Lilie einen Beitrag in der Frankfurter Allgemeinen Zeitung unter dem Titel „Den assistierten professionellen Suizid ermöglichen" in der F.A.Z. veröffentlicht, in dem sie auch auf die Rolle der Seelsorgenden eingingen. Anselm, Karle und Lilie beschreiben ihren Beitrag als das Ergebnis eines gemeinsamen Diskussionsprozesses mit Landesbischof Ralf Meister, dem Juristen Jacob Joussen und dem Palliativmediziner Friedemann Nauck. In der kontroversen Debatte um den assistierten Suizid, die von diesem Beitrag zwar nicht ausgelöst, aber doch befeuert wurde und die im Gesundheitsbereich[1] wie in kirchlichen Kreisen und Leitungsgremien[2] nach wie vor anhält, konnte leicht übersehen werden, dass hier erstmals an prominenter Stelle die Frage der Be-

---

[1] Exemplarisch sei auf Studien zu Einstellungen bei medizinischem Fachpersonal in palliativmedizinischen und medizinethischen Journals verwiesen: Till Brune, Yann-Nicolas Batzler, Martin Neukirchen et al., „Wissen und Einstellungen zum assistierten Suizid einer Stichprobe von Mitgliedern der Deutschen Gesellschaft für Anästhesiologie und Intensivmedizin", *Zeitschrift für Palliativmedizin* 25 (2024). DOI: 10.1055/s-0044–1788350; Annette Riedel, Karen Klotz, Thomas Heidenreich, „Ethische Aspekte von Todes- und Suizidwünschen älterer Menschen in der Pflege und für Pflegefachpersonen". *Ethik in der Medizin* 36 (2024), 263–281 DOI:10.1007/s00481–024–00822–9.
[2] Vgl. dazu die Stellungnahme des Rates der EKD im Vorfeld der Entscheidung des Bundestages über eine rechtliche Regulierung der Suizidbeihilfe vom Juni 2023 https://www.ekd.de/stellungnahme-rat-suizidbeihilfe-79346.htm (10.12.2024); sowie die Stellungnahme der Deutschen Bischofskonferenz „Leben bis zum Ende" https://www.dbk.de/themen/leben-bis-zum-ende-1 (10.12.2024).

deutung erörtert wurde, die dem „seelsorgerlichen Handeln"[3] zukommt und dabei konkret Pfarrerinnen und Pfarrer und nicht ‚die Kirche' oder ‚die kirchlichen Einrichtungen' in den Blick kommen. Interessanterweise unterscheiden Anselm et al. zwischen Gemeindepfarrerinnen und -pfarrern einerseits und „besonders geschulte[n] Seelsorgerinnen und Seelsorger[n]" andererseits, die es brauche. Den Gemeindepfarrer*innen könne in der Beratung und Begleitung „eine zentrale Rolle zukommen" im „Sinne einer ‚erweiterten Kasualpraxis' [...] die Begleitung der Angehörigen und die Begleitung der Sterbenden beziehungsweise Sterbewilligen als eine integrale Praxis zu begreifen."[4] Die zum Gemeindepfarramt gehörende integrale Kasualpraxis besteht aus einem vorbereitenden Kasualgespräch und der Durchführung einer landläufig als Amtshandlung bezeichneten Kasualhandlung, die in der Regel als ein liturgischer Akt mit kleiner Ansprache, biblischem Wort und einer Segenshandlung durchgeführt wird.

Folgt man dem Kasualverständnis des Münsteraner Praktischen Theologen Christian Grethlein, sind alle Kasualien „als Stationen auf dem Taufweg zu verstehen."[5] Eine an der Kasualpraxis orientierte Seelsorge im Kontext des assistierten Suizids bezieht Sterbewunsch und Tötungshandlung und den Umgang damit im Vorfeld – den Vorgesprächen – wie im Nachgang – als Vorbereitung eines Bestattungsgottesdienstes oder in der Trauerbegleitung – also gezielt auf religiöse Vollzüge, auf das mit der Taufe verbundene Glaubensbekenntnis und den Christusbezug in der Taufe, das Sterben und Auferstehen mit Christus. Die pastorale Rolle, die der FAZ-Beitrag der Seelsorge zuweist, konturiert assistierten Suizid damit als Kasus und pointiert als eine Station des *Taufwegs*, bei der es in besonderer Weise eines Segens bedarf, um der Situation christlichen Lebensvollzugs zu entsprechen. Professionstheoretisch dürfte man die Rolle der Gemeindeseelsorgeperson der Pastoraltheologie zuordnen, wie dies auch der Begriff der Amtshandlung intendiert. Damit stellt sich sowohl die kasualtheoretische als auch pastoraltheologisch anspruchsvolle Frage, inwiefern Begleitung im Kontext von Suizidbeihilfe zu den durch das Amt gebotenen oder nicht gebotenen Handlungen gehört. Amtshandlungen kommen in den Leitlinien und Regelungen kirchlichen Lebens gesonderte Aufmerksamkeit zu, wie dies etwa in der Ordnung kirchlichen Lebens in den Evangelischen Kirchen der Union zum Ausdruck kommt:

---

3 Reiner Anselm, Ulrich Lilie und Isolde Karle, „Den assistierten professionellen Suizid ermöglichen," *Frankfurter Allgemeine Zeitung*, (11.01.2021), 6.
4 Anselm et. al., „Suizid ermöglichen".
5 Christian Grethlein, *Grundinformation Kasualien: Kommunikation des Evangeliums an den Übergängen des Lebens* (Göttingen: Vandenhoeck & Ruprecht, 2007), 407.

> Der Glaube gewährt Rückhalt in Krisen- und Wechselfällen des Lebens. In der Vergewisserung der Menschen in entscheidenden Situationen und an Übergängen des Lebens durch biblische Texte, Geschichten und Bekenntnisse, durch Liturgie, Riten und Seelsorge liegt eine wichtige Kompetenz der Kirche. Besondere Bedeutung gewinnen die kirchlichen Amtshandlungen. Hier erfahren Menschen, dass die Kirche auf sie zugeht und das Evangelium ein Angebot für ihr Leben sein kann.[6]

Isolde Karles auch andernorts vertretener Zugang zum Pfarrberuf argumentiert professionssoziologisch, denn Professionen bearbeiten „*existenziell und kulturell relevante Sachthematiken* und Probleme [...]. Fragen der Schuld, der Krankheit und des Seelenheils sind hoch komplex und können nicht standardisiert gelöst und beantwortet werden."[7]

Anselm, Lilie und Karles Rede von besonders geschulten Seelsorger*innen impliziert allerdings weitere, über eine Amtshandlung hinausgehende Kompetenzen und wohl auch eine andere Rolle. Angesichts der Möglichkeit, dass der Suizidwunsch psychopathologische Gründe haben könnte, halten sie es für die

> Aufgabe einer ethisch informierten Seelsorge [...], in einer empathisch-akzeptierenden Grundhaltung an die Vorstellungswelt des sterbewilligen Menschen anzuknüpfen und dessen Horizont zu weiten, über die womöglich noch nicht ausgeschöpften Möglichkeiten palliativer Medizin zu informieren und nicht zuletzt Kontakt zu den engsten Angehörigen, die durch die Entscheidung zum Suizid oftmals erheblich belastet sind, herzustellen.[8]

Palliativversorgung wird speziell genannt, weil dort neben der psychischen Situation und dem sozialen Umfeld auch das „weite Feld von Sinnsuche und Spiritualität"[9] in den Blick genommen werde. Reflektiert, prozessorientiert, respektvoll, solidarisch und realistisch soll diese Begleitung erfolgen, ihre Funktion besteht hiernach in einer Mittlerschaft: Vermittlung zwischen Sterbewilligen und Umfeld und Vermittlung von Informationen ohne jeglichen, schon gar nicht subtilen Druck und Propagierung einer bestimmten normativen Vorstellung des Sterbens. Zwar handelt es sich bei der Veröffentlichung in einer Tageszeitung nicht um einen seelsorgetheoretischen Grundlagenbeitrag, aber ersichtlich ist doch, dass die Rolle der besonders geschulten Seelsorger*innen im Sinne einer pastoralpsychologisch orientierten Begleitung und *palliativmedizinisch integrierten Spiritual Care-Versorgung* gesehen wird. Kategorial dürfte man die besonders geschulten Seelsorger*innen dem Bereich Spiritual Care durch pastoralpsychologische Seelsorge zu-

---

6 Ordnung des kirchlichen Lebens der Evangelischen Kirche der Union vom 5. Juni 1999 https://www.kirchenrecht-uek.de/pdf/11097.pdf [abgerufen am 14.12.2022].
7 Isolde Karle, *Praktische Theologie* (Leipzig: Evangelische Verlagsanstalt, 2020), 142–43.
8 Anselm et al., „Suizid ermöglichen".
9 Anselm et al., „Suizid ermöglichen".

ordnen. Sie entspricht damit dem Konzept, das der Rat der EKD in seiner Handreichung „Spiritual Care durch Seelsorge" vorgestellt hat und das eine Kompetenzvielfalt betont: „Spiritual Care im Sinne interprofessioneller Zusammenarbeit verlangt neben theologischen (hermeneutischen, ethischen und rituellen) und pastoralpsychologischen Kompetenzen auch kontextuale Kompetenzen, die spezifisch auf das Praxisfeld vorbereiten, in dem die Seelsorger*innen tätig sind."[10]

Es ist auffallend, dass sowohl in der kasualtheoretischen wie auch der pastoraltheologischen Perspektive die Seelsorge in ihrer Begleitung zwar „ethisch informiert"[11] handelt, ethische Beratung durch Seelsorgende selbst aber nicht thematisiert wird. Der (potentielle) ethische Konflikt stellt eher die Situation dar, bzw. ist der Kontext, in dem Seelsorge agiert.

2 Ethische Unternehmenskultur und Seelsorge

Zur Gruppe der Autoren des FAZ-Beitrags gehört mit Ulrich Lilie der Präsident der Diakonie Deutschland. Es lohnt daher, den Blick auf diakonische Träger und Einrichtungen und die Rolle, die sie ihrem Seelsorgepersonal im Umgang mit Assistiertem Suizid zuweisen, zu lenken. Der theologische Leiter der Johannesstift Diakonie (JSD), nach eigener Auskunft mit knapp 10.000 Mitarbeiter*innen einer der größten konfessionellen Gesundheits- und Sozialunternehmen Berlins und Nordostdeutschlands, hat mir nach Gesprächen ein Manuskript überlassen, das den ethischen Reflexionsprozess zum Thema des assistierten Suizids in seinem Unternehmen zwischen 2016 und 2021 nachzeichnet.[12] In den Einrichtungen der JSD, die Krankenhäuser, Alten- und Behinderteneinrichtungen, Hospize, ambulante Dienste etc. umfassen, sind 23 Seelsorger*innen tätig, zum Teil mit Gestellungsverträgen durch die Evangelische Kirche Berlin Brandenburg schlesische Oberlausitz (EKBO), zum Teil als Angestellte des Unternehmens. In dem Papier finden sich Aspekte wieder, die im Artikel von Anselm et. al. bereits angesprochen werden wie das Angebot von Begleitung:

---

10 Evangelische Kirche in Deutschland (EKD), *Spiritual Care durch Seelsorge: Zum Beitrag der evangelischen Kirche im Gesundheitswesen. Eine Handreichung der Ständigen Konferenz für Seelsorge in der EKD*, (Hannover: EKD, 2020), 15.
11 Anselm et al., „Suizid ermöglichen".
12 Inzwischen ist der Text auch im Druck erschienen. Ich zitiere allerdings aus dem Manuskript. Vgl. Werner Weinholt, „Ethische Reflexionsprozesse zum Thema des assistierten Suizids in der Johannesstift Diakonie," in *Leben. Selbstbestimmung und Lebensschutz: Ambivalenzen im Umgang mit der Beihilfe zur Selbsttötung*, ed. Jutta Ataie, Carmen Berger-Zell und Astrid Giebel, (Esslingen: der Hospiz Verlag, 2022), 316–27.

> Wir begleiten die uns anvertrauten Menschen in existenziellen Krisensituationen und wenden uns auch ihren seelischen Nöten zu; sie werden nicht allein gelassen. Dabei nehmen wir Sterbewünsche ernst, gehen durch Informationen und psychologische sowie seelsorgliche Begleitung auf solche Wünsche ein und stellen hierfür Schutzräume zur Verfügung.

Für die „ethische[...] Haltung" des Konzerns stellt es eine Grundvoraussetzung dar, „dass die medizinische, pflegerische und seelsorgliche Begleitung auf der Grundlage des diakonischen Auftrags in jedem Fall bis zum Lebensende geleistet wird."[13] Die Zusage von umfassender Begleitung gilt auch für den Fall, dass Bewohner*innen in Pflegeeinrichtungen, Patient*innen in Krankenhäusern und Gäste in Hospizen sich am Ende eines Beratungsprozesses zu Suizidassistenz als Sterbewunsch entscheiden. Seelsorge wird im Papier additiv zur Beratungsarbeit in Ethikkomitees und in ethischen Fallbesprechungen genannt. Allerdings weist das Papier auch auf die besondere Herausforderung einer solchen Begleitung für diejenige Seelsorge hin, die „eine andere Grundhaltung vertritt"; Seelsorgende werden deshalb über spezifische Fortbildungen sensibilisiert und vorbereitet; ihnen werden zudem „Schutzräume für Gewissensentscheidungen" gewährt, was der Gewährung eines Gewissenvorbehalts entspreche, die einer Seelsorgeperson ermögliche, sich aus einer Begleitung zurückzuziehen. In dem Papier wird damit nicht nur auf die Rolle oder Funktion der Seelsorge eingegangen, sondern auch auf mögliche existenzielle Belastungen für Seelsorgepersonen in ethischen Konfliktsituationen – ein wichtiger Punkt, auf den es bei der Beschreibung des Rollenverständnisses der Seelsorge zwischen Spiritual Care und Ethik zu achten gilt.

Von einiger Bedeutung ist in dem Papier aber auch, dass Seelsorge im Gesundheitsunternehmen in einer eigenen Weise in Anspruch genommen wird, und zwar auf einer anderen Ebene als es für den Umgang mit Patient*innen, Angehörigen und Mitarbeitenden des Gesundheitspersonals bedacht wird.

Die Seelsorger*innen der JSD wurden laut Auskunft Werner Weinholts von Anfang an in den Klärungs- und Reflexionsprozess mit einbezogen. Die Grundsatzentscheidung des Unternehmens und ihre Neujustierung nach dem Entscheid des BVG 2020 wurde, wie Werner Weinholt betont, „in einem umfänglichen Prozess [...] im Sprecherkreis Ethik, der Seelsorgekonferenz und in einzelnen Ethikkomitees weiter beraten". Seelsorger*innen wurden also nicht lediglich zu Mitgliedern der Ethikberatung berufen, sondern bildeten einen innerorganisationalen, monoprofessionellen separaten Diskurskontext, in dem spezielle Aspekte erörtert wurden zum Umgang mit „ethischen Dilemmasituationen [...], die eine individuelle Gewissensentscheidung erfordern", wie die Konfliktsituationen im Umgang mit assistiertem Suizid an einer Stelle des Papiers genannt werden.

---

13 Weinholt, „Ethische Reflexionsprozesse." Dort finden sich auch die folgenden Zitate.

2.1 Nutzung der Seelsorgekonferenz als Labor zur Klärung von Ambivalenzen

Offensichtlich war es eine strategische Entscheidung der Unternehmensleitung, die Seelsorgenden als Gruppe in den Reflexionsprozess eines diakonischen Unternehmens einzubeziehen. Dies greift auf ein als klassisch geltendes Verständnis des Pfarrberufs als „Weltanschauungsberuf" zurück, oder, wie es Dietrich Rößler an gleicher Stelle präziser formuliert hat: „In diesem Sinn läßt sich der Pfarrerberuf auch als Gesinnungsberuf bezeichnen."[14] „In der Logik dieses Berufs ist vorgegeben, daß der Pfarrer für seine Person übernommen hat und zur Geltung bringt, was er in seiner Berufstätigkeit als Inhalt und Programm vertritt."[15] Allerdings, und dies stellt eine kontextspezifische Modifikation dieses Berufsverständnisses dar, wird die Gesinnung nicht als gegeben oder bestehend verstanden, sondern als im Werden befindlicher Prozess. Dieser Prozess ist allein schon dadurch gegeben, dass manche Problemkonstellationen, Konflikte oder Dilemmata nicht zu Beginn einer Beauftragung zum geistlichen Amt oder Dienstantritt gegeben waren und deshalb in Auseinandersetzung mit bestehenden Vorgaben je neu abzustimmen sind. Es ist gerade die Nutzung des Gesprächsforums der Seelsorgerinnen und Seelsorger, bei dem sie sich intradisziplinär ihrer pastoralen Identität versichern, in der ein Austausch über Werte und Gesinnung im Zusammenhang mit einer als ambivalent und konfliktreich erlebten Fragestellung stattfinden soll. Von diesem Austausch erhofft sich das Unternehmen orientierende Klärung, ohne die Position unmittelbar für die Geschäftsführung übernehmen zu müssen. In diesem Sinne kann die Seelsorgekonferenz neben den Ethikgremien als ein Labor zur Gesinnungsfindung und Bildung eines für ein ganzes Unternehmen geltenden Wertekonsenses dienen.

Dies weist auf die strukturelle Bedeutung von Seelsorge im Sinne eines umfassend verstandenen Spiritual Care-Konzepts hin: Neben der unmittelbaren Beratung und Begleitung Einzelner (Mikroebene), einschließlich der Mitarbeitenden in Ärzteschaft und Pflege, und der Einbindung in Betreuungsteams (Mesoebene), z. B. durch ethische Fallbesprechungen, agiert Seelsorge auf einer Makroebene und beteiligt sich am unternehmensweiten Diskurs wie auch an der Entwicklung und Durchsetzung von Leitlinien und Regelverfahren. Vor allem hinsichtlich des zuletzt genannten Kontexts wird Seelsorge als eigene Größe neben Ethikberatung genannt und scheint damit eigene Themen und Verantwortungsbereiche zu haben.

---

14 Dietrich Rößler, *Grundriß der Praktischen Theologie* (Berlin, New York: De Gruyter, ²1994), 119.
15 Rößler, *Grundriß*, 119.

2.2 Gewährung von Schutzräumen durch Seelsorge

Im Papier der JSD wird häufig der Begriff eines „Schutzraums" für die Kontaktsituation mit Seelsorgepersonal verwendet: Schutzräume soll es für alle von Dilemmasituationen wie dem Wunsch nach beschleunigtem Tod oder Suizid Betroffenen geben. Sie werden jedoch „nicht regelhaft definiert, d.h. es gibt keine Form der schriftlichen Fixierung."[16] In Schutzräumen kann Beratung stattfinden und aus Gewissensgründen Distanz zu Entscheidungen anderer oder normativen Vorgaben genommen werden. Es kann über seelische Nöte gesprochen und begleitende und nachsorgende Unterstützung für Angehörige und Mitarbeiter*innen geleistet werden. In einer Untersuchung von Fallbeispielen und der Auswertung empirischer Studien zum Erleben von Angehörigen im Umfeld von assistiertem Suizid (v.a. in der Schweiz) haben Christoph Morgenthaler, David Plüss und Matthias Zeindler unterschiedliche Phasen beschrieben: von der Reaktion auf den geäußerten Sterbewunsch, über die Begleitung in der Phase der Realisierung, den unmittelbaren Reaktionen auf den erfolgten assistierten Suizid, möglicher Traumatisierung bis hin zu Trauerprozessen. Nicht nur für die Phase der Realisierung gilt, was die Autoren schreiben:

> Es gilt also, neben den Suizidwilligen deren Angehörige und Freunde im Blick zu behalten, einzubeziehen und auch direkt anzusprechen, sie in ihren Bedürfnissen, Ambivalenzen und ethischen Konflikten differenziert wahrzunehmen und zum Gespräch im Beziehungsfeld und zu einer realistischen Sicht dessen, was kommt und abläuft, beizutragen. Angehörige können zudem ermutigt werden, die für sie richtige Distanz bzw. Beteiligung an der Sterbeszene zu finden. Seelsorge unterstützt und begleitet die Betroffenen schließlich beim Erzählen und der Integration des Geschehens und bietet im ganzen Prozess ihre spirituelle und rituelle Unterstützung an.[17]

Die Schutzräume entstehen situations- und personenorientiert und ermöglichen Distanznahme sowohl zur konkreten Entscheidungssituation als auch zum Druck durch persönliche Nähe- und Verantwortungsgefühle oder zu moralischen Ansprüchen. Durch das Eröffnen einer auf Vertrauen und Vertraulichkeit basierenden Atmosphäre, das Gewähren von Zeit, das Zulassen und Äußern auch von unsortiert wirkenden, als widersprüchlich und chaotisch empfundenen Gefühlen und das Angebot von Stille, Schweigen, Gebet und nonverbaler Kommunikation wie einer Berührung der Hände oder durch Blickkontakt, kommen Beratungs- und Begleitungsprozesse in Gang, die sowohl liturgisches als auch pastoralpsychologi-

---

16 Weinholt, „Ethische Reflexionsprozesse".
17 Christoph Morgenthaler, David Plüss und Matthias Zeindler, *Assistierter Suizid und kirchliches Handeln: Fallbeispiele – Kommentare – Reflexionen* (Zürich: TVZ, 2017), 220.

sches Handeln erlauben. „Schutzraum" bedeutet demzufolge, dass Äußerungen und Verhaltensweisen keine unmittelbaren Folgen haben müssen oder bewertet werden. Sie dürfen erst einmal ‚sein'. Der Schutz gilt dabei nicht nur den Klienten und Klientinnen, sondern unter Umständen auch dem Umfeld, das vor überschießenden Emotionen oder unkontrollierten Verhaltensweisen der unmittelbar Betroffenen geschützt werden kann. Das Besondere am Beitrag der Seelsorge besteht aber gerade darin, dass das Erlebte in der Begegnung und Begleitung zur Sprache kommen und versprachlicht werden kann. Dies geschieht durch pastoralpsychologisch reflektierte oder rituell geprägte Aufnahme und Resonanzbildung, die theologische Deutungen implizit oder explizit zur Geltung bringt und damit dazu verhilft, eine Krisenerfahrung als Sprachgeschehen und Zeitempfinden zu verstehen und ihnen Raum zu geben.[18]

Wenn der Rat der Seelsorge gefragt ist, muss es sich also nicht immer um ethische Beratung handeln. Die Verwendung der Raummetapher ist im Papier der JSD nicht zufällig gewählt; sie signalisiert, dass ethische Dilemmasituationen sich gerade in einem durchorganisierten Bereich wie klinischen und pflegenden Einrichtungen einer vorgegebenen klaren Regelung entziehen. Die Regelabläufe und ihre zeitliche und räumliche Umsetzung folgen den Leitparadigmen der Medizin und der Betriebswirtschaft. Schutzräume unterbrechen diese, ohne sie aber zu dekonstruieren. Die Nähe der semantischen Figur „Schutzraum" zum Konzept von Seelsorge als AnderOrt ist unübersehbar. Sebastian Borck beschreibt die Funktion der Krankenhausseelsorge als „Heterotopie in der Heterotopie":

> Zur [Krankenhaus]-Kultur mit den Möglichkeiten moderner Hochleistungsmedizin und der Fülle funktionaler Abläufe gehört als Gegenwelt die besondere Rolle der Seelsorge, nicht weniger professionell, mit einem Raum der Stille jenseits aller Funktionsräume und der Möglichkeit zur Begegnung mit Zeit jenseits des sonstigen Zeitmanagements. Anders als die sonstigen Maßnahmen geschieht die [Krankenhausseelsorge] nicht flächendeckend, sondern als offenes Angebot. Am Eingang steht ein Seelsorge-Kontrakt. Der andere Raum der Seelsorge ist durch das Seelsorgegeheimnis besonders geschützt. [Krankenhausseelsorge] hat eher die Aufgabe, danach zu fragen, wie das besondere Geschehen im Krankenhaus in das Ganze des Lebens zu integrieren ist. Sie kann nochmal anders innere Räume öffnen, verschüttete Sinn-Ressourcen freilegen und auf diese Weise Kräfte der Selbstheilung und Neuorientierung erschließen. Wo das System [Krankenhaus] an seine Grenzen stößt, kann die [Krankenhausseelsorge] ‚da' sein, nicht mit metaphysischem Überbau, sondern Brüchiges und Unab-

---

18 Vgl. dazu Christoph Rahlwes, *Seelsorge von der Krise her denken: Ein Beitrag zum theologischen Selbstverständnis der Krankenhausseelsorge anknüpfend an die ‚Story-Theologie' Dietrich Ritschls* (Münster: LIT-Verlag, 2021).

geschlossenes ansprechend und in einen größeren Rahmen stellend. Auf diese Weise kann beides nebeneinander zu stehen kommen, das Verfügbare und das Unverfügbare.[19]

Der Schutzraum, der durch das Angebot und die Inanspruchnahme von Seelsorge eröffnet wird, dient also als ein anderer, anders gearteter Raum ethischer Deliberation, in dem nicht Argumente ausgetauscht und mit dem Ziel einer Urteilsbildung und Entscheidungsfindung abgewogen werden, sondern in dem Emotionen gezeigt und geäußert werden können, Narrationen willkommen sind und die Bildung von Narrativen ermöglicht werden, jeweils mit der Möglichkeit, für den ethischen Diskurs fruchtbar gemacht zu werden. Da der Seelsorgekontakt nicht zielgerichtet sein muss, kann sich anderes ereignen, das dennoch auf die Situation einwirken kann.

3 Sachverständnis für spirituelle und religiöse Aspekte ethischer Konfliktsituationen

Die Konkretisierung der Themenstellung anhand der Situation des Assistierten Suizid scheint zwar aktuell geboten, ist aber keineswegs neu. Andere Komplexe klinischer Ethik können in vergleichbarer Weise angegangen werden, mit jeweils unterschiedlicher Dringlichkeit. Im Bereich potenziell konfliktreicher Fragen der Behandlung am Lebensende gehören seit den Diskussionen um Patientenverfügungen und Beendigung lebenserhaltender medizinischer und pflegerischer Maßnahmen zum Arbeitsalltag von Seelsorgenden und werden deshalb auch in Fortbildungsangeboten entsprechend behandelt. Im Zusammenhang der Klärung des Umgangs mit beschleunigten Sterbeprozessen durch Verzicht auf Essen und Trinken, das sog. Sterbefasten, und die Möglichkeit der palliativen Sedierung wurden Seelsorgende und Seelsorgeverantwortliche nicht nur für die ethische Beratung, sondern auch für Klärung und Unterstützung spiritueller Prozesse bei allen Beteiligten hinzugezogen und berieten medizinische Fachverbände bei der Entwicklung von Leitlinien. Die Rolle von Seelsorge zwischen Ethik und Spiritual Care geht damit über die seit langem beanspruchte Anwaltsfunktion für den Patienten oder die Patientin hinaus und entwickelt sich in Richtung einer Sachverständigenfunktion für spirituelle und existenzielle Aspekte, Ressourcen und Bedürfnisse aller Beteiligten. Für die Sachverständigenperspektive sehe ich allerdings

---

[19] Sebastian Borck, „Krankenhausseelsorge als Kirche am anderen Ort," in *Handbuch der Krankenhausseelsorge*, ed. Traugott Roser (Göttingen: Vandenhoeck & Ruprecht, ⁵2019), 524–39, 532.

einigen Nachholbedarf bei den Seelsorgepraktiker*innen. In einer empirischen Studie haben Sebastian Farr und sein Forschungsteam auf die Bedeutung von fachlicher Kompetenz bezüglich Lebensend-Fragen hingewiesen, die leider nicht ausreichend ausgebildet sei: „ethical competence concerning end-of-life care issues is crucial for healthcare chaplains and should be supported by means of appropriate educational programs."[20]

In pastoralpsychologischer Tradition sind Seelsorgende zwar durch Empathie, Prozessorientierung und Offenheit für religiöse und überzeugungsbezogene Wertfragen in der Lage, aus den Gesprächen mit den Betroffenen deren individuelle Bedürfnisse und Haltungen im Rahmen von Fallbesprechungen und Behandlungsplanung einzubringen, aber reliable Instrumente für eine gezielte Erfassung spiritueller, existenzieller und religiöser Aspekte in Konfliktfragen und Dilemma-Situationen und ihre Kommunikation im Rahmen multiprofessioneller Teams befinden sich in unserem Sprach- und Kulturraum erst in der Entwicklung. Ergänzend sei noch darauf hingewiesen, dass die gezielte Recherche von Fachliteratur und aktuellen Studien zu religiösen und spirituellen Aspekten bei bestimmten Fragestellungen wie Nahrungsverzicht, Behandlungsverzicht oder Behandlungsoptionen, im Rahmen von geschlechtsanpassenden Eingriffen und Maßnahmen bis hin zu Schwangerschaftsfragen zu den Kompetenzen gehört, die künftig in der Seelsorgeausbildung gezielt zu schulen sind.

Problematisch ist zum Beispiel, dass gerade im Zusammenhang von Entscheidungen am Anfang oder Ende des Lebens die Bezugnahme auf christliche und nichtchristliche Religionen und Glaubenstraditionen holzschnittartig erfolgt. Das Lehrbuchwissen aus Übersichtswerken zu den Weltreligionen[21] genügt m. E. nicht, um den divergierenden Bedürfnissen von Patient*innen in einer plurireligiösen Gesellschaft gerecht zu werden, weil die Übersichtwerke häufig an abstrakten und

---

20 Sebastian Farr, Traugott Roser und Michael Coors, „Ethical Conflicts in Healthcare Chaplaincy: Results of an Exploratory Survey Among Protestant Chaplains in Switzerland, Germany, and Austria," *Journal of Religion and Health* 62 (2022): 130–46.
21 Vgl. etwa die Struktur des Handbuchs der Weltreligionen: hier werden unter die jeweiligen Kapitel (Abtreibung/Empfängnisverhütung; Ehe und Familie; Essen, Trinken, Hungern, Fasten; Gesundheit, Krankheit etc.) nacheinander Buddhismus, Hinduismus, Islam, Judentum, Katholizismus und Protestantismus behandelt. Während dies für ein Überblickswissen (etwa in der Erwachsenenbildung) hilfreich ist, kann es in der vielgestaltigen Realität einer medizinischen Konfliktsituation, bei der Menschen unterschiedlicher Religionszugehörigkeit und unterschiedlichem Grad von Zugehörigkeit und Verbundenheit miteinander agieren, eher kontraproduktiv sein, mit Handbuchwissen zu agieren. Vgl. Michael Klöcker und Udo Tworuschka, Hg., *Ethik der Weltreligionen: Ein Handbuch* (Darmstadt: Wissenschaftliche Buchgesellschaft, 2005).

normativen Vorstellungen orientiert sind, die der Lebenswelt der Klient*innen von Seelsorge gerade nicht entsprechen.²²

Zur professionsspezifischen Kompetenz von Krankenhausseelsorger*innen gehört Sachkompetenz, also Auskunftsfähigkeit über religionswissenschaftliche, theologische *und* gesundheitswissenschaftliche Wissensbestände ebenso wie der souveräne Umgang mit Informationen aus den Seelsorgekontakten unter gleichzeitiger Wahrung von Vertraulichkeit.

Im Zusammenhang von Schwangerschaftskonflikten habe ich an anderer Stelle in Anlehnung an Hille Haker versucht, die spezifische Rolle von Institutionenseelsorge sowohl in der Beratungsarbeit als auch in der liturgisch-rituellen Begleitung zu beschreiben.²³ In der Beratungsarbeit sind es vier Leitfragen, die die existenzielle Situation ansprechen und ein offenes Spiritualitätsverständnis implizieren, das die tragenden Lebensbezüge und Sinnbereiche des Gegenübers im Blick hat. Als Gegenüber kann sowohl der Patient oder die Patientin gelten als auch eine an- und zugehörige Person:

- Welche Lebensbereiche sind für die zu beratenden Personen besonders wichtig?
- Inwiefern würde das Leben oder der Tod des Patienten (bei Schwangerschaftskonflikten: des Kindes) die als wichtig geschilderten Lebensbereiche beeinträchtigen?
- Welches Leben (auch welches erhoffte, imaginierte etc.) würde durch den Tod des Patienten beendet?
- Welche spirituellen Ressourcen sind vorhanden?

In Schwangerschaftskonflikten – aber auch in anderen Bereichen – erlauben diese Fragen, die Bedeutung des Fortsetzens oder Abbrechens einer Schwangerschaft in Bezug zu den zentralen Lebensbereichen, den sinnstiftenden Erfahrungen und Beziehungen (zu sich selbst, zu anderen, zu Gott) zu setzen. Nicht zuletzt werden Erzählimpulse gesetzt und Trauerprozesse ermöglicht, die wiederum in rituelle und liturgische Gestaltungsformen münden können. Gerade die letzte der

---

22 Einen anderen Weg geht der jüdische Arzt Stephan M. Probst, der sich in einem Beitrag der Zeitschrift für Palliativmedizin „an authentischen Modellen jüdischer Lebensführung unserer Zeit" orientiert und zeigt, „dass sich jüdische Kultur nicht nur in Israel und den USA, sondern auch wieder in Deutschland in der Auseinandersetzung mit den Fragen der Gegenwart selbst überprüft und weiterentwickelt." Stephan M. Probst, „Die palliativmedizinische Begleitung jüdischer Patienten und Palliative Care aus jüdischer Sicht," *Zeitschrift für Palliativmedizin* 19 (2018): 31–38, 31.

23 Traugott Roser, *Spiritual Care: Der Beitrag von Seelsorge zum Gesundheitswesen* (Stuttgart: Kohlhammer, 2017), v.a. 227–32 und 239–51.

vier Fragen wird in Fragebögen zur spirituellen Anamnese wie SPIR oder FICA berücksichtigt.

Gerade bei Dilemmata kommt es zu Situationen, die so oder so als nicht gut bewertet, sondern in jedem Fall als Bruch, Scheitern, Schuld oder Beschämung empfunden werden, als Beschädigung von Leben. Auch dies gehört zu klinischer Ethik. In diesen Situationen ist die spezifisch rituelle Gestaltungskunst von Seelsorge gefragt, bei der überlieferte Sprache und Symbolhandlungen, einschließlich des aktiven Einsatzes von schweigendem Verharren ins Spiel gebracht werden können. Abschieds- und Trauerrituale, Gebete und Segenshandlungen bis hin zu sakramentalen Handlungen gehören hier zum berufsspezifischen Repertoire von Seelsorger*innen, das sie von anderen, insb. therapeutischen Berufsgruppen unterscheidet.

4 Ethisch verantwortliche Seelsorge im Umgang mit Vulnerabilität

In einem auf mehrere Jahre angelegten Forschungsprojekt zur Wirksamkeit von Krankenhausseelsorge hat sich an der Universität Münster Nika Höfler in zwei empirischen Studien mit der Frage befasst, wie sich eine spezifisch theologische Bestimmung von *Wirksamkeit* beschreiben ließe. Wirksamkeit wird im Unterschied zu Effektivität und Effizienz, Wirkung und Outcome als spürbare Veränderung aufgrund einer Maßnahme oder Intervention verstanden/bezeichnet, als Differenz zwischen Zuständen, die von den Beteiligten wahrgenommen und beschrieben werden.

Ihr Zugang ist dabei streng induktiv durch ein Studiendesign im Sinne der Grounded Theory Methodologie. In einer ersten Phase hat Nika Höfler 39 Fallberichte von Seelsorger*innen unterschiedlicher Krankenhäuser (kommunaler, konfessioneller und privater Träger) ausgewertet. Als Kernkategorie, die für das gesamte Material prägend ist, konnte sie das Begriffskonstrukt „Verletzlichkeit/Verletzbarkeit"[24] ausmachen. Der Kontext seelsorglichen Handelns, so zeigt das Material, ist der Zustand der Verletzlichkeit sowohl in der körperlichen als auch psychischen Dimension. Die Situation somatischer Krankheit und psychischer Belastung wird verstärkt durch eine zum physischen Kontext gehörende räumliche Situation der Fremdheit der medizinisch-pflegerischen Umgebung. Das Verhältnis der Gesprächspartner*innen speziell zu Kirche und Glaubensdingen ist anfällig für

---

[24] Nika Höfler, *Wirksamkeit von Krankenhausseelsorge: Eine qualitative Studie* (Leipzig: Evangelische Verlagsanstalt, 2022), 283.

frühere oder neuerliche Verletzungen. Zum Kontext gehört auch die Verortung der Seelsorgenden im oder gegenüber zum Krankenhaus, die dann störungsanfällig ist, wenn es sich um nicht- oder anderskonfessionelle Träger handelt. Verletzlichkeit besteht im sozialen Gefüge des Familiensystems oder in defizitärer Kommunikation zwischen Krankenhaus und Patient*in. Ethische Konfliktsituationen sind in gesteigerter Weise durch Verletzlichkeit/Verletzbarkeit gekennzeichnet; neben den genannten Aspekten kommt auch die potenzielle Normverletzung mit hinzu.

Als Handlungsstrategie schildern die Seelsorgenden ein Ineinander von Aktion und Reaktion auf beiden Seiten: Gesprächspartner*innen reagieren auf spirituelle Angebote, Seelsorger*innen reagieren auf aktiv vorgebrachte spirituelle Bedürfnisse durch Handlungen. Verletzlichkeitssituationen werden v. a. über Rituale bearbeitet; Ressourcen werden als Resilienzfaktoren aktiviert. Erkennbar ist am Material der Seelsorgenden, dass überwiegend explizit kirchliche Handlungen angeboten und nachgefragt werden.

In sozialer Hinsicht ist Vertrauen generierendes Beziehungshandeln die zentrale Strategie, durch die ambivalente und bedrohliche Situationen verbalisiert werden können, da Seelsorge empathisch, sensibel und resonierend mit Verletzlichkeit umgeht. Zentral dabei sind die interne Haltung, die Kompetenz des aktiven Zuhörens und der externe Faktor Zeit. Zu den Handlungsstrategien gehört auch die bewusst übernommene Funktion als Mediatorin in diversen Systemen bei Konfliktfällen. Die Handlungsstrategie in Zuständen von Verletzlichkeit erfolgt auffallend häufig als leibliche Zuwendung (physische Dimension), Berührungen (nicht nur, aber auch ritueller Art) und Einforderung von Raum (zeitlich und örtlich) für die Schilderung und Klärung von Verletzlichkeitserfahrungen.

Schließlich beschreiben die Seelsorger*innen Konsequenzen ihres Handelns. Spirituell bedeutsam sind die Unterstützung bei Sinnsuche in einer krisenhaften Lebenssituation, das Aushalten der Fragilität des Lebens und der Zugang zu vertrauten Formen von Religiosität. Eine Konsequenz auf Seiten der Seelsorger*innen ist, dass sie selbst durch die Begegnung mit Leidsituationen in ihrer emotionalen und spirituellen Stabilität verletzlich sind. Nika Höfler fasst die Ergebnisse dieser ersten Phase ihres Forschungsprojekts folgendermaßen zusammen: Aufgabe von Seelsorge ist es, „Verletzlichkeits-/Verletzbarkeitserfahrungen sprachlich und außersprachlich Raum zu geben"[25]. Verletzlichkeit/Verletzbarkeit wird als anthropologische Grundsituation und als konkreter Zustand zum Ausgangspunkt gemacht, mit der Verletzlichkeit/Verletzbarkeit jeder Seelsorgebeziehung wird bewusst umgegangen und dem Gegenüber wird zu einem selbstständigen Umgang mit seiner Situation zu verhelfen versucht. Die eigene Verletzlichkeit ist bewusst

---

25 Höfler, Wirksamkeit, 263.

und wird im Rahmen von Achtsamkeit und Inanspruchnahme von Supervision reflektiert.

Die Ergebnisse auf der Basis der Selbstberichte von Seelsorgenden wurden kontrastierend ergänzt durch eine narrative Interviewstudie mit Patient*innen und Mitarbeitenden. Auch in diesem Studienarm bestätigte sich Verletzlichkeit/Verletzbarkeit als Kernkategorie. Für die Gesprächspartner*innen der Seelsorge schafft der Kontext Verletzlichkeit Zugang zu Seelsorge, mit der Modifikation, dass es sich um ein *subjektives Vulnerabilitätsempfinden* handeln muss, eine immer im eigenen Erleben der betroffenen Person empfundene statt einer externen und objektiv zu beurteilenden Verletzlichkeit (etwa aufgrund einer Krankheit oder sonstigen Krisensituation). Seelsorge kommt für das Gegenüber erst dann ins Gesichtsfeld, wenn ein subjektives Empfinden von Verletztheit, Verletzlichkeit und Verletzbarkeit vorliegt.

Nika Höfler hat ihre Ergebnisse v. a. mit Andrea Bielers Überlegungen zu Vulnerabilität[26] verglichen und kommt schließlich zum Fazit, dass die Möglichkeit der Wirksamkeit von Krankenhausseelsorge in ihrer Vulnerabilitätssensibilität besteht, die auch offen ist für die eigene Vulnerabilität im System und durch die Konfrontation mit existenziellen Situationen. Es sind gerade ethische Konfliktsituationen, die die Vulnerabilität von Organisationen offenlegen und auf die Störung von Regelverläufen und Systemen hinweisen, weshalb die Rolle von Seelsorge in Unternehmenskontexten über die ethische Beratung hinaus auch in der oben beschriebenen Bereitstellung von Schutzräumen besteht. Die genuine „Vulnerabilitätskompetenz" von Seelsorge qualifiziert sich in ihren spezifischen Sprachcodes, ihrer Gestaltung interpersonaler Beziehungen, ihrer vulnerablen Offenheit und der daraus resultierenden Fähigkeit, „,Übersetzerin' der Vulnerabilität der Menschen in den Kontext des Gesundheitssystems"[27] zu sein.

Spannenderweise eröffnet der Aspekt von Vulnerabilität einen Anschluss an den bioethischen Diskurs. In der Barcelona-Deklaration von 1998 kam ein von der Europäischen Kommission gefördertes Forschungsprojekt zur Identifikation von vier grundlegenden Werten für ein europäisches Bioethik-Gesetz: Autonomie, Würde, Integrität und Vulnerabilität. Anders als bei der US-amerikanischen Prinzipienethik nach Beauchamp und Childress[28] kommt Vulnerabilität prinzipielle Bedeutung zu. In Vulnerabilität als *Endlichkeit und Fragilität des Lebens* ist die Notwendigkeit moralischen Handelns begründet: Vulnerabilität verlangt nach

---

26 Vgl. Andrea Bieler, *Verletzliches Leben: Horizonte einer Theologie der Seelsorge* (Göttingen: Vandenhoeck & Ruprecht, 2017).
27 Höfler, *Wirksamkeit*, 414.
28 Vgl. Tom L. Beauchamp und James F. Childress, *Principles of Biomedical Ethics* (New York: Oxford University Press, [8]2019).

,Care', nach Behandlung, Versorgung und Betreuung, denn die Vulnerablen sind diejenigen, deren Würde, Autonomie oder Integrität bedroht ist und denen ein Recht auf *assistance* die Möglichkeit einräumt, ihr Potential zu realisieren.[29]

Die spezifische Rolle von Seelsorge in einem umfassenden Care-Konzept besteht nach den Münsteraner Forschungen in der besonderen Vulnerabilitätskompetenz von Seelsorge. Das aktuell drängende Konfliktfeld des assistierten Suizids bringt dies in besonderer Weise zum Ausdruck, macht es doch nicht nur auf die Vulnerabilität der unterschiedlichen Betroffenen und Mitbetroffenen aufmerksam, sondern auch – gerade in der programmatischen Darstellung Anselms, Lilies und Karles – auf die Vulnerabilität von Organisationen und Systemen, etwa in Gestalt eines großen kirchlichen Trägers, der zwischen vermeintlich eindeutigen christlichen Werten wie Lebensschutz und Suizidprävention und Betreuungsversprechen und Schutz der Autonomie einen Weg finden muss, der für die Verantwortlichen und Tätigen auf allen Ebenen gangbar ist und Handlungssicherheit ermöglicht. Seelsorge sollte sich bewusst sein, dass sie sich in diese Kontexte als Gesprächspartnerin einbringen kann und damit auch entsprechend auskunftsfähig sein muss: ihr Rat ist gefragt.

Literatur

Anselm, Reiner, Ulrich Lilie und Isolde Karle. „Den assistierten professionellen Suizid ermöglichen." *Frankfurter Allgemeine Zeitung* (11.01.2021): 6.
Beauchamp, Tom L. und James F. Childress. *Principles of Biomedical Ethics.* New York: Oxford University Press, [8]2019.
Bieler, Andrea. *Verletzliches Leben: Horizonte einer Theologie der Seelsorge.* Göttingen: Vandenhoeck & Ruprecht, 2017.
Borck, Sebastian. „Krankenhausseelsorge als Kirche am anderen Ort" In *Handbuch der Krankenhausseelsorge,* hg. v. Traugott Roser, 524–39. Göttingen: Vandenhoeck & Ruprecht, [5]2019.
Brune, Till, Yann-Nicolas Batzler, Martin Neukirchen et al. „Wissen und Einstellungen zum assistierten Suizid einer Stichprobe von Mitgliedern der Deutschen Gesellschaft für Anästhesiologie und Intensivmedizin", *Zeitschrift für Palliativmedizin* 25 (2024). DOI: 10.1055/s-0044-1788350.
Evangelische Kirche der Union. „Ordnung des kirchlichen Lebens der Evangelischen Kirche der Union vom 5. Juni 1999." https://www.kirchenrecht-uek.de/pdf/11097.pdf [abgerufen am 14.12.2022].

---

[29] Vgl. Höfler, *Wirksamkeit,* 368. Höfler bezieht sich auf Jacob Dahl Rendtorff, „Basic Ethical Principles in European Bioethics and Biolaw: Autonomy, Dignity, Integrity and Vulnerability – Towards a Foundation of Bioethics and Biolaw," *Medicine, Health Care and Philosophy* 5/3 (2002): 235–44.

Evangelische Kirche in Deutschland (EKD). *Spiritual Care durch Seelsorge: Zum Beitrag der evangelischen Kirche im Gesundheitswesen. Eine Handreichung der Ständigen Konferenz für Seelsorge in der EKD.* Hannover: EKD, 2020.

Farr, Sebastian, Traugott Roser und Michael Coors. „Ethical Conflicts in Healthcare Chaplaincy: Results of an Exploratory Survey Among Protestant Chaplains in Switzerland, Germany, and Austria." *Journal of Religion and Health* 62 (2022): 130–46.

Grethlein, Christian. *Grundinformation Kasualien: Kommunikation des Evangeliums an den Übergängen des Lebens.* Göttingen: Vandenhoeck & Ruprecht, 2007.

Höfler, Nika. *Wirksamkeit von Krankenhausseelsorge: Eine qualitative Studie.* Leipzig: Evangelische Verlagsanstalt, 2022.

Karle, Isolde. *Praktische Theologie.* Leipzig: Evangelische Verlagsanstalt, 2020.

Klöcker, Michael und Udo Tworuschka, Hg. *Ethik der Weltreligionen: Ein Handbuch.* Darmstadt: Wissenschaftliche Buchgesellschaft, 2005.

Morgenthaler, Christoph, David Plüss und Matthias Zeindler. *Assistierter Suizid und kirchliches Handeln: Fallbeispiele – Kommentare – Reflexionen.* Zürich: TVZ, 2017.

Probst, Stephan M. „Die palliativmedizinische Begleitung jüdischer Patienten und Palliative Care aus jüdischer Sicht." *Zeitschrift für Palliativmedizin* 19 (2018): 31–38.

Rahlwes, Christoph. *Seelsorge von der Krise her denken: Ein Beitrag zum theologischen Selbstverständnis der Krankenhausseelsorge anknüpfend an die ‚Story-Theologie' Dietrich Ritschls.* Münster: LIT-Verlag, 2021.

Rendtorff, Jacob Dahl. „Basic Ethical Principles in European Bioethics and Biolaw: Autonomy, Dignity, Integrity and Vulnerability – Towards a Foundation of Bioethics and Biolaw." *Medicine, Health Care and Philosophy* 5/3 (2002): 235–44.

Riedel, Annette, Karen Klotz, und Thomas Heidenreich. „Ethische Aspekte von Todes- und Suizidwünschen älterer Menschen in der Pflege und für Pflegefachpersonen". *Ethik in der Medizin* 36 (2024), 263–281 DOI:10.1007/s00481–024–00822–9.

Roser, Traugott. *Spiritual Care: Der Beitrag von Seelsorge zum Gesundheitswesen.* Stuttgart: Kohlhammer, 2017.

Rößler, Dietrich. *Grundriß der Praktischen Theologie.* Berlin, New York: De Gruyter, ²1994.

Weinholt, Werner. „Ethische Reflexionsprozesse zum Thema des assistierten Suizids in der Johannesstift Diakonie." In *Leben. Selbstbestimmung und Lebensschutz: Ambivalenzen im Umgang mit der Beihilfe zur Selbsttötung*, hg. v. Jutta Ataie, Carmen Berger-Zell und Astrid Giebel, 316–27. Esslingen: der Hospiz Verlag, 2022.

Markus Zimmermann

Zusammenarbeit von Klinikseelsorge und klinischer Ethik bei schwierigen Lebensende-Entscheidungen: Überlegungen im Anschluss an das Nationale Forschungsprogramm „Lebensende"

1 Vorbemerkungen

Sowohl in der Klinikseelsorge als auch in der klinischen Ethik geht es zum einen um das Wohlergehen und die gerechte Behandlung von Patientinnen und Patienten, deren Angehörigen und des Klinikpersonals; zum andern beschäftigen sich beide Berufsgruppen mit der Organisation Krankenhaus, dessen Strukturen, Wirkweisen und Zielen. Das erstgenannte gemeinsame Anliegen wird besonders deutlich, wenn schwierige Entscheidungen bei Menschen am Lebensende zu treffen sind: Nicht selten begegnen hier in der klinischen Seelsorge und der Ethikberatung sowohl existenzielle als auch ethische Herausforderungen – meist in biographische und familiäre Geschichten verstrickt – die sich möglicherweise nur bedingt losgelöst voneinander verstehen lassen.

Diese Beobachtung ist Ausgangspunkt für die folgenden Überlegungen, die auf einigen Ergebnissen des Nationalen Forschungsprogramms NFP 67 „Lebensende" beruhen.[1] Thematisch sollen dabei schwierige Entscheidungen am Lebensende eines Patienten bzw. einer Patientin wie beispielsweise Entscheidungen zum Behandlungsverzicht oder -abbruch, zur Einleitung einer terminalen Sedierung oder auch zur Beendigung einer künstlichen Beatmung im Zentrum stehen, wie sie im heutigen Klinikalltag häufig getroffen werden. Ich möchte erkunden, ob, und wenn ja, inwieweit die beiden Berufsgruppen der Klinikseelsorge und der klinischen Ethik in diesem Bereich voneinander lernen und möglicherweise auch kooperieren können.

Aufgrund meiner Berufserfahrungen in Seelsorge, akademischer Ethik und Forschung gehe ich dabei von der eher skeptischen These aus, dass Klinikseelsorgende und in der klinischen Ethik tätige Fachpersonen mit Blick auf Lebensende-Entscheidungen einander zwar ergänzen und teilweise auch zusammenarbeiten

---

[1] Vgl. im Überblick die Angaben auf der Website des Programms www.nfp67.ch [abgerufen am 06.06.2025].

∂ Open Access. © 2025 bei den Autorinnen und Autoren, publiziert von De Gruyter. Dieses Werk ist lizenziert unter einer Creative Commons Namensnennung 4.0 International Lizenz.
https://doi.org/10.1515/9783112219515-008

können; da ihre Rollen und ihr Selbstverständnis jedoch grundlegend verschieden sind, vermute ich, dass diese Möglichkeiten klar begrenzt sind. Während die Klinikseelsorge Partei ergreift, in erster Linie in der menschlichen Begleitung von Patientinnen und Patienten ihr Ziel sieht und therapeutische Absichten verfolgt, geht es in der klinischen Ethik tendenziell um das Gegenteil, nämlich um eine möglichst nüchterne Betrachtung von unter Umständen höchst emotionalen und von kontroversen persönlichen Interessen geprägten Entscheidungssituationen. Auch wenn beide Seiten voneinander lernen und zusammenarbeiten können und vermutlich auch sollten, unterscheiden sie sich grundlegend gemäß ihres jeweiligen Rollenprofils. Kommt es zu interprofessionellen Aktivitäten, sollten diese – so meine These – im Sinne einer fruchtbaren Zusammenarbeit genutzt werden, ohne dabei die unterschiedlichen Ausrichtungen und Rollen aufzugeben. „Interdisziplinarität ohne Disziplinlosigkeit"[2] hat Walter Lesch einmal in einem anderen Kontext treffend bezeichnet, um was es auch hier gehen könnte, nämlich eine Interprofessionalität ohne Vernachlässigung der je eigenen Berufsrolle und -aufgabe.

Überprüfen möchte ich diese Vermutung, indem ich in drei Schritten erstens einige begriffliche Grundlagen kläre, anschließend zweitens exemplarisch auf Ergebnisse eingehe, die im Rahmen des erwähnten Nationalen Forschungsprogramms erarbeitet wurden, um dann drittens überlegen zu können, was sich aus diesen neuen Erkenntnissen für unsere Fragestellung gewinnen lässt. Als Quellen dienen mir in erster Linie Publikationen, die im Kontext des NFP 67 erarbeitet wurden.[3] Meine eigene Perspektive ist geprägt von Berufserfahrungen, die ich vor vielen Jahren im Bereich der Seelsorge machen konnte und seit nunmehr vielen Jahren im Bereich der akademischen Ethik, der (standes-)politischen Ethikberatung sowie der Lebensende-Forschung mache.[4]

---

2 Walter Lesch, „Interdisziplinarität ohne Disziplinlosigkeit: Wissenschaftstheoretische Probleme sozialethischer Forschung," in *Brennpunkt Sozialethik: Theorien, Aufgaben, Methoden*, ed. Marianne Heimbach-Steins, Andreas Lienkamp und Joachim Wiemeyer (Freiburg im Breisgau: Herder, 1995), 171–87.
3 Vgl. Leitungsgruppe des NFP 67 Lebensende, Hg., *Syntheseberichte des NFP 67 Lebensende* (Bern: SNF, 2017); Markus Zimmermann, Stefan Felder, Ursula Streckeisen und Brigitte Tag, *Das Lebensende in der Schweiz: Individuelle und gesellschaftliche Perspektiven* (Basel: Schwabe, 2019).
4 Während 14 Jahren war ich Mitglied der Zentralen Ethikkommission der Schweizerischen Akademie der Medizinischen Wissenschaften (SAMW), seit zwölf Jahren bin ich Mitglied bei der Nationalen Ethikkommission im Bereich der Humanmedizin (NEK) und war während sieben Jahren auch Präsident der interdisziplinär zusammengesetzten Leitungsgruppe des Nationalen Forschungsprogramms Lebensende (NFP 67).

2 Begriffliche Grundlagen

Mit *Lebensende-Entscheidungen* sind Entscheidungen über medizinische Maßnahmen und Praktiken im Blick, die den Sterbeverlauf eines Patienten oder einer Patientin maßgeblich beeinflussen. In der Regel zielen sie darauf ab, einen Sterbeprozess nicht weiter zu verhindern, sondern diesen zuzulassen, das Sterben in Kauf zu nehmen oder auch herbeizuführen.[5] Beispiele für solche Entscheidungen sind eine Änderung des Therapieziels, welche den Abbruch einer Dialyse-Behandlung oder den Verzicht auf onkologische Behandlungen beinhalten kann, die Entscheidung zugunsten der Einleitung einer terminalen Sedierung oder auch zur Beendigung einer künstlichen Beatmung im Kontext der Intensivmedizin. Sonderfälle stellen Entscheidungen zugunsten der aktiven Herbeiführung des Todes dar, die beispielsweise in einer Tötung auf Verlangen oder einem assistierten Suizid bestehen können. Weiterhin zu nennen sind Entscheidungen zugunsten des freiwilligen Verzichts auf Nahrung und Flüssigkeit (FVNF), wobei hier eine Besonderheit darin besteht, dass eine sterbewillige Person diese Entscheidung für sich selbst trifft und die nötigen Konsequenzen zwar mit Fachpersonen besprechen sollte, jedoch selbständig in Gang und umsetzen muss.[6] Da es bei Lebensende-Entscheidungen in der Regel darum geht, das Sterben eines Menschen zuzulassen oder herbeizuführen, werden in diesen Kontexten häufig neben medizinischen auch rechtliche, ethische und existenzielle Fragen aufgeworfen.

Die *Klinikseelsorge*, seit einigen Jahren beispielsweise im Kontext der Palliative Care auch als *spezialisierte Spiritual Care* bezeichnet[7], bemüht sich um die persönliche Begleitung von Menschen in den Wechselfällen des Lebens – im Kontext eines Krankenhauses in der Regel in schwierigen, von Einsamkeit, Krankheit, Leiden und unter Umständen auch dem drohenden Tod geprägten Lebenskrisen – sowie die Hilfestellung bei der Sinndeutung des Lebens durch Präsenz, Gespräche und religiöse Rituale (Gebet, Segen, Salbung).[8] Ihre Professionalisierung als ei-

---

5 Vgl. Zimmermann et al., *Das Lebensende*, 61.
6 Vgl. Sabrina Stängle und André Fringer, „Perspectives of People Involved in the Accompaniment of a Person during Voluntary Stopping of Eating and Drinking: A Convergent Mixed Methods Study," *Annals of Palliative Medicine* 10 (2021): 1994–2007.
7 Vgl. Simon Peng-Keller, *Klinikseelsorge als spezialisierte Spiritual Care: Der christliche Heilungsauftrag im Horizont globaler Gesundheit* (Göttingen: Vandenhoeck & Ruprecht, 2021); vgl. auch Manfred Belok, Urs Länzlinger und Hanspeter Schmitt, Hg., *Seelsorge in Palliative Care* (Zürich: NZN-Buchverlag, 2012).
8 Vgl. Michael Klessmann, „Seelsorge im Krankenhaus und Alten(pflege-)heim als Aufgabe der Gemeinde," in *Seelsorge: Grundlagen – Handlungsfelder – Dimensionen*, ed. Ralph Kunz (Göttingen: Vandenhoeck & Ruprecht, 2016), 83–96, 84; zum tieferen Verständnis der Tätigkeit vgl. die

genständige Fachdisziplin geht zurück auf Initiativen im US-amerikanischen Boston zu Beginn des 20. Jahrhunderts; die Schweiz erreicht diese am Anliegen einer spezifischen Seelsorgeausbildung – der „Clinical Pastoral Education" (CPE) – identifizierbare Bewegung Ende der 1960er Jahre.[9] Für die Idee, dass im Rahmen einer kurativen, rehabilitativen, palliativen oder auch präventiven medizinischen Bemühung auch der spirituellen Dimension Beachtung geschenkt werden solle, hat sich seit Mitte des 20. Jahrhunderts – also zeitlich bereits vor der Gründung der Hospizbewegung sowie der Anerkennung der Spiritual Care durch die WHO – der Begriff der *Spiritual Care* etablieren können.[10] Heutige Aufgaben der Klinikseelsorge umfassen viele Bereiche, wobei Aspekte der Organisation Krankenhaus und damit organisationsbezogene Aufgaben neben der persönlichen Begleitung einzelner Personen zunehmend dazugehören.[11] Im Zuge der interprofessionellen Ausrichtung werden dabei auch Tätigkeiten im Bereich der klinischen Ethik wichtig: Mitarbeit bei der Ethikberatung, in Ethikkomitees oder der Weiterbildung, um nur einige Aufgaben zu nennen, führen zu einer Nachfrage nach ethischer Aus- und Weiterbildung für Klinikseelsorgende, werfen gleichzeitig aber auch Fragen nach dem eigenen Rollenverständnis auf.[12]

Die Entstehung der *klinischen Ethik* verdankt sich ebenfalls US-amerikanischen Initiativen, die in den 1970er Jahren aufgrund eines zunehmenden Unbehagens am einige Jahre zuvor entstandenen, von vielen klinisch Tätigen als zu abstrakt und kontextfern empfundenen Bioethik-Diskurses einsetzten. Die Entwicklung erreichte Mitteleuropa in den 1990er Jahren; wie bei der Klinikseelsorge waren es auch im Fall der klinischen Ethik – zumindest in Deutschland – zunächst konfessionell geführte Krankenhäuser, die erste Schritte zu ihrer Implementierung unternahmen.[13] Die klinische Ethik befasst sich mit ethischen Fragen, die sich aus

---

hilfreiche „Grammatik des Helfens" von Erhard Weiher, *Das Geheimnis des Lebens berühren: Spiritualität bei Krankheit, Sterben und Tod. Eine Grammatik des Helfens* (Mainz: Kohlhammer, 2008).
9 Vgl. den Überblick bei Peng-Keller, *Klinikseelsorge*, 21–36.
10 Vgl. Peng-Keller, *Klinikseelsorge*, 30.
11 Vgl. Peng-Keller, *Klinikseelsorge*, 164–69.
12 Vgl. Peng-Keller, *Klinikseelsorge*, 176, 183–86.
13 Vgl. Alfred Simon, „Klinische Ethik," in *Handbuch Angewandte Ethik*, ed. Ralf Stoecker, Christian Neuhäuser und Marie-Luise Raters (Stuttgart: Metzler, 2011), 393–96. In der Schweiz verlief der Prozess etwas anders, da es nur wenige Krankenhäuser in kirchlicher Trägerschaft gibt; erste Einrichtungen entstanden ab 1986, Initianten waren die 1989 gegründete Schweizerische Gesellschaft für biomedizinische Ethik (SGBE, www.bioethics.ch [abgerufen am 06.06.2025]), der 1999 gegründete Verein (seit 2007 Stiftung) Dialog Ethik, seit 2024 Stiftung Gesundheitskompass (gesundheitskompass.ch) [abgerufen am 06.06.2025]) und die Schweizerische Akademie der Medizinischen Wissenschaften (www.samw.ch [abgerufen am 06.06.2025]).

der Versorgung von Patientinnen und Patienten in Krankenhäusern, Alten- und Pflegeeinrichtungen sowie im ambulanten Bereich ergeben.[14] Auch in der Schweiz wurden inzwischen zahlreiche Ethikstrukturen geschaffen, deren Aufgaben von der ethischen Einzelfallberatung bis zur Ausarbeitung ethischer Leitlinien und der Organisation von Weiter- und Fortbildungsveranstaltungen reichen.[15] Es geht darum, betroffene Personen und Organisationen bei ethisch schwierigen Werteabwägungen in ihrer Entscheidungsfindung zu unterstützen, zur Transparenz der Entscheidungsfindung beizutragen, das Erkennen von Werte- und Interessenkonflikten zu fördern und dazu beizutragen, Lösungsansätze aufzuzeigen.[16]

Sowohl der Klinikseelsorge als auch der klinischen Ethik geht es um eine Erweiterung der Perspektiven, die in kritischer Auseinandersetzung mit Einseitigkeiten in der Gesundheitsversorgung entstanden sind und die beide neue Berufs- und Rollenbilder hervorgebracht haben, wobei die Klinikseelsorge einerseits auf die viele Jahrhunderte alte Tradition der Krankenseelsorge, die klinische Ethik andererseits auf eine ebenso alte Tradition der ärztlichen und später auch pflegerischen Standesethik aufbauen konnten. Beide Aufgabenbereiche sollten gemäß eigenem Selbstverständnis nicht nur von Professionellen, sondern von allen Verantwortungsträgerinnen und -trägern in der Gesundheitsversorgung wahrgenommen werden: Während die klinische Ethik dies über den Aufbau von klinischen Ethikstrukturen zu erreichen versucht[17], intendiert das die Klinikseelsorge über die Verankerung der Spiritual Care in allen Bereichen der gesundheitlichen Versorgung. Schließlich ist nicht unwesentlich, dass das Theologiestudium als Ausbildung sowohl eine Basis für die Tätigkeit in der klinischen Seelsorge als auch in der klinischen Ethik bietet; so ist es kein Zufall, dass die beiden in Deutschland bestehenden Projekte zur Förderung ethischer Kompetenz von Klinikseelsorgen-

---

14 Vgl. Simon, „Klinische Ethik," 393; Markus Zimmermann-Acklin, *Bioethik in theologischer Perspektive: Grundlagen, Methoden und Bereiche* (Freiburg im Üechtland/Freiburg im Breisgau: Academic Press und Herder, ²2010), 26–34.
15 Vgl. Schweizerische Akademie der Medizinischen Wissenschaften (SAMW), *Ethische Unterstützung in der Medizin: Medizin-ethische Empfehlungen* (Basel: SAMW, 2012), 5.
16 Vgl. SAMW, *Ethische Unterstützung*, 7; zum gegenwärtigen Bestand ethischer Strukturen in der Schweiz vgl. Anna Zentner, Rouven Porz, Sibylle Ackermann und Ralf J. Jox, „Klinische Ethik in der Schweiz: Stagnierend vor der Pandemie? Ergebnisse der vierten Umfrage zu klinischen Ethikstrukturen," *Schweizerische Ärztezeitung* 103 (2022): 54–58.
17 Vgl. pars pro toto: Heidi Albisser Schleger, Marcel Mertz, Barbara Meyer-Zehnder und Stella Reiter-Theil, *Klinische Ethik – METAB: Leitlinie für Entscheidungen am Krankenbett* (Berlin: Springer, ²2019).

den in Frankfurt am Main und Heidelberg auf Initiativen theologischer Ethikerinnen und Ethiker zurückgehen.[18]

3 Das Nationale Forschungsprogramm (NFP 67) Lebensende

Im Rahmen des Nationalen Forschungsprogramms 67 wurde während fünf Jahren – von 2012 bis 2017 – in gesamthaft 33 Einzelprojekten zu Themen des Lebensendes in der Schweiz geforscht.[19] Im Folgenden werde ich einige Resultate kurz darzustellen versuchen, die mit unserer Fragestellung zusammenhängen und die eventuell zu einer klareren Einschätzung der eingangs formulierten These verhelfen können. Dabei greife ich auf die angegebene Überblicksliteratur zurück und zitiere zu jedem erwähnten Forschungsprojekt jeweils exemplarisch nur eine Fachpublikation, da detailliertere Literaturangaben den Rahmen dieses Beitrags sprengen würden.

Zunächst und erstens ist es einem Forschungsteam der Universität Zürich unter der Leitung von Milo Puhan gelungen, Einblicke in Realität und Entwicklung der Lebensende-Entscheidungen in der Schweiz zu ermöglichen.[20] Grundsätzlich hat die Anzahl solcher Entscheidungen zwischen 2001 und 2013 erkennbar zuge-

---

18 Eine Beschreibung des Heidelberger Projekts findet sich in: Thorsten Moos, Simone Ehm, Fabian Kliesch und Julia Thiesbonenkamp-Maag, *Ethik in der Klinikseelsorge: Empirie, Theologie, Ausbildung* (Göttingen: Vandenhoeck & Ruprecht, 2016), 313–33; für die Frankfurter Arbeitsstelle vgl. die zweisprachige Buchreihe „Medical Ethics in Health Care Chaplaincy: Medizinethik in der Klinikseelsorge", hier z.B. Monika Bobbert, Hg., *Zwischen Parteilichkeit und Gerechtigkeit: Schnittstellen von Klinikseelsorge und Medizinethik* (Berlin: Lit, 2015), daneben den Zertifizierungskurs für Klinikseelsorgende (https://aktuelles.uni-frankfurt.de/gesellschaft/medizinethik-in-der-klinikseelsorge-berufsbegleitender-kurs-gestartet/) https://www.uni-frankfurt.de/78544942/Medizinethik_Klinikseelsorge?legacy_request=1 [abgerufen am 06.06.2025]. Bereits früher: Andreas-Pazifikus Alkofer und Herbert Schlögel, *Was soll ich dir tun? Kleine Bioethik der Krankenseelsorge* (Stuttgart: Katholisches Bibelwerk, 2003); Markus Zimmermann-Acklin, „Bioethik und Spitalseelsorge: Anknüpfungspunkte für ein Gespräch," in *Spitalseelsorge im Wandel*, ed. Rudolf Albisser und Adrian Loretan (Münster: Lit Verlag, 2007), 39–54.
19 Vgl. die Informationen auf der Website des Programms www.nfp67.ch [abgerufen am 06.06. 2025]; daneben: Leitungsgruppe des NFP 67 Lebensende, Synthesebericht; Zimmermann et al., „Das Lebensende".
20 Vgl. pars pro toto: Georg Bosshard, Ueli Zellweger, Matthias Bopp, Margareta Schmid, Samia A. Hurst, Milo A. Puhan, und Karin Faisst, „Medical End-of-Life Practices in Switzerland: A Comparison of 2001 and 2013," *JAMA Internal Medicine* 176 (2016): 555–56; für die Zusammenfassung einiger Ergebnisse und weitere Literaturangaben vgl. Zimmermann et al., „Das Lebensende," 61–79.

nommen: Im Jahr 2013 wurden bei fast zwei Drittel aller Sterbefälle Entscheidungen getroffen, die das Lebensende der Sterbenden beeinflussten, darunter weitaus am häufigsten Entscheidungen zum Verzicht auf lebensverlängernde Maßnahmen sowie zum Einsatz von Mitteln zur Schmerz- und Symptomlinderung mit möglicherweise lebensverkürzender Wirkung. Auffällig häufig wurden zudem Entscheidungen zugunsten einer kontinuierlichen tiefen Sedierung bis zum Tod – meist in Kombination mit anderen Lebensende-Entscheidungen – getroffen, in der Schweiz im Jahr 2013 bei etwa jedem fünften Sterbefall; im Vergleich der drei Schweizer Sprachregionen fällt auf, dass sich Behandlungsteams im italienischsprachigen Tessin weitaus häufiger zugunsten einer solchen kontinuierlichen Sedierung entscheiden als Ärztinnen und Ärzte in den anderen beiden Sprachregionen. Mit Blick auf das Zustandekommen der Entscheidungen ist interessant, dass zwar die allermeisten Entscheidungen vorbesprochen wurden, jedoch lange nicht in jedem Fall mit den Sterbenden selbst; dies wurde auch dann in immerhin rund einem Drittel der Fälle nicht gemacht, wenn die Patientinnen und Patienten aus Sicht der befragten Ärzteschaft als voll urteilsfähig eingeschätzt wurden. Ärztinnen und Ärzte, die ihre medizinische Ausbildung im Ausland erhalten haben, treffen seltener Lebensende-Entscheidungen und besprechen diese Entscheidungen auch seltener mit ihren Patientinnen oder Patienten bzw. deren Angehörigen als Kolleginnen und Kollegen, die ihre medizinische Ausbildung in der Schweiz durchlaufen haben.[21]

Darüber hinaus möchte ich zweitens auf eine Studie hinweisen, die Dorothea Lüddeckens zusammen mit ihrem Team im Bereich der Religionswissenschaften durchgeführt hat.[22] Untersucht wurden Ausdrucksformen alternativer, nicht traditionell oder kirchlich gebundener Religiosität: Zur Frage stand, ob, und wenn ja, wie diese im Klinikalltag in der Schweiz in der Begleitung Sterbender anzutreffen seien. Gezeigt hat sich – unter anderem auf dem Weg beobachtender Feldforschung und Interviews mit involvierten Personen –, dass alternativreligiöse Praktiken häufig anzutreffen sind; diese sind *vor* der unmittelbaren Sterbephase, *während* des Sterbens oder auch erst *nach* dem Sterben – dann für die Angehörigen – von

---

21 Im Rahmen des NFP 67 konnten eine Reihe weiterer Einzelfragen betreffend der Lebensende-Entscheidungen untersucht werden, namentlich die Frage, welche Kriterien Entscheidungen zugrunde gelegt werden, eine Patientin oder einen Patienten in kritischem Zustand noch auf eine Intensivstation zu verlegen, der Einbezug von Kindern und Jugendlichen in die Entscheidungsfindung im Bereich der pädiatrischen Onkologie oder auch Entscheidungen auf Neonatologie; vgl. dazu im Überblick Zimmermann et al., „Das Lebensende".
22 Vgl. hier pars pro toto die im Rahmen dieses Projekts entstandene Dissertation von Mirjam Mezger, *Religion, Spiritualität, Medizin: Alternative Religiosität und Palliative Care in der Schweiz* (Bielefeld: Transcript, 2018).

Bedeutung. Ob diese Praktiken tatsächlich durchgeführt wurden, hing im Einzelfall von einer Reihe von Zufällen ab, da eine mit der Klinikseelsorge vergleichbare professionelle Begleitung der alternativ-religiösen Praktiken bzw. eine offizielle Anerkennung der beobachteten Vorgehensweisen auf der klinischen Organisationsebene heute nicht bestehen. Manchmal ist eine Pflegefachkraft von sich aus motiviert mitzumachen, manchmal auch eine Seelsorgerin offen und bereit, sich aus persönlichem Interesse an gewissen Praktiken zu beteiligen oder diese anzuleiten. Alternative Ausdrucksformen von Religiosität oder von alternativer Spiritualität werden zudem individuell und subjektiv verstanden: Deren Ausführung ist an keine Religion, Tradition oder Glaubensgemeinschaft gebunden, sondern ausschließlich an die betroffenen Personen. Die Erkundung der Praktiken hat ergeben, dass als leitendes Ideal dabei mit Abstand am häufigsten ein *Sterben in Ruhe* genannt wurde. Ruhe steht hier metaphorisch als Kontrast zum „Lärm der Therapien und Untersuchungen" im Klinikalltag, darüber hinaus aber auch für das innerliche Anerkennen oder Bejahen der Unabwendbarkeit eines Sterbeprozesses. Viele Praktiken geschehen offenbar rein innerlich, beispielsweise Meditationen oder die Beachtung bestimmter Energieflüsse im Körper; nur wenige werden auch äußerlich vollzogen, namentlich Aromatherapien, Körperberührungen oder das Öffnen eines Fensters nach dem Versterben einer Person. Meist verstehen die Ausführenden diese Handlungen als Alternativen zur etablierten Medizin, manchmal aber auch als Alternativen zur etablierten Religion. Sie stehen sozusagen dazwischen, passen in kein Schema, sind eigensinnig und setzen sich kritisch ab von dem, was als anerkannt gilt. In der Kommunikation der Ergebnisse hat das Forscherinnenteam gefordert, es sollte neben der etablierten Klinikseelsorge eigene professionelle Anbieter geben, um auf die hier erkundeten Bedürfnisse von Menschen am Lebensende im Klinikalltag angemessen eingehen zu können.[23]

Darüber hinaus möchte ich drittens auf einige Ergebnisse eines theologischen Forschungsprojekts hinweisen, das von Pierre Bühler geleitet und zu großen Teilen von Simon Peng-Keller durchgeführt wurde.[24] Untersucht wurden Sinnereignisse in Todesnähe, Visionen, Bilder, Traum- und Wachvisionen Sterbender. Von der Medizin werden diese Begebenheiten nicht selten als Delir interpretiert, bleiben daher als solche unbeachtet bzw. werden mit einer palliativen (intermittierenden, also

---

23 Vgl. Dorothea Lüddeckens, „Complementary and Alternative Medicine (CAM) as a Toolkit for Secular Health-Care: The De-differentiation of Religion and Medicine," in *Medicine – Religion – Spirituality: Global Perspectives on Traditional, Complementary, and Alternative Healing*, ed. Dorothea Lüddeckens und Monika Schrimpf (Bielefeld: Transcript, 2018), 167–99.
24 Vgl. pars pro toto Simon Peng-Keller, *Sinnereignisse in Todesnähe: Traum- und Wachvisionen Sterbender und Nahtoderfahrungen im Horizont von Spiritual Care* (Berlin, Boston: De Gruyter, 2017).

zeitlich befristeten) Sedierung behandelt. Geht es ans Sterben, werden Bilder und Symbole wichtig, die Bedeutung der Sprache dagegen nimmt offensichtlich ab.[25] Ohne an dieser Stelle auf Ergebnisse dieser qualitativ-hermeneutisch angelegten Studie angemessen eingehen zu können, möchte ich hervorheben, dass die Art und Weise, wie die Forschenden an ihre Quellen herangegangen sind, von einer großen Umsicht, Vorsicht und Achtung vor den Personen zeugten, von denen sie stammten. Dieses behutsame, vorsichtige Sich-Herantasten an mögliche Sinngehalte von Äußerungen wie Träumen oder Visionen eröffnet unter Umständen Sinn-Welten, die für die Sterbenden selbst von großer Bedeutung im Sterbeprozess sein können. Dass diese in der klinischen Praxis in der Regel schlicht überhört und nicht selten als pathologisch eingestuft und behandelt werden, macht diese hermeneutische Arbeit in gewisser Weise zu einem subversiven Vorgehen, um eine Formulierung Guy Jobins heranzuziehen, der in der von Simon Peng-Keller mit herausgegebenen Buchreihe „Studies in Spiritual Care" einen bemerkenswerten Beitrag zur Spiritualität in der Welt der Biomedizin veröffentlicht hat.[26] Subversiv darum, weil sie der einseitig biomedizinischen Lesart von Ereignissen einen Gegenentwurf entgegenstellt, der zu Spannungen führt und das etablierte Vorgehen im Sinne eines gutes Sterbens gleichsam unterwandert, anders deutet und versteht. Eine Vorbedingung für Seelsorgende, um in der Klinikseelsorge auf Bilder, Träume und Visionen eingehen zu können, besteht darin, um deren Existenz und Bedeutung im Sinne einer vorausgehenden Selbsterfahrung und -erkenntnis auch bei sich selbst zu wissen. Ein Ergebnis der Forschungsarbeit besteht darin, dass Klinikseelsorgende in der Begleitung Sterbender sich nicht – wie bei einer Psychoanalyse – um Deutung und Interpretation von Traum- und Wachvisionen kümmern müssen, da diese Aufgaben offenbar entweder von den betroffenen Patientinnen und Patienten selbst übernommen werden oder, häufiger, überhaupt kein Bedürfnis nach Deutung besteht. Das Raum-geben, Zulassen und Beachten von Phänomenen, die normalerweise als pathologisch angesehen werden, ist dagegen eine Grundbedingung.

Hervorheben möchte ich viertens zwei Forschungsprojekte, in welchen es darum ging, Sterbewünsche von Menschen am Lebensende zu erkunden und

---

25 Darauf hatte bereits Martin Luther in seinem Sermon zur Bereitung des Sterbens von 1519 hingewiesen, vgl. Reinhard Schwarz, „Das Bild des Todes im Bild des Lebens überwinden: Eine Interpretation von Luthers Sermon von der Bereitung zum Sterben," in *Gewißheit angesichts des Sterbens*, Veröffentlichungen der Luther-Akademie e.V. Ratzeburg, Bd. 28, ed. Joachim Heubach (Erlangen: Martin-Luther-Verlag, 1998), 32–64.
26 Vgl. Guy Jobin, *Spirituality in the Biomedical World: Moving Between Order and 'Subversion'* (Berlin, Boston: De Gruyter, 2020).

besser zu verstehen.[27] Sowohl in dem von Stéphanie Monod in Lausanne als auch in dem von Heike Gudat in Basel geleiteten Forschungsprojekt hat sich gezeigt, dass Sterbewünsche bei Menschen am Lebensende stark verbreitet sind und häufig geäußert werden. Allerdings ist deren Bedeutung sehr unterschiedlich, wie in beiden Untersuchungen mittels sehr unterschiedlicher Herangehensweisen gezeigt werden konnte. Beispielsweise kann die Äußerung eines Sterbewunsches bedeuten, dass eine schwer erkrankte Person den Angehörigen nicht mehr zur Last fallen möchte, oder sich wünscht, der Tod möge schneller eintreffen, oder auch, dass ein bestimmter unerträglicher Zustand aufhöre. Todeswünsche bedürfen demnach der individuellen Interpretation und Erkundung; zudem stehen sie in einem persönlichen narrativen Zusammenhang, der sich beispielsweise auf der Basis intensiver Gespräche oder auch psychologischer Untersuchungen erschließen lässt. Dabei erweisen sich Sterbewünsche meist als unbeständig und volatil; auch bedeuten sie nicht automatisch, dass eine Person depressiv, verzweifelt oder gar suizidal ist. Mit Blick auf die Forschungsmethoden faszinierend ist, wie unterschiedlich die beiden Projektgruppen an dieselbe Fragestellung herangegangen sind: Während die Gruppe aus Basel Narrative gesammelt, dargestellt und in intensiven und ausführlichen Gesprächen analysiert hat (narrativ-hermeneutische Methode), hat das Team aus Lausanne Ergebnisse anhand von Skalen gemessen und erfasst: Aussagen eines Sterbenden wurden beispielsweise mit einem bestimmten Wert auf einer „Spiritual Distress Assessment Scale" abgetragen, so dass errechnet werden konnte, ob sich generell eine Korrelation zwischen dem Spiritual Distress-Faktor und einem aktiven Sterbewunsch aufzeigen lässt (empirisch-psychologische Methode).[28] Das erinnert an die Thesen der erwähnten Theoriestudie von Guy Jobin zur „Spiritualität in der biomedizinischen Welt", in welcher der kanadische Theologe zwei Grundverständnisse von Spiritual Care herausarbeitet und einander gegenüberstellt: Spiritual Care zum einen verstanden im Sinne ordentlicher therapeutischer

---

27 Vgl. zum einen Kathrin Ohnsorge, Christoph Rehmann-Sutter, Nina Streeck und Heike Gudat, „Wishes to Die at the End of Life and Subjective Experience of Four Different Typical Dying Trajectories: A Qualitative Interview Study," *PLoS ONE* 14/1 (2019): e0210784, https://doi.org/10.1371/journal.pone.0210784 [abgerufen am 06.06.2025]; und zum anderen Stéfanie Monod, Anne-Véronique Durst, Brenda Spencer, Etienne Rochat, Claudia Mazzocato, Eckhard Frick, Armin von Gunten, Thomas Münzer, Pierluigi Quadri, Alessandro Levorato, Christophe Büla, Eve Rubli Truchard und Ralf J. Jox, *Lay Summary: Understanding the Wish to Die in Elderly Nursing Home Residents: A Mixed Methods Approach*, 05.10.2017 https://www.nfp67.ch/SiteCollectionDocuments/lay-summary-final-report-monod.pdf [abgerufen am 06.06.2025].
28 Vgl. dazu die Ergebnisse einer Folgestudie: Anne-Véronique Dürst, Brenda Spencer, Christophe Büla, Sarah Fustinoni, Claudia Mazzocato, Etienne Rochat, Eve Rubli Truchard, Stéfanie Monod und Ralf J. Jox, „Wish to Die in Older Patients: Development and Validation of Two Assessment Instruments," *Journal of the American Geriatric Society* 68 (2020): 1202–209.

Interventionen, deren Einsatz messbar und daher *auch* aus biomedizinischer Sicht sinnvoll ist;[29] Spiritual Care zum andern verstanden im Sinne subversiver Interventionen, die das Narrativ der Biomedizin gleichsam konterkarieren, eine andere Sprache sprechen, es auf diese Weise ergänzen, kritisieren und durchaus auch in Frage stellen.[30] Eine massive Kritik an einer biomedizinisch (miss-)verstandenen Spiritual Care formulieren beispielsweise Reimer Gronemeyer und Andreas Heller in ihrer Streitschrift „In Ruhe sterben".[31] Es wäre problemlos möglich, diesen doppelten Charakter der Spiritual Care auch für die Palliative Care insgesamt, die biomedizinische respektive klinische Ethik oder auch die Idee des Advance Care Planning (ACP)[32] nachzuweisen: Alle Initiativen beinhalten mit Blick auf den heutigen Medizinbetrieb sowohl subversiv-kritisches als auch strukturangepasst-verbesserndes Potential.

Schließlich möchte ich fünftens die Erkundung und Charakterisierung unterschiedlicher Sterbeideale erwähnen. Zur Frage stand hier, was heute unter einem „guten (würdigen, anständigen, gelungenen, den eigenen Idealen entsprechend verlaufenden) Sterben" verstanden wird.[33] Eine aus thanato-soziologischer Perspektive durchgeführte Diskursanalyse identifizierte fünf Idealvorstellungen, die einander teilweise widersprechen, in Teilen jedoch auch übereinstimmen: (1) Die Idee eines bewussten, gut vorbereiteten Sterbens, das in weitgehend den Idealen der Palliative Care entspricht; (2) das selbstbestimmte, reflexive oder furchtlose Sterben, bei welchem Werte wie Autonomie und Selbstbehauptung wesentlich sind; (3) die Sterbephase verstanden als ein seelischer Reifungsprozess, der von einer lebenslangen Identitätsentwicklung ausgeht und daher auch die Möglichkeit einer Vorbereitung der Sterbephase eher skeptisch beurteilt; (4) Sterben als ein Übergangsprozess in ein anderes, religiös gedeutetes Leben; (5) das Sterben im Sinne einer Selbstbehauptung, das beispielsweise im assistierten Suizid ein gutes

---

29 Vgl. Jobin, *Spirituality*, 9–93 (Part I).
30 Vgl. Jobin, *Spirituality*, 95–145 (Part II). Simon Peng-Keller geht es in seinem Entwurf der Klinikseelsorge als spezialisierter Spiritual Care offensichtlich um eine Vermittlung zwischen diesen beiden Positionen, indem er einerseits den Heilungscharakter der Seelsorge betont und die Integration der Seelsorge in das Behandlungsteam als sinnvoll erachtet, Effekte der spirituellen Begleitung hingegen nicht im Sinne einer biomedizinisch verstandenen Medizin messbar darstellen möchte, vgl. Peng-Keller, *Klinikseelsorge*, 151–208.
31 Vgl. Reimer Gronemeyer und Andreas Heller, *In Ruhe sterben: Was wir uns wünschen und was die moderne Medizin nicht leisten kann* (München: Pattloch, 2014).
32 Vgl. Tanja Krones und Monika Obrist, Hg., *Wie ich behandelt werden will: Advance Care Planning* (Zürich: Rüffer & Rub, 2020).
33 Vgl. Zimmermann et al., *Das Lebensende*, 157–80: Es handelt sich um ein Buchkapitel, das maßgeblich auf Vorarbeiten der Berner Soziologin Ursula Streckeisen zurückgeht und das auf einer eigens für den Band angefertigten Literaturrecherche von Eva de Clercq beruht.

Sterben sieht. Bereits diese Aufzählung lässt erahnen, dass im Bereich der heterogenen Vorstellungen von einem guten Sterben heute sowohl religiöse als auch ethische Aspekte maßgeblich wichtig sein können. Klar wird auch, dass die Idee der Vorausplanung der Sterbephase und damit auch eines strukturierten Advance Care Plannings (ACP) nicht mit allen Idealen gleichermaßen in Übereinstimmung zu bringen ist.

4 Möglichkeiten und Grenzen der Kooperation von Klinikseelsorge und klinischer Ethik

Die neuen Einsichten in Quantität und Art von Lebensende-Entscheidungen in der Schweiz (ad 1.) zeigen, dass diese heute zum Klinikalltag dazu gehören, dass bei der Entscheidungsfindung kulturelle Hintergründe der involvierten Personen eine Rolle spielen und dass in die Entscheidungsprozesse sowohl Sterbende selbst als auch ihre Angehörigen und Behandlungsteams einbezogen sind. Eine aktuelle Erhebung zu bestehenden Ethikstrukturen – darunter Ethikkomitees, Ethikfachpersonen sowie externe Beratung –, ihrer Zusammensetzung und ihren Aktivitäten in Schweizer Akutspitälern, Psychiatrien und Rehabilitationskliniken zeigt zudem, dass die Unterlassung oder Abbruch von Therapiemaßnahmen, die Änderung des Therapieziels, die Umstellung auf Palliative Care, das Advance Care Planning und auch die Sterbehilfe hier zu den am häufigsten diskutierten Themen gehören.[34] Aus Sicht unserer Fragestellung interessant sind zwei weitere Erkenntnisse: Erstens sind Fachpersonen aus den Bereichen Ethik und Seelsorge in den Ethikstrukturen gleichermaßen präsent, beide Berufsgruppen sind in über zwei Drittel (70 Prozent) der Ethikstrukturen vertreten;[35] zweitens gelangen Klinikseelsorgende selbst – auf einer Skala von „nie" bis „sehr oft" – nach eigener Aussage *häufig* mit Anliegen an Ethikstrukturen, möchten demnach ethisch relevante Aspekte, denen sie in ihrem seelsorgerlichen Berufsalltag begegnen, aus Sicht eines Ethikkomitees oder einer Ethikfachperson beurteilt wissen.[36] Diese Hinweise belegen die Interaktion zwischen beiden Berufsgruppen im klinischen Alltag, die Wichtigkeit der Lebensende-

---

34 Vgl. Zentner et al., „Klinische Ethik," 57.
35 Vgl. Zentner et al., „Klinische Ethik," 56.
36 Vgl. Anna Zentner, *Vierte nationale Umfrage der SAMW zu klinischen Ethikstrukturen in der Schweiz: Datengrundlagen*, Dissertation Medizinische Fakultät Bern, 2021, 17, https://www.samw.ch/dam/jcr:1e43eac0-785d-45e9-8b62-4f1963473022/dissertation_zentner_ethikstrukturen_2021.pdf [abgerufen am 06.06.2025].

Entscheidungen und deuten gleichzeitig auch auf unterschiedliche Aufgaben und ein gewisses Machtgefälle zwischen Seelsorge und Ethik hin.

Die Einsichten zu alternativen Formen von Religiosität (ad 2.) machen überdies deutlich, dass entsprechende Praktiken in bewusster Absetzung zur etablierten Medizin und Religiosität verstanden werden, um Handlungen also, die komplementär bzw. in Absetzung zur gewohnten klinischen Praxis durchgeführt werden. Fachpersonen, die sich wie beispielsweise einige Klinikseelsorgende in diesem Bereich mit dem Ziel engagieren, ein „ruhiges Sterben" zu ermöglichen, treten damit auf große Distanz zu medizinischen Lebensende-Entscheidungen; eine Zusammenarbeit mit der klinischen Ethik scheint daher wenig sinnvoll und wäre aus Sicht der Sterbenden wahrscheinlich auch unerwünscht.

Ähnlich dürfte es sich mit Blick auf Einsichten verhalten, bei welchen es um das Ernstnehmen von Träumen oder Visionen (ad 3.) geht. Auch diese Versuche von Seelsorgenden dürften eher zu einer Distanzierung von etablierten medizinischen Praktiken und Entscheidungen führen, aus deren Perspektive in der Regel eine palliative Sedierung naheliegen dürfte. Seelsorge ist hier eher subversiv am Werk und versteht sich einseitig patientenorientiert, so dass sich eine unmittelbare Beteiligung an ethisch schwierigen Entscheidungen über die Fortsetzung oder den Abbruch einer Behandlung nicht aufzudrängen scheint. Denkbar ist hingegen, dass Seelsorgende aufgrund ihrer Begleitung Sterbender an ein Ethikkomitee gelangen, um beispielsweise Entscheidungen zur Durchführung einer Sedierung ethisch infrage zu stellen und dabei Unterstützung suchen.

Etwas weniger eindeutig fällt diese Einschätzung aus bezüglich der Erkundungen von Sterbewünschen (ad 4.). Es ist naheliegend, dass sich Seelsorgefachpersonen aufgrund intimer Kenntnisse von persönlichen Sichtweisen Sterbender an einer Runde zur ethischen Entscheidungsfindung beteiligen. Die Seelsorgeperson hat dann – natürlich im Rahmen der ihr vorgegebenen Verschwiegenheitspflicht – in erster Linie die Aufgabe, den Patienten oder die Patientin mit ihren existenziellen und wertebasierten Anliegen möglichst authentisch zu vertreten und auf diese Weise die Selbstbestimmung zu unterstützen sowie eine möglichst patientenzentrierte Auslegung des Fürsorge- oder Care-Prinzips zu gewährleisten. Dieses Engagement erhält besonderes Gewicht angesichts dessen, dass Ärztinnen und Ärzte bei Lebensende-Entscheidungen relativ häufig nicht mit den Betroffenen selbst sprechen. Eine Grenze würde in der Vertretung übergeordneter, z. B. die gerechte Allokation knapper Mittel betreffender Aspekte erreicht, wie sie während der Corona-Pandemie alltäglich waren und aufgrund der Personalknappheit noch immer sind.[37]

---

37 Die Klinikseelsorge wurde dagegen während der Corona-Pandemie vermehrt mit existenzi-

Mit Blick auf die unterschiedlichen Sterbeideale (ad 5.) könnte eine Seelsorgefachperson an ethischen Entscheidungsrunden konstruktiv mitwirken, indem sie im Einzelfall erläutert, welches Sterbeideal eine Patientin oder ein Patient favorisiert. Es handelt sich dann sozusagen um einen eudaimonistischen, das gute (Leben und) Sterben betreffenden Beitrag, der im Sinne einer integrativen Ethik auch für normative Entscheidungen über die ethische Erlaubtheit oder ein Verbot bestimmter Maßnahmen von Bedeutung sein kann. Geht es beispielsweise um eine Entscheidung zur Durchführung eines assistierten Suizids, werden die unterschiedlichen Rollen der beiden Berufsgruppen jedoch wieder deutlich: Während für die Seelsorge der menschliche Beistand im Zentrum stehen dürfte,[38] wird eine Ethikfachperson erkunden, ob bei der sterbewilligen Person die Urteilsfähigkeit gegeben ist, der Suizidwunsch beständig ist, eine Zweitmeinung eingeholt wurde, alternative Behandlungsmöglichkeiten erwogen und ein nachvollziehbares schwerwiegendes Leiden gegeben ist.[39]

5 Fazit

Insgesamt gesehen scheinen mir die Ergebnisse der erwähnten Forschungsprojekte die eingangs formulierte skeptische These weitgehend zu belegen, dass Seelsorgende sich in ihrer Tätigkeit häufig in kritischer Distanz zur Organisation und zu den dazu gehörenden Entscheidungsprozessen befinden. Von ihrem Rollenprofil her gesehen sollten sie sich daher auf die persönliche Begleitung und das Wohlergehen der Sterbenden konzentrieren und – im gegebenen Fall auch im Rahmen

---

ellen Herausforderungen konfrontiert, vgl. dazu das Portrait des Seelsorgers Bernd Siemes aus dem Universitätsspital Zürich: Rebekka Häfeli und Christoph Ruckstuhl. „‚Niemand muss hier einsam sterben.' Für Seelsorger wie Bernd Siemes ist die Arbeit am Zürcher Unispital wegen der Pandemie intensiver denn je," *Neue Zürcher Zeitung*, 1.12.2020, 13; hier heißt es beispielsweise: „Der Seelsorger tritt an ihr Bett. Die Frau beginnt zu weinen, er berührt ihre Hand. Die Patientin hat ein langes, zermürbendes Auf und Ab hinter sich. Siemes redet ihr gut zu, er spricht leise. Sie fragt, ob er nun täglich zu ihr komme, was er bejaht." – Dieser Kurzeinblick in die Seelsorge-Tätigkeit lässt erahnen, dass hier das Dasein und die persönliche Begleitung im Zentrum der Aufmerksamkeit stehen, was Überlegungen zu überindividuellen Anliegen der gerechten Verteilung knapper Ressourcen natürlich nicht ausschließt, jedoch relativiert.
38 Mit Christoph Morgenthaler, David Plüss und Matthias Zeindler, *Assistierter Suizid und kirchliches Handeln: Fallbeispiele – Kommentare – Reflexionen* (Zürich: Theologischer Verlag Zürich, 2017), 16, bin ich einig, dass es hier keine verbindlichen Richtlinien für alle Situationen geben sollte, sondern je im Einzelfall entschieden wird, was ein Seelsorger oder eine Seelsorgerin am besten tun sollte.
39 Vgl. SAMW, *Umgang mit Sterben und Tod: Medizin-ethische Richtlinien* (Basel: SAMW, 2022), 26–27.

von Ethikstrukturen – vor allem deren Interessen, Ansichten, Werthaltungen und Ideale vertreten. Anders die Ethikfachpersonen: Sie sind stärker integriert in die Organisation Krankenhaus, sind in der Regel beratend tätig und daher eher auf Distanz zu persönlichen Schicksalen; sie verbinden mit ihrer Tätigkeit auch keinen therapeutischen Auftrag. Unbestritten bleibt, dass beide Berufsgruppen voneinander lernen und im Einzelfall einander ergänzen können. Mit Blick auf schwierige Entscheidungen am Lebensende lässt sich daher schlussfolgern: Klinikseelsorgende und klinische Ethikfachpersonen haben unterschiedliche Rollen in einem Krankenhaus und stützen sich in ihrer Arbeit auf unterschiedliche Expertisen und Erfahrungen ab; bleibt das unterschiedliche Rollenverständnis gewahrt, dürfte eine interprofessionelle Zusammenarbeit in vielen Fällen zur Förderung sowohl der Ziele der Klinikseelsorge als auch derjenigen der klinischen Ethik beitragen.

Literatur

Albisser Schleger, Heidi, Marcel Mertz, Barbara Meyer-Zehnder und Stella Reiter-Theil. *Klinische Ethik – METAB: Leitlinie für Entscheidungen am Krankenbett*. Berlin: Springer, ²2019.

Alkofer, Andreas-Pazifikus, und Herbert Schlögel. *Was soll ich dir tun? Kleine Bioethik der Krankenseelsorge*. Stuttgart: Katholisches Bibelwerk, 2003.

Belok, Manfred, Urs Länzlinger und Hanspeter Schmitt, Hg. *Seelsorge in Palliative Care*. Zürich: NZN-Buchverlag, 2012.

Bobbert, Monika, Hg. *Zwischen Parteilichkeit und Gerechtigkeit: Schnittstellen von Klinikseelsorge und Medizinethik*. Berlin: Lit, 2015.

Bosshard, Georg, Ueli Zellweger, Matthias Bopp, Margareta Schmid, Samia A. Hurst, Milo A. Puhan, und Karin Faisst. „Medical End-of-Life Practices in Switzerland: A Comparison of 2001 and 2013." *JAMA Internal Medicine* 176 (2016): 555–56.

Dialog Ethik, seit 2024 Stiftung Gesundheitskompass (gesundheitskompass.ch) [abgerufen am 06.06.2025].

Dürst, Anne-Véronique, Brenda Spencer, Christophe Büla, Sarah Fustinoni, Claudia Mazzocato, Etienne Rochat, Eve Rubli Truchard, Stéfanie Monod und Ralf J. Jox. „Wish to Die in Older Patients: Development and Validation of Two Assessment Instruments." *Journal of the American Geriatric Society* 68 (2020): 1202–209.

Gronemeyer, Reimer und Andreas Heller. *In Ruhe sterben: Was wir uns wünschen und was die moderne Medizin nicht leisten kann*. München: Pattloch, 2014.

Häfeli, Rebekka und Christoph Ruckstuhl. „'Niemand muss hier einsam sterben.' Für Seelsorger wie Bernd Siemes ist die Arbeit am Zürcher Unispital wegen der Pandemie intensiver denn je." *Neue Zürcher Zeitung*, 1.12.2020, 13.

Jobin, Guy. *Spirituality in the Biomedical World: Moving Between Order and 'Subversion'*. Berlin, Boston: De Gruyter, 2020.

Klessmann, Michael. „Seelsorge im Krankenhaus und Alten(pflege-)heim als Aufgabe der Gemeinde." In *Seelsorge: Grundlagen – Handlungsfelder – Dimensionen*, hg. v. Ralph Kunz, 83–96. Göttingen: Vandenhoeck & Ruprecht, 2016.

Krones, Tanja und Monika Obrist, Hg. *Wie ich behandelt werden will: Advance Care Planning.* Zürich: Rüffer & Rub, 2020.

Lesch, Walter. „Interdisziplinarität ohne Disziplinlosigkeit: Wissenschaftstheoretische Probleme sozialethischer Forschung." In *Brennpunkt Sozialethik: Theorien, Aufgaben, Methoden*, hg. v. Marianne Heimbach-Steins, Andreas Lienkamp und Joachim Wiemeyer, 171–87. Freiburg im Breisgau: Herder, 1995.

Lüddeckens, Dorothea. „Complementary and Alternative Medicine (CAM) as a Toolkit for Secular Health-Care: The De-differentiation of Religion and Medicine." In *Medicine – Religion – Spirituality: Global Perspectives on Traditional, Complementary, and Alternative Healing*, hg. v. Dorothea Lüddeckens und Monika Schrimpf, 167–99. Bielefeld: Transcript, 2018.

Mezger, Mirjam. *Religion, Spiritualität, Medizin: Alternative Religiosität und Palliative Care in der Schweiz.* Bielefeld: Transcript, 2018.

Moos, Thorsten, Simone Ehm, Fabian Kliesch und Julia Thiesbonenkamp-Maag. *Ethik in der Klinikseelsorge: Empirie, Theologie, Ausbildung.* Göttingen: Vandenhoeck & Ruprecht, 2016.

Monod, Stéfanie, Anne-Véronique Durst, Brenda Spencer, Etienne Rochat, Claudia Mazzocato, Eckhard Frick, Armin von Gunten, Thomas Münzer, Pierluigi Quadri, Alessandro Levorato, Christophe Büla, Eve Rubli Truchard und Ralf J. Jox. *Lay Summary: Understanding the Wish to Die in Elderly Nursing Home Residents: A Mixed Methods Approach.* 05.10.2017, https://www.nfp67.ch/SiteCollectionDocuments/lay-summary-final-report-monod.pdf [abgerufen am 06.06.2025].

Morgenthaler, Christoph, David Plüss und Matthias Zeindler. *Assistierter Suizid und kirchliches Handeln: Fallbeispiele – Kommentare – Reflexionen.* Zürich: Theologischer Verlag Zürich, 2017.

NFP 67. www.nfp67.ch [abgerufen am 06.06.2025].

NFP 67 Lebensende, Hg. *Synthesebericht des NFP 67 Lebensende.* Bern: SNF, 2017.

Ohnsorge, Kathrin, Christoph Rehmann-Sutter, Nina Streeck und Heike Gudat. „Wishes to Die at the End of Life and Subjective Experience of Four Different Typical Dying Trajectories: A Qualitative Interview Study." *PLoS ONE* 14/1 (2019): e0210784, https://doi.org/10.1371/journal.pone.0210784 [abgerufen am 06.06.2025].

Peng-Keller, Simon. *Klinikseelsorge als spezialisierte Spiritual Care: Der christliche Heilungsauftrag im Horizont globaler Gesundheit.* Göttingen: Vandenhoeck & Ruprecht, 2021.

Peng-Keller, Simon. *Sinnereignisse in Todesnähe: Traum- und Wachvisionen Sterbender und Nahtoderfahrungen im Horizont von Spiritual Care.* Berlin, Boston: De Gruyter, 2017.

Schwarz, Reinhard. „Das Bild des Todes im Bild des Lebens überwinden: Eine Interpretation von Luthers Sermon von der Bereitung zum Sterben." In *Gewißheit angesichts des Sterbens.* Veröffentlichungen der Luther-Akademie e.V. Ratzeburg, Bd. 28, hg. v. Joachim Heubach, 32–64. Erlangen: Martin-Luther-Verlag, 1998.

Schweizerische Akademie der Medizinischen Wissenschaften (SAMW). www.samw.ch [abgerufen am 06.06.2025].

Schweizerische Akademie der Medizinischen Wissenschaften (SAMW). *Ethische Unterstützung in der Medizin: Medizin-ethische Empfehlungen.* Basel: SAMW, 2012.

Schweizerische Akademie der Medizinischen Wissenschaften (SAMW). *Ethische Unterstützung.*

Schweizerische Akademie der Medizinischen Wissenschaften (SAMW). *Umgang mit Sterben und Tod: Medizin-ethische Richtlinien.* Basel: SAMW, 2022.

SGBE. www.bioethics.ch [abgerufen am 06.06.2025].

Simon, Alfred. „Klinische Ethik." In *Handbuch Angewandte Ethik*, hg. v. Ralf Stoecker, Christian Neuhäuser und Marie-Luise Raters, 393–96. Stuttgart: Metzler, 2011.

Stängle, Sabrina und André Fringer. „Perspectives of People Involved in the Accompaniment of a Person during Voluntary Stopping of Eating and Drinking: A Convergent Mixed Methods Study." *Annals of Palliative Medicine* 10 (2021): 1994–2007.

Universität Frankfurt. https://aktuelles.uni-frankfurt.de/gesellschaft/medizinethik-in-der-klinikseelsorge-berufsbegleitender-kurs-gestartet/ [abgerufen am 06.06.2025].

Weiher, Erhard. *Das Geheimnis des Lebens berühren: Spiritualität bei Krankheit, Sterben und Tod. Eine Grammatik des Helfens.* Mainz: Kohlhammer, 2008.

Zentner, Anna, Rouven Porz, Sibylle Ackermann und Ralf J. Jox. „Klinische Ethik in der Schweiz: Stagnierend vor der Pandemie? Ergebnisse der vierten Umfrage zu klinischen Ethikstrukturen." *Schweizerische Ärztezeitung* 103 (2022): 54–58.

Zentner, Anna. *Vierte nationale Umfrage der SAMW zu klinischen Ethikstrukturen in der Schweiz: Datengrundlagen.* Dissertation Medizinische Fakultät Bern, 2021. https://www.samw.ch/dam/jcr:1e43eac0-785d-45e9-8b62-4f1963473022/dissertation_zentner_ethikstrukturen_2021.pdf [abgerufen am 06.06.2025].

Zimmermann, Markus, Stefan Felder, Ursula Streckeisen und Brigitte Tag. *Das Lebensende in der Schweiz: Individuelle und gesellschaftliche Perspektiven.* Basel: Schwabe, 2019.

Zimmermann-Acklin, Markus. *Bioethik in theologischer Perspektive: Grundlagen, Methoden und Bereiche.* Freiburg im Üechtland, Freiburg im Breisgau: Academic Press und Herder, ²2010.

Zimmermann-Acklin, Markus. „Bioethik und Spitalseelsorge: Anknüpfungspunkte für ein Gespräch." In *Spitalseelsorge im Wandel*, hg. v. Rudolf Albisser und Adrian Loretan, 39–54. Münster: Lit Verlag, 2007.

Florian-Sebastian Ehlert
Spiritual Care und klinische Ethik: Über eine fruchtbare Beziehungsaufnahme zweier Perspektiven

1 Spiritualität und Spiritual Care

John F. Wallace berichtet folgende Parabel:

> Sitzen zwei Männer in einer Bar irgendwo in der Wildnis von Alaska. Der eine ist religiös, der andere Atheist, und beide diskutieren über die Existenz Gottes mit dieser eigentümlichen Beharrlichkeit, die sich nach dem, sagen wir mal, vierten Bier einstellt. Sagt der Atheist: „Pass auf, es ist ja nicht so, dass ich keine guten Gründe hätte, an Gott zu glauben. Es ist nämlich nicht so, dass ich noch nie mit Gott oder Gebeten experimentiert hätte. Letzten Monat bin ich weit weg vom Camp in so einen fürchterlichen Schneesturm geraten, ich konnte nichts mehr sehen, hab mich total verirrt, vierzig Grad unter null, und da hab ich's gemacht, ich hab's probiert: Ich bin im Schnee auf die Knie und hab geschrien: ‚Gott, wenn es dich gibt, ich stecke in diesem Schneesturm fest und sterbe, wenn du mir nicht hilfst!'"
>
> Der religiöse Mann in der Bar schaut den Atheisten ganz verdutzt an: „Na, dann musst du doch an ihn glauben", sagte er. „Schließlich sitzt du quicklebendig hier."
>
> Der Atheist verdreht die Augen, als wäre der religiöse Typ ein Depp: „Quatsch, Mann, da sind bloß zufällig ein paar Eskimos vorbeigekommen und haben mir den Weg zurück ins Camp gezeigt."[1]

Spiritualität ist ein schillernder Begriff. Ihm scheint wesenhaft zu eigen zu sein, dass er nicht scharf gefasst werden kann. Immerhin bezieht er sich auf gänzlich unscharfe und ungenaue Phänomene. Perspektiven wie Sinn, Geistigkeit, Weltoffenheit, (Selbst-) Transzendenz sind auf Offenheit, Weite, Überwindung von Grenzen und Beschränkungen angelegt. In dieser Weite verflüchtigt sich dann möglicherweise der Begriff Spiritualität, bis kaum mehr etwas von ihm übrigbleibt. Spiritualität kann dann nahezu alles bedeuten, wodurch der Begriff seine Bedeutung verlieren würde.

Andererseits hält sich der Begriff Spiritualität hartnäckig in der Diskurslandschaft. Offenbar wird der Begriff gebraucht, weil er etwas zum Ausdruck bringt, was andere Begriffe so nicht können. Insofern kann der Begriff Spiritualität als ein eigenes Phänomen verstanden werden, als ein Begriff, der eindeutigen Verweis-

---

[1] David Foster Wallace, *Das hier ist Wasser / This is Water* (Köln: Kiepenheuer & Witsch, 2012), 12–13.

charakter hat und der mit Phänomenen und Erscheinungen zu tun hat, die vom Begriff Spiritualität eingefangen werden können.

Es geht also zunächst weniger darum, mithilfe spiritueller Praktiken oder ausgebildeter Haltungen eine neue Wirklichkeit zu schaffen, sondern vielmehr darum, eine Dimension zur Sprache zu bringen, die „längst da" ist.[2] Es geht um ein deskriptives Erfassen von Haltungen, Praktiken, Entscheidungen, Konflikten, die unter dem Begriff Spiritualität subsumiert und vor allem erfasst werden können. Mit der dazugehörigen Mehrdeutigkeit, denn die Frage, warum in der Parabel von John F. Wallace die Eskimos gekommen sind, bleibt notgedrungen unbeantwortet. Immerhin waren sie da, und auch ohne religiösen Überbau kann die Rettung als wundersam verstanden werden.

Ein Beispiel in diesem Zusammenhang: Ein Krankenhausseelsorger wird von der chirurgischen Klinik zu einer Fortbildung eingeladen. Es soll um Ethik gehen, gerne auch um die zehn Gebote. Der Seelsorger betont in einer ersten Hinführung, dass es in der Tora zwei Versionen gibt. Interessanterweise unterscheiden sie sich vor allem in der Begründung des Sabbatgebotes.[3] Einmal wird der Sabbat mit Bezug auf das Schöpfungsgeschehen begründet: Der siebte Tag als Vollendung der Schöpfung, an der anderen Stelle mit dem Freiheitsgewinn durch den Auszug aus Ägypten, der in der Freiheit von aller Arbeit und allen Zwängen zum Ausdruck kommt.

In der Frühbesprechung kam dann eine Diskussion darüber auf, wie in einem Krankenhaus mit einem 24/7-Betrieb ein Ruhetag möglich sein könnte. Es wurde schnell deutlich, dass dieser nur im Rahmen eines Teamgedankens umsetzbar sein könnte, in dem jede/r für andere einsteht, so dass jede/r einen Sabbat begehen kann und andererseits durch seine Präsenz anderen ermöglicht, ihrerseits ihren Sabbat zu begehen. Dazu gehört auch, den anderen im Team die entsprechenden Kompetenzen zuzugestehen und die eigenen insoweit zu relativieren, als man selbst durch andere vertreten werden kann. Indem in Form der Dienstpläne dafür Sorge getragen wird, dass alle Teammitglieder gleichermaßen ihre Sabbatruhe halten

---

2 Renata Aebi und Pascal Mösli, *Interprofessionelle Spiritual Care: Im Buch des Lebens lesen* (Bern: Hogrefe, 2020), 19.
3 In der Exodus-Version heißt es: „Denke an den Sabbat, er sei dir heilig. Nur sechs Tage sollst du arbeiten, und alles tun, was du zu erledigen hast. Der siebente Tag ist ein Ruhetag, er gehört ihr, deiner Gottheit. [...] Der Grund ist der: Er hat in sechs Tagen Himmel, Erde und Meer geschaffen, mit allem was dazugehört; am siebten Tag aber ruhte er sich aus. Darum hat sie den siebenten Tag gesegnet und für unantastbar erklärt." (Ex 20,8–12). Bei Deuteronomium heißt es hingegen: „Bewahre den Sabbat! Halte ihn heilig, so wie es Adonaj, deine Gottheit, geboten hat. [...] Erinnere dich daran, als du selbst ein Sklave, eine Sklavin in Ägypten warst: Da führte dich Adonaj, deine Gottheit, mit starker Hand und erhobenem Arm von dort heraus. Darum gebietet dir Adonaj, deine Gottheit, den Sabbat zu begehen" (Dtn 5,12–15, Bibel in gerechter Sprache).

können, lässt sich von Spiritual Care sprechen. Natürlich ist ein Dienstplan erst einmal eine sehr weltliche Angelegenheit. Bei der Fortbildung erschienen jedoch auch Dimensionen, die sich gut als spirituell deuten lassen können: Die Notwendigkeit, füreinander Sorge zu tragen (damit alle ihren Sabbat feiern können), sich als Einzelperson als sinnvoller Teil einer Gemeinschaft zu sehen, bis zur Erkenntnis, dass ein Ruhetag auch einen spirituellen Hintergrund haben kann. Insofern kann man dies als eine spirituelle Entdeckung bezeichnen.

Mitunter bleibt die spirituelle Dimension ausgeblendet. Dann kann es hilfreich sein, sie einzubeziehen, wie das folgende Fallbeispiel zeigt: Ein 68jähriger Mann lebt nach einem Schlaganfall in einer Pflegeeinrichtung. Er hat intermittierende Schluckbeschwerden, die immer wieder zu Aspirationen führen, die für alle Beteiligten sehr belastend sind. Der Logopäde empfiehlt, nur noch breiige Kost zu verabreichen. Der Patient, immer wieder auch von depressiven Stimmungen befallen, wehrt sich zunächst gegen diese Vorgabe. Dann, nach einigen aufklärenden Gesprächen, akzeptiert er zunächst die Ernährungssituation. Aber einer Mitarbeiterin der Hauswirtschaft berichtet er, dass er Appetit auf ein Ei hätte. Diese gibt das Ansinnen an die Stationsleitung weiter, daraufhin wird eine ethische Fallkonferenz einberufen. Diese hat eine Änderung des Kommunikationssettings zur Folge: Der Patient bekommt die Möglichkeit, seine Wünsche zu äußern und beginnt, die Situation auch innerlich zu akzeptieren. Dies führt zu einer signifikanten Änderung der Situation.

Natürlich spielen hier Fragen nach Autonomie und Selbstbestimmung des Bewohners eine Rolle, ebenso die Fürsorgeverantwortung der Einrichtung und der Mitarbeitenden: Der Bewohner soll doch nicht an seiner Nahrung ersticken. Es hat sich aber gezeigt, dass die Frage nach der Ernährung nicht zu trennen war von der Frage nach der Krankheitseinsicht des Bewohners. Und hier öffnet sich eine spirituelle Perspektive, in der es um den Umgang mit Limitierungen und Kontingenzen im Krankheitsverlauf geht. Dass der Bewohner auch mit seinem Schmerz und der Trauer über das, was jetzt nicht mehr möglich war, zur Sprache kam, hat sehr zur Veränderung der Situation beigetragen.

Der hier beschriebene Ansatz verzichtet bewusst auf ein bestimmtes Verständnis von Spiritual Care. Die Literatur hierzu ist mittlerweile sehr umfangreich geworden. Allerdings sind die Grundgedanken, die Simon Peng-Keller formuliert hat,[4] nämlich Spiritual Care als eine Aufgabe des gesamten Gesundheitswesens zu beschreiben, mit in diesen Text eingeflossen. Wichtig ist in diesem Zusammenhang, dass es zunächst um eine wahrnehmende Haltung geht, um das Erkennen von

---

[4] Simon Peng-Keller, *Klinikseelsorge als spezialisierte Spiritual Care: Der christliche Heilungsauftrag im Horizont globaler Gesundheit* (Göttingen: Vandenhoeck & Ruprecht, 2021).

Phänomenen, Fragen, Aspekten, die mit dem Begriff Spiritualität verbunden werden können. Jedes Konzept einer bewussten Ausgestaltung von Spiritualität im Sinne von Spiritual Care wird eigene Ziele, Ideale, Normen und idealerweise anzustrebende Haltungen beschreiben. Wichtig scheint aber für die klinische Ethik, das erkennen zu können, was im Raum ist (zum Beispiel sich widerstreitende Sorgekonzeptionen in einem ethischen Konflikt) und dafür eine Sprache und Begriffe zu entwickeln. Es geht weniger darum, eine Idealvorstellung von Spiritualität zu entwickeln und umsetzen zu wollen.

Weiter wird bewusst darauf verzichtet, die besondere Rolle von Seelsorge zu beleuchten.[5] Seelsorgende sind besondere Adressaten für ein Konzept klinischer Ethik im Kontext von Spiritual Care. Aber: Seelsorge ist eine Profession von vielen im Gesundheitswesen und bedarf in diesem Zusammenhang keiner besonderen Betrachtung.

Spiritualität und Spiritual Care haben ihren Ort im Einzelnen, insofern er oder sie ihr Ethos und ihren „Spirit" lebt. Sie drückt sich aber auch im Beziehungsgefüge eines Teams, einer Abteilung, einer Familie oder einer Berufsgruppe aus. Weiter findet Spiritualität in der Art und Weise statt, wie in einer Einrichtung oder in einer Institution kommuniziert, gelebt und gearbeitet wird. Und letztlich findet Spiritualität auch im kulturellen Rahmen einer Religion oder einer Gesellschaft statt. Eine klinische Ethik tut gut daran, die Vielschichtigkeit von Spiritualität im Blick halten zu können. Entsprechend betrifft Spiritual Care einzelne Personen, sowohl professionell als Gesundheitsfachperson als auch als Patient oder Patientin, in der Arzt-Patienten-Beziehung, als Team oder Berufsgruppe, als Institution bzw. einzelne Einrichtung, als Berufsstand, als Gesellschaft bzw. Kultur. Es geht um die professionellen Haltungen, um Kommunikation, aber auch um den Umgang mit Endlichkeit, mit Grenzen und Limitierungen, letztlich auch um Tragik und Schuld bei dilemmatischen Entscheidungssituationen.[6]

Spiritualität ist im Alltagshandeln anzutreffen. Und sie findet ihren Ausdruck im Kontext ethischer Konflikte, wie sie auch in der klinischen Ethikberatung thematisiert und reflektiert werden. Das bedeutet nicht notwendig, ethische Konflikte im klinischen Bereich immer auch als spirituelle Konflikte zu verstehen. Aber es

---

5 Eine enge Verbindung von Seelsorge und Spiritual Care zieht Traugott Roser, *Spiritual Care: Der Beitrag von Seelsorge zum Gesundheitswesen* (Stuttgart: Kohlhammer, ²2017) sowie die Handreichung der EKD, „Spiritual Care durch Seelsorge," November 2020, https://www.ekd.de/ekd_de/ds_doc/spiritual_care_2020.pdf [abgerufen am 30.11.2022].
6 Vgl. die Differenzierungen bei Ulrich H. J. Körtner in Doris Wierzbicki, *Spiritual Care in der Praxis: Wie die Implementierung in den Klinikalltag erfolgreich gelingt* (Stuttgart: Kohlhammer, 2022), 34–50.

kann umgekehrt gut sein, dass in der klinischen Ethikberatung Konflikte zu bearbeiten sind, die auch als spirituelle verstanden werden können.

Analog zur Differenzierung von Moral und Ethik[7] lässt sich das Verhältnis von Spiritualität und Spiritual Care so verstehen, dass Spiritualität sich auf vielfältige Weise intuitiv ereignet und in der Wahrnehmung als Spiritualität verstanden werden kann. Dazu gehört gelebtes Leben, dazu gehören Haltungen und Entscheidungen. Aber wenn darüber reflektiert wird und es um Formen der Pflege, der Weiterentwicklung sowie der bewussten Praxis von Spiritualität geht, kann man von Spiritual Care sprechen: Als Aufgabe, Spiritualität bewusst zu entwickeln und zu reflektieren, als eine Grundhaltung der Menschen sich selbst und anderen gegenüber. Spiritualität ist auf verschiedenste Weise anzutreffen. So wird Spiritual Care auch zu einem Handlungsfeld. Die Frage ist dann, inwieweit sich Spiritualität bzw. Spiritual Care in den ethischen Konflikten wiederfinden, die in der klinischen Ethikberatung verhandelt werden.[8]

2 Spiritual Care und klinische Ethik

Die vier medizinethischen Prinzipien, wie sie von Tom L. Beauchamp und James F. Childress in dem Werk „Principles of Biomedical Ethics"[9] dargestellt werden, haben in besonderem Maße die medizinethischen Diskurse, vor allem aber die medizinethische (Beratungs-)Praxis geprägt.[10] Gerade bei Fallberatungen bieten die vier Prinzipien eine Hilfestellung, ethische Konflikte zu benennen und dann einer

---

7 „In einem allgemeinen Verständnis lässt sich Ethik also als *philosophische Reflexion auf Moral* verstehen." Marcus Düwell, Christoph Hübenthal und Micha H. Werner, „Einleitung," in *Handbuch Ethik*, ed. Marcus Düwell, Christoph Hübenthal und Micha H. Werner (Stuttgart/Weimar: J.B. Metzler, ³2011), 1–23, 2 (Kursiv im Original).
8 Anna Janhsen und Christiane Woopen verorten Spiritualität in der Leiblichkeit des Menschen: „Die leibliche Verortetheit von Spiritualität mit ihrem Moment des Unverfügbaren und Deutungsoffenen, Unbeherrschbaren und Unergründlichen konfrontiert somit ein Menschenverständnis, das auf den Körper und eben jenes verfügbare Objekt, als berechenbar und vereinheitlichbar rekurriert." Anna Janhsen und Christiane Woopen, „Spiritualität in der Medizin – mehr als ein Add-On? Anthropologische Grundlegung eines ethisch relevanten Existential," *Zeitschrift für medizinische Ethik* 65 (2019): 183–98, 195.
9 Tom L. Beauchamp und James F. Childress, *Principles of Biomedical Ethics* (New York/Oxford: Oxford University Press, ⁸2019).
10 Vgl. dazu Georg Marckmann, „Im Einzelfall ethisch gut begründet: Das Modell der prinzipienorientierten Falldiskussion," in *Praxisbuch Ethik in der Medizin*, ed. Georg Marckmann (Berlin: Medizinisch Wissenschaftliche Verlagsgesellschaft, 2015), 15–22.

möglichen Lösung zuzuführen. In den Kursen zur klinischen Ethikberatung sind das Lernen und die Lehre der Prinzipien unverzichtbarer Teil des Curriculums. Der Erfolg des Konzeptes beruht nicht zuletzt auch darauf, dass die Komplexität medizinethischer Fragen und Konflikte mit dem Zusammenspiel der Prinzipien in Sprache gefasst und damit einer möglichen Lösung zugänglich gemacht werden können. Gerade die in der Entfaltung von jedem der vier Prinzipien vollzogenen Differenzierung von Konzept und Prinzip (concept vs. principle) ermöglicht es, einerseits eine normative Dimension und gleichzeitig realitätsbezogen das Machbare im Blick zu behalten. Beispielsweise spielen Beauchamp und Childress im Kontext des Respekts vor Autonomie durch, welche Kompetenzen nötig sind, um eine Entscheidung zu treffen. Dabei lassen sie den Schwellenwert, der die Differenz zwischen einer kompetenten autonomen Entscheidung und einer Person, die zu einer solchen Entscheidung nicht befähigt ist, bewusst offen, betonen aber: „We need *threshold levels* below which a person with a certain leves of abilities for a particular task is incompetent. Where we draw the line depends on the the particular tasks involved."[11] Auch wenn der Titel der Arbeit auf Prinzipien hinweist, weist der Duktus der Ausführungen mit den abwägenden Überlegungen eine große Nähe zu tugendethischen Konzeptionen und zur Klugheit auf.[12]

An diesem kleinen Beispiel wird das fein abwägende Bedenken der verschiedenen Facetten und Aspekte des Konzeptes deutlich, das die ganze Arbeit durchzieht. An vielen anderen Stellen ließe sich dies belegen. Immer wieder geht es darum, Annäherungen an eine möglichst gute ethische Reflexion medizinischen, pflegerischen und forschenden Handelns zu ermöglichen. Die Prinzipien fungieren als Annäherungen, die sich in der Praxis zu bewähren haben. Dabei werden immer wieder Kompromisslösungen nötig, weil es keine klaren Grenzen zwischen den verschiedenen Prinzipien gibt. Vielmehr greifen sie in verschiedenen spannungsvollen Konstellationen ineinander.

Bei der Lektüre der Prinzipien wird die Vielschichtigkeit und die Verwobenheit von verschiedenen Perspektiven der medizinethischen Herausforderungen deutlich. Es gibt keine (zum Beispiel normativ begründete) Eindeutigkeit in der Urteilsbildung. Es geht um Abwägungen, Vorläufigkeit, aber auch um die Perspektive von Unvollkommenheit, in der auch die Fehlbarkeit bei Entscheidungen einen Ort haben kann.

Ein Unterkapitel des Prinzips Gerechtigkeit handelt von Perspektiven nationaler und globaler Gesundheitsversorgung. Darin reklamieren die Autoren „The

---

11 Beauchamp und Childress, *Principles*, 115 (Kursiv im Original).
12 Vgl. Andreas Luckner, „Klugheitsethik," in *Handbuch Ethik*, ed. Marcus Düwell, Christoph Hübenthal und Micha H. Werner (Stuttgart/Weimar: J.B. Metzler, ³2011), 206–17.

Right to a Decent Minimum of Health Care".[13] Man könnte meinen, dass es im Bereich öffentlicher Gesundheitsversorgung um normative Ansprüche geht, die in Geltung zu setzen sind. Aber auch hier geht es um einen gangbaren Mittelweg. Das heißt einerseits, dass man sich nicht vorschnell mit ungenügenden Zuständen zufrieden zu geben soll, andererseits steht die Erkenntnis dahinter, dass das Ideal an öffentlicher gesundheitlicher Fürsorge als nicht umsetzbar erscheint.

Gerade die Ausführungen in dem Kapitel über das vierte Prinzip Justice (Gerechtigkeit) verdienen besondere Beachtung. Dieses Prinzip kann in den ethischen Fallberatungen keine besondere Rolle spielen, weil Entscheidungen im Kontext von Gerechtigkeitsfragen, etwa bei Ressourcenknappheit, nicht auf der Mikro-, sondern auf der Meso- und der Makroebene gefällt werden. Dass sich diese Entscheidungen auf der Mikroebene im Einzelfall auswirken, leuchtet unmittelbar ein. Aber sie werden eben auf dieser Ebene nicht entschieden.[14] Es geht bei Beauchamp und Childress auch um die großen Perspektiven (der Makroebene) einer Gesundheits- und Sozialpolitik, um Fragen von Benachteiligung und Diskriminierung, die selten in den Fallberatungen thematisiert werden. Die anderen drei Prinzipien – das Abwägen von Nutzen und Wohltun einerseits und dem Nichtschadensprinzip andererseits, der Respekt vor der Autonomie in Form der Fragen nach dem (mutmaßlichen) Patientenwillen – stehen oft im Vordergrund.

Vermutlich werden zukünftig Fragen der Verteilungsgerechtigkeit vermehrt Eingang in ethische Fallberatungen finden. Wie ist zu entscheiden, wenn ein beatmungspflichtiger Patient, der wegen einer Lungenentzündung temporär aus seiner Intensivpflegeeinrichtung in ein Krankenhaus verlegt wurde, nach erfolgter Therapie nicht mehr zurückverlegt werden kann, weil die Intensivpflegeeinrichtung unterdessen aus Personalmangel den Betrieb eingestellt hat? Natürlich wird der Patient so lange auf der Beatmungsstation des Krankenhauses verbleiben, bis ein geeigneter Platz gefunden worden ist. Aber während dieses Zeitraums bleibt der Platz im Krankenhaus eben auch belegt. Allerdings kommen angesichts zunehmender Ressourcenknappheit, derzeit vor allem im Personalbereich, auch Allokations- und Priorisierungsfragen nicht nur auf der Ebene der Einrichtungen (Mesoebene), sondern auch auf der Mikroebene bei Einzelfallberatungen zum Tragen. Es kann sein, dass angesichts knapper personeller Ressourcen Abwägungen zwischen den Prinzipien der Gerechtigkeit und des Nichtschadens getroffen werden müssen (wenn für einen Patienten ein eigentlich benötigter Behandlungs-

---

13 Beauchamp und Childress, *Principles*, 292–94.
14 Vgl. Katharina Woellert, „Versorgungsqualität braucht Organisations- und Führungsethik," in *Ethik im Gesundheitswesen*, ed. Annette Riedel und Sonja Lehmeyer (Berlin, Heidelberg: Springer, 2022), 955–76.

oder Pflegeplatz nicht zur Verfügung steht und er/sie dadurch an Lebensqualität verliert).

Aus diesen Beobachtungen lassen sich einige Schlussfolgerungen ziehen, die im Sinne einer Öffnung zu spirituellen Fragen hin verstanden werden können: Ressourcenknappheit hat mit Begrenzungen zu tun. Hier müssen Entscheidungen gefällt werden. Zum Beispiel kann hier an Triage-Entscheidungen im Pandemiefall gedacht werden, aber auch das alltägliche Abwägen pflegerischen und ärztlichen Handelns kann mitbedacht werden. In Zeiten von Knappheit können getroffene Entscheidungen eine tragische Dimension beinhalten. Es kann dann sein, dass notgedrungen Schädigungen oder Benachteiligungen in Kauf genommen werden. Auch wenn die Schuld dann in der Situation begründet liegt, kann es doch nicht ausgeschlossen werden, dass einzelne Akteure die Schuld bei sich verortet sehen, was in der Folge zu Moral Distress führen kann.[15] Bei Ressourcenknappheit geht es um transparente Prozesse des Annäherns und des Abwägens. Darin mag die Erkenntnis aufschimmern, einer Situation, einer Herausforderung bei bestem Willen nicht gerecht werden zu können. Es geht um Tragik und Schicksal. Die innere Haltung im Umgang mit diesen Fragen kann als eine spirituelle Frage verstanden werden.

Wie eine Klinik mit der bestehenden Ressourcenknappheit umgehen kann, zeigt ein Beispiel aus der Kinder- und Jugendpsychiatrie: Eine Klinik steht vor der Herausforderung, dass sich seit Beginn der Corona-Pandemie die Zahl der Kinder und Jugendlichen, die in einer psychischen Krise die Notaufnahme aufsuchen, verdreifacht hat. Das bringt die Mitarbeitenden der Notaufnahme in eine Zerreißprobe. Die Leitung der Klinik beginnt einen Organisationsentwicklungsprozess. Dieser ist auch aus einer Sorge heraus motiviert, dass Mitarbeitende der Notaufnahme aufgrund eigener Überlastung die Klinik verlassen könnten oder in einen Burn-Out geraten. So wurden Strukturen des gegenseitigen Aushelfens implementiert. Dadurch können Belastungsspitzen abgefedert werden. Der eigentliche Mehrwert, der Ausbau des Gemeinsinns, der gemeinsam inspirierte Umgang mit der Knappheit, ist ein Gegengewicht gegen das immer wieder aufkommende Gefühl, den Erwartungen nicht gerecht werden zu können. An der Stelle, an der es um den menschlichen Umgang mit diesen Begrenzungen geht, zeigt sich ein inneres Bindeglied zwischen Fragen der Gerechtigkeit und der Spiritualität: Entscheidungen, die von Einzelnen auf der Mikroebene nicht getroffen werden können, müssen zumindest auf der nächsten Ebene, der Mesoebene, getroffen werden.

---

15 Vgl. Annette Riedel, Magdalene Goldbach und Sonja Lehmeyer, „Moralisches Belastungserleben von Pflegefachpersonen: Ein deskriptives Modell der Entstehung und Wirkung eines ethisch bedeutsamen Phänomens der Pflege," in *Ethik im Gesundheitswesen*, ed. Annette Riedel und Sonja Lehmeyer (Berlin/Heidelberg: Springer, 2022), 427–46.

Dann stellt sich die Frage, aus welchem Geist oder aus welchem „Spirit" heraus findet eine Einrichtung oder findet ein Team zu Kriterien, die Entscheidungsprozesse im Umgang mit Ressourcenknappheit zu unterstützen und zu strukturieren?

Schließlich kann aus der Erfahrung von Ressourcenknappheit ein politisches Engagement hergeleitet werden. Hier sei an die Dimension der Spiritualität in den Debatten in der Weltgesundheitsorganisation WHO erinnert. David Hynd, 1983 Gesundheitsminister von Swasiland, hatte den „spirit" als „motivationale Kraft für menschliche Lebensführung" hervorgehoben. Simon Peng-Keller merkt dazu an: „Damit hatte Hynd die ‚spirituelle Dimension' in einer Weise profiliert, die sich unmittelbar mit dem Einsatz für eine effektivere und gerechtere Gesundheitsversorgung verknüpfen ließ."[16]

Deutlich wird, dass Spiritualität sowohl den einzelnen Menschen in seiner individuellen Verfasstheit, das Zusammenspiel einzelner Akteure im Einzelfall, das geistige Gefüge eines Teams oder einer Einrichtung, aber eben auch das gesellschaftliche Engagement der Makroebene berühret und prägen kann.

Hier kann eine deutliche Leerstelle im Konzept der vier Prinzipien beschrieben werden. In der Konzeption von Beauchamp und Childress erscheint der einzelne Mensch wohl in seiner Autonomie. Zum Beispiel rechnen Beauchamp und Childress mit einer möglichen Bedeutung von Kultur, der Moral einer Gemeinschaft oder der Religion. Aber diese Aspekte verhandeln sie unter dem Aspekt, inwieweit sie mit ihrer Prägekraft ein Hindernis sind in Bezug auf eine autonome Entscheidung. Hier zeigt sich ein wohltuender Pragmatismus: „However, no fundamental inconsistency exists between autonomy and authority if individuals exercise their autonomy to choose to accept an institution, tradition, or community that they view as a legitimate source of influence and direction."[17] Aber die kulturellen, familiären und anderen lebensgeschichtlichen Prägungen eröffnen viel weitere Dimensionen als die Frage, inwieweit diese sich auf die Autonomie des Einzelnen auswirken. Sie wirken sich im Kontext klinischer Ethik zum Beispiel darauf aus, wie jemand einzelne Situationen und Konflikte wahrnimmt, und in welcher inneren Haltung eine Person sich in diesem Feld bewegt. So kann ein

---

16 Simon Peng-Keller, „Spiritual Care im Gesundheitswesen des 20. Jahrhunderts: Vorgeschichte und Hintergründe der WHO-Diskussion um die ‚spirituelle Dimension'," in *Spiritual Care im globalisierten Gesundheitswesen: Historische Hintergründe und aktuelle Entwicklungen*, ed. Simon Peng-Keller und David Neuhold (Darmstadt: WBG Academic, 2019), 13–71, 50. Dort auch das Zitat von David Hynd.
17 Beauchamp und Childress, *Principles*, 103.

geweiteter Blick auf die Vielschichtigkeiten der klinischen Entscheidungssituationen einen Gewinn an Erkenntnismöglichkeiten bedeuten.[18]

Das Konzept von Beauchamp und Childress könnte in zwei Richtungen hin erweitert werden: Zum einen kann es sinnvoll sein, die biographischen, kulturellen, spirituellen Faktoren bei der Herausbildung unterschiedlicher moralischer Haltungen einzubeziehen, weil sie sich sowohl unmittelbar als auch latent in den verschiedenen Entscheidungssituationen auswirken. Das gilt sowohl im Hinblick auf die Haltungen von Patient*innen und deren An- und Zugehörige, dies gilt aber ebenso auf die individuellen und professionsethischen Haltungen der Gesundheitsfachpersonen. Dafür soll später das Rollenmodell vorgestellt werden. Zum anderen aber kann die Weitung der Prinzipien in Richtung auf einen Sorgebegriff den Blick auf die einzelnen ethischen Herausforderungen weiten.

Eine Engführung der prinzipiengeleiteten Ethikberatung beschreibt Patrick Schuchter.[19] Zusammengefasst beschreibt er eine Reduktion klinischer Ethikberatung auf moralische Dilemmasituationen und auf aktuelle Handlungsentscheidungen. Diese Reduktion führt zu einem Verfehlen dessen, was seit der Antike unter Ethik verstanden wird. Seine Schlussfolgerung, dass es auch in der klinischen Ethikberatung auf die Frage der Sorge hinausläuft, wird später aufgegriffen werden. Schuchter meint mit Bezug auf Paul Ricoeur,

> dass die Ethik mit dem Leben als Ganzes von einer evaluativen Perspektive aus zu tun hat, wobei es um das Scheitern und Gelingen unserer Lebensentwürfe, die Ermöglichung von Selbstachtung, der Partizipation in Institutionen und Gemeinschaften, um die Bedeutsamkeit oder die Bedeutungslosigkeit unserer Praktiken, um Liebe und Freundschaft, Tod und Trauer, das Leben mit den ‚Affekten' und so fort geht. Ethik ist nicht so sehr ein Problemlösungsdiskurs, sondern eher so etwas wie die höchste Form der Nobilitierung der Existenz. Der modernen Ethikberatung und Medizinethik kommt hingegen ein Begriff wie jener des Schön-Guten (*kalakagathia*) unter.[20]

Gegen die von Schuchter kritisierte Engführung der Ethikberatung auf konkrete Entscheidungssituationen kann man zweierlei einwenden. Durch die Erweiterung der Ethikberatung auf außerklinische Strukturen kommen andere ethische Fragestellungen in den Blick, die eine andere zeitliche Ebene betreffen. Dadurch kann eine mögliche Engführung der Ethikberatung auf Entscheidungssituationen auf-

---

18 Zur Rolle des Unbewussten in der Ethik vgl. Rolf Roew, „Urteilen und Handeln," in *Einführung in die Fachdidaktik des Ethikunterrichtes*, ed. Rolf Roew und Peter Kriesel (Bad Heilbrunn: Julius Klinkhardt, 2017), 59–101.
19 Patrick Schuchter, *Sich einen Begriff vom Leiden anderer machen: Eine praktische Philosophie der Sorge* (Bielefeld: Transcript, 2016), 333–47.
20 Schuchter, *Begriff vom Leiden*, 335.

gelöst werden. In stationären Pflegeeinrichtungen wie auch in der ambulanten Pflege geht es zwar ebenso um konkrete Behandlungsentscheidungen (klassisch die Frage einer Krankenhauseinweisung zum Legen einer PEG-Sonde bei dementen Bewohner/innen und schlechter Ernährungssituation), aber es kommen eben auch durch die ganz anderen Begleitzeiträume andere Fragen, wie zum Beispiel die nach der Wahrung der Privatsphäre, Sexualität, Verwahrlosung oder Lebensführung, auf.

Zweitens kann eingewandt werden, dass sich Medizinethik als eine Bereichsethik versteht, die auf bestimmte Fragen und Blickwinkel fokussiert. Aber trotzdem geht es nicht nur in Hinblick auf Patientinnen und Patienten, sondern auch auf die Gesundheitsfachpersonen um mehr als den Bereich einer Ethik. Immer wieder geht es um existentielle Fragen: Es geht um die eigene Gesundheit und das eigene Leben und Sterben, es geht um zentrale Fragen einer Motivation für einen Beruf.

Auch hier ein Beispiel: Ein Seelsorger wurde am späten Abend in den Aufbahrungsort des Krankenhauses gerufen. Ein Mann, Mitte 60, war nach einer fast 16-stündigen Gefäßoperation verstorben. Als der Seelsorger eintraf, fand er die Lebensgefährtin und den operierenden Chefarzt der Klinik vor. Der Chefarzt versuchte zu erklären, was geschehen war, dass er das Leben des Mannes nicht hatte retten können. Der Seelsorger hatte den Eindruck, dass die Frau nur mit einem halben Ohr hinhörte, die Rede des Arztes also womöglich die Adressatin verfehlte. Dann richtete der Seelsorger seine Aufmerksamkeit auf den Arzt. Als dieser zum Ende seines Anliegens kam, sagte der Seelsorger dem Arzt: „Ja, Ärzte können es kaum aushalten, wenn sie ein Leben nicht retten können und der Patient ihnen vor Augen im OP wegstirbt." Der Arzt bedankte sich mit einem Blick für diesen Satz. Deutlich war: Er war „angefasst", in seinem Ethos und in seinem professionellen Selbstverständnis durch diesen Vorfall angegriffen. Spiritualität kann sich in kleinen Gesten zum Ausdruck bringen.

Ethikberatung spielt sich in institutionellen Kontexten ab, in ihr kommen subjektiv-persönliche Perspektiven sowie gemeinschaftliche Aspekte zusammen. Hier stellt sich die Frage nach einem Konzept, das diese verschiedenen Aspekte aufeinander beziehen und integrieren kann. Dass es dabei um keine Harmonisierung gehen kann, liegt auf der Hand, dennoch ist das Zusammenspiel dieser verschiedenen und mitunter einander entgegenstehenden Faktoren eine Realität in der klinischen Ethik.

3 Akteure und Rollen

Ethikberatung, unabhängig davon, ob sie in der Klinik oder im außerklinischen Bereich stattfindet, geschieht in institutionellen Kontexten.[21] Der institutionelle Kontext bietet einen Rahmen, innerhalb dessen Menschen handeln können. Die Funktion von Organisation kann darin gesehen werden, dass sie durch die Wiederholung des Vergleichbaren in den Handlungsabläufen eine Komplexitätsreduktion ermöglicht und vor Chaos schützt. Jede Organisation bildet ihre eigene Kultur aus, in der zum Beispiel die gemeinsam geteilten Wertehaltungen zum Ausdruck kommen. Insofern kann eine Organisation als ein moral agent verstanden werden. Organisationsethik ist dann die Methode, die Moral der Organisation kritisch zu reflektieren. Andererseits werden konkrete Entscheidungen immer von handelnden Akteuren, also von konkreten Personen getroffen.

In der Ethik geht es immer wieder um Entscheidungen. Ethik stellt auf verschiedene Weise für die Entscheidungsfindung eine Hilfestellung dar. Und doch stehen Menschen letztlich vor ihrem eigenen Gewissen, mit der ihr eigenen Verantwortung, aber auch mit den persönlichen Ressourcen, die für eine Entscheidung benötigt werden.

Menschen entscheiden immer in bestimmten sozialen Rollen: Als Patient/in, als Angehöriger, als Gesundheitsfachperson. Das heißt, Entscheidungen geschehen im Spannungsfeld von sozialen Erwartungen und persönlichen Ressourcen. Soziologisch gesehen bietet das Handeln in Rollen eine Sicherheit: „Soziale Rollen tragen also dazu bei – sowohl für das Individuum, das die Rolle ‚spielt' als auch für die Mithandelnden –, dass in angebbaren Situationen klar ist, was getan werden muss."[22]

In der supervisorischen Praxis hat sich ein Rollenmodell bewährt, das die Rolle als Schnittstelle zweier Pole versteht: Die Rolle zwischen der Person und der Organisation.[23]

Zur Person gehören einerseits die beruflichen und fachlichen Kompetenzen und Erfahrungen, aber auch die Persönlichkeit, Herkunft, Ethos – eben all das, was eine Person ausmacht. Dies wird sich in irgendeiner Weise auf das Rollenhandeln

---

21 Vgl. Werner Vogd, *Zur Soziologie der organisierten Krankenbehandlung* (Weilerswist: Velbrück, 2011).
22 Bernhard Schäfers, „Soziales Handeln und seine Grundklagen: Normen, Werte, Sinn," in *Einführung in Hauptbegriffe der Soziologie*, ed. Hermann Korte und Bernhard Schäfers (Wiesbaden: Springer VS, ⁹2016), 23–48, 36.
23 Zum Beispiel Ulrich Beumer und Burkard Sievers, „Die Organisation als inneres Objekt: Einzelsupervision als Rollenberatung," in *Theorie und Praxis psychoanalytischer Supervision*, ed. Bernd Oberhoff und Ulrich Beumer (Münster: Votum, 2001), 108–23.

Spiritual Care und klinische Ethik — **189**

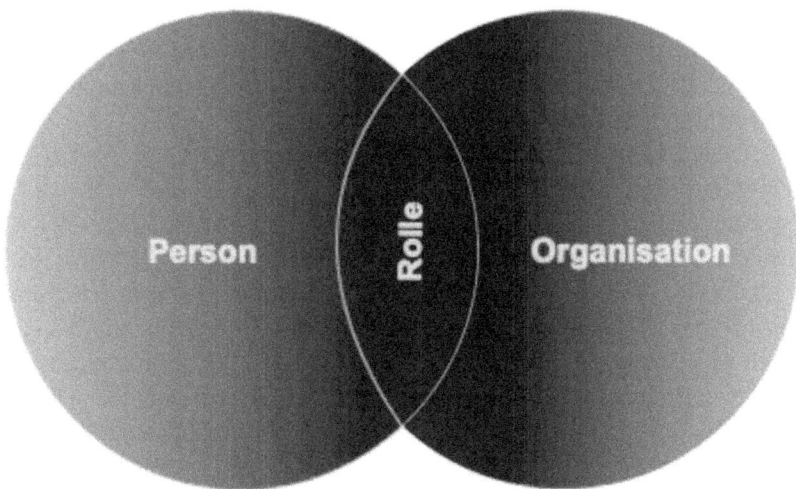

Figure 1: Professionelle Rolle 1. Das Bild zeigt Person und Institution als zwei Kreise, in deren Schnittmenge die professionelle Rolle liegt.

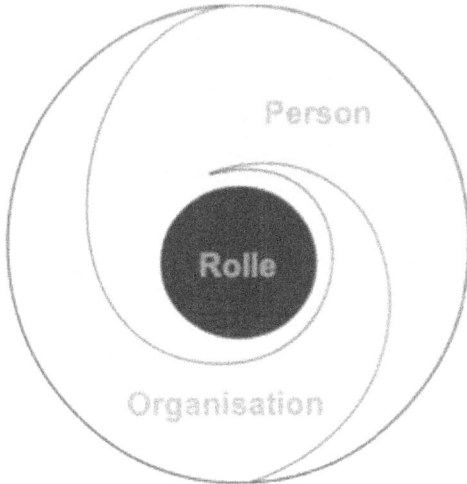

Figure 2: Professionelle Rolle 2. Das Bild zeigt die professionelle Rolle als ineinandergreifen der Spiralbewegungen von Person und Institution. Originalgrafiken für diesen Beitrag. ©Sophia Freese, Lüneburg, 2023.

auswirken. Zwei Aspekte seien dabei erwähnt: Burkard Sievert beschreibt, wie sich „das Drama der Kindheit und das Drama der Arbeit" innerhalb einer Organisation wie in einem Theater inszenieren.[24] Unbewusstes, wie frühe Objekterfahrungen, wirken immer wieder in das berufliche Handeln ein. Ein zweiter Aspekt sind die Glaubensüberzeugungen, religiösen Praktiken, Sinn- und Leiderfahrungen, die oftmals ausschlaggebend für die Berufswahl gewesen sind.[25]

Professionelles Handeln greift also auf die Ressourcen der Person zurück, es manifestiert sich in psychosozialen und personalen Kompetenzen.[26] „Man wird Mitarbeitende – alle, was immer ihre Rolle ist – dazu ermächtigen, sich selbst als spirituelle Spezialisten zu begreifen. Weil sie Lebenserfahrungen, Werte, Ängste, Hoffnungen haben. Weil sie selbst die spirituelle Dimension, die Suche nach Sinn und Ganzheit aus dem eigenen Leben kennen."[27] Über den Rollenbegriff können dann auch jene Aspekte in den Blick kommen, die als Teil einer Spiritualität gedeutet und verstanden werden können, im Sinne einer Unverfügbarkeit, im Sinne sinnstiftenden Handelns (Sinn als kongruentes und nachvollziehbares Rollenerleben), als Wertehaltungen, als Verkörperungen berufsethischer Haltungen, als Glaubensüberzeugungen, die mehr oder weniger manifest ihre Wirkung entfalten.

Soziologisch betrachtet ist es auch Ausdruck einer Rolle, ein Patient oder eine Patientin zu sein. Vor allem im somatischen Bereich gibt es einige äußere und innere Rollenattribute, angefangen vom Armband, vom Verlust der Privatsphäre, aber auch von den Erwartungen an eine bestimmte Haltung: Es geht um Compliance, die Bereitschaft zur Mitarbeit an der Therapie, sich dem Regime der Therapiepläne anzupassen, um Unterordnung unter die Regeln der Organisation (Weck- und Essenszeiten). Gleiches gilt für die Angehörigen, die durch sozial definierte Verwandtschafts- oder Freundschaftsbeziehungen geprägt sind. Patientinnen und Angehörige gestalten ihre Rollen vor dem Hintergrund ihrer persönlichen Haltungen. Denn Kranksein ist höchst intim und persönlich. Menschen sind auf unterschiedliche Weise krank. Das betrifft auch das für die klinische Ethik relevante Spannungsfeld, dass Menschen auf der einen Seite durch Krankheit und/oder Gebrechlichkeit in einer Situation mehr oder weniger hilflos ausgeliefert und auf

---

24 Burkhard Sievers, „Auf der Suche nach dem Theater: Organisationen als Theater für die Dramen der Kindheit und der Arbeit," *Gruppendynamik* 24 (1993): 367–89.
25 René Hefti und Judith Albisser, „Glaubensüberzeugungen von Fachpersonen aus dem Gesundheitswesen: Ein integrativer Review zum internationalen Forschungsstand," *Spiritual Care* 10 (2021): 3–19.
26 Vgl. Marianne Rabe, *Ethik in der Pflegeausbildung: Beiträge zur Theorie und Didaktik* (Bern: Huber, 2009), 50–51.
27 Margit Gratz und Joachim Reber, „Seelsorge und Spiritual Care als Angebot und Beitrag zur Unternehmenskultur," in *Handbuch der Krankenhausseelsorge*, ed. Traugott Roser (Göttingen: Vandenhoeck & Ruprecht, ⁵2019), 313–333, 318.

die Unterstützung und Hilfe anderer angewiesen sind und auf der anderen Seite doch auch Akteure der eigenen Situation sind.

In den persönlichen Haltungen manifestieren sich aber immer auch familiäre, soziale und kulturelle, religiöse und weltanschauliche Prägungen. Weiter sind die Besuchs- und Unterstützungspraktiken zu nennen sowie die Haltungen zu Endlichkeit, Sterben und Tod. All dies sind Felder, die spirituelle Dimensionen beinhalten, die sich aber zugleich auch in Haltungen und Entscheidungen auswirken, die in der klinischen Ethikberatung verhandelt werden. Für die Ethikberatung wird das Zusammendenken der jeweils individuell-subjektiven Sichtweisen mit denen der sozial-gesellschaftlichen Erfordernisse essentiell. Patrick Schuchter betont dazu meines Erachtens zu Recht, dass „wir unsere Handlungen, um sie zu verstehen und zu bewerten, in den narrativen Rahmen von sozialen Praktiken, dann von Lebensentwürfen, schließlich in die narrative singuläre Einheit des Lebens insgesamt"[28] stellen.

Die Rolle ist ein Spannungs-, wenn nicht gar Konfliktbegriff. Zwischen den beiden Polen der Person und der Institution als soziale Dimension besteht eine konstitutive Spannung. Beide Pole kommen in der Rolle zusammen und müssen von den Rollenträgern jeweils in kongruentes Handeln übersetzt werden. Die Schnittmenge als Rolle kann variieren: In Momenten von Überidentifizierung überlagert die Person das Feld, andersherum kann eine Organisation eine Person so besetzen, dass kein persönlicher Spielraum mehr möglich ist. Dann sind Person und Organisation und Person in eins zu denken. Andersherum können zum Beispiel bei Überlastung die Person und die Organisation in eine große Distanz geraten, sodass es keine gemeinsame Schnittmenge mehr gibt. Als Ergebnis kann das Rollenhandeln mechanisch bzw. empathielos werden, die Person macht „Dienst nach Vorschrift". In beiden Extremen bekommt der Rollenbegriff etwas Erstarrtes, weil keine Dynamik und damit verbunden keine Variationsmöglichkeiten mehr im Raum sind.

Wird die Rolle jedoch in ihrer Bandbreite mit der dazugehörigen Dynamik und den Variationsmöglichkeiten gelebt, entsteht ein Raum für Kreativität, sind individuelle, der jeweiligen Situation angepasste Aktionen möglich, in denen die Menschen in ihrer Person erkannt werden.

Vor dem Hintergrund des Rollenbegriffs lassen sich ethische Konflikte auch als Rollenkonflikte verstehen. Auf diese Weise können auch spirituelle, religiöse und/ oder weltanschauliche Aspekte in den Blick genommen werden.[29] Das betrifft das

---

28 Schuchter, *Begriff vom Leiden*, 278.
29 Dass Menschen in Todesnähe, beim eigenen Sterben oder bei Verlusten anderer Menschen auch irrational reagieren, zeigen zum Beispiel Joan Didion und Axel Honneth auf. Vgl. Joan

Routine- und Alltagshandeln. Allerdings muss nicht nur innerhalb der Alltagsroutine, sondern auch in der Bearbeitung einer herausfordernden Entscheidungssituation im Rahmen der Ethikberatung die Rolle und die dazugehörige primäre Aufgabe geklärt werden. Die berufliche Rolle der Pflegenden mit der damit verbundenen primären Aufgabe wird andere Fragestellungen aufwerfen als die berufliche Rolle von Ärztinnen und Ärzten, ganz zu schweigen von den verschiedenen Rollenausprägungen der medizinischen Kliniken. Vor diesem Hintergrund lässt sich Ethikberatung auch im Sinne einer Rollenklärung verstehen. Nicht nur, dass die besondere Rolle der Ethikberater/innen zu klären ist. Darüber hinaus tragen alle beteiligten Personen auch persönliche Anteile in die Fälle ein, die sich dann auf Entscheidungen auswirken.

4 Spiritual Care, Ethikberatung und die Vielfalt der Sorgekonzeptionen

Bislang ist das Konzept von Spiritualität in diesem Text eher phänomenal als inhaltlich bestimmt gewesen. Dabei stand weniger ein normatives Konzept von Spiritualität im Vordergrund, sondern es geht eher um Phänomene, die sich mit unter dem Begriff Spiritualität assoziieren lassen. Dabei lässt sich eine besondere Verwandtschaft von Spiritualität und Sorge feststellen. Zumindest kann ein Sorgebegriff das weite Feld von Spiritualität eingrenzen und für den Bereich des Gesundheitswesens fokussieren.

Hilfreich kann hier das von Patrick Schuchter vorgeschlagene Konzept einer Universalisierung der Sorge sein.[30] Schuchter schreibt: „Einmal zugestanden, dass, erstens, *moralisches Handeln* ein Handeln *aus Sorge* ist und dass, zweitens, Normen in der Sorge gründen sowie, drittens, die hermeneutische Praxis der Sorge eine tragfähige Motivationsgrundlage ausgehend von beliebigen primären oder punktuellen Motivationen bietet – so bleibt doch der geäußerte Einwand gegen die Mitleids- und die Care-Ethik aufrecht, dass Mitleid und Fürsorge uns *keinen Maßstab* für das Handeln liefern."[31] Andererseits sind Mitleid und Fürsorge durchaus ethische Konzepte, die auch für die Ethikberatung relevant sind. In Schuchters Konzeption übernehmen die Prinzipien und Normen eine Funktion innerhalb ei-

---

Didion, *Das Jahr magischen Denkens* (Berlin: Claassen, [6]2007) sowie Axel Honneth, „Entmächtigungen der Realität," in *Über den Trost: Für Johann Baptist Metz*, ed. Tiemo Rainer Peters und Claus Urban (Ostfildern: Matthias Grünewald Verlag, 2008), 30–37.
30 Schuchter, *Begriff vom Leiden*, 309–13.
31 Schuchter, *Begriff vom Leiden*, 309 (Kursiv im Original).

ner Sorgepraxis. Prinzipien und Normen sind Ausdruck und Form dieser Sorgepraxis. Sie bilden so etwas wie ein Gerüst, in dem das Subjekt, die soziale Dimension und der Andere aufeinander bezogen bleiben, Sorge kann so ihren Ausdruck als ein wechselseitiges soziales Geschehen finden. Prinzipien und Normen haben hier eine regulative Funktion.

Schuchter hebt die hermeneutische Funktion der Sorge hervor. Hermeneutik ist ein soziales Geschehen, es gilt, sich im Miteinander der verschiedenen Beteiligten über bestimmte Herausforderungen zu verständigen und die verschiedenen Deutungen und Verständnisse in einen Abgleich zu bringen. Dabei bleibt der Referenzrahmen (Ethik im Gesundheitswesen bzw. klinische Ethik) bestehen. Aber vor diesem Hintergrund können die verschiedenen anzutreffenden Konflikte und Dilemmata auch als Sorgekonflikte verstanden werden. Für Schuchter ist die Sorge der den medizinethischen Fragen zentrale innewohnende Begriff, wenn er „die *Sorge als geheime Seele ethischer Beratung*"[32] bezeichnet.

An dem zu Beginn des 1. Kapitels geschilderten Fall des Bewohners nach einem Schlaganfall kann deutlich gemacht werden, dass eine vorschnelle Anwendung der medizinethischen Prinzipien den Blick verengt. Man kann in dem Fall die Frage nach der Autonomie berührt sehen: Hat der Bewohner nicht ein Recht darauf, das zu essen, wonach ihm ist? Die schnelle Antwort darauf „Ja, dann soll er halt aspirieren." stellt überhaupt nicht zufrieden. Der Fall löst sich in dem Moment, in dem die Perspektive der Sorge auf den Plan tritt: Nichts an der Situation zu ändern, ist für alle Beteiligten unbefriedigend, letztlich auch für das Pflegepersonal, da es immer wieder mit den zermürbenden Erstickungszuständen zu tun bekommt. Die hinzukommende Sorge eröffnet einen Raum, danach zu fragen, was es denn noch braucht. Und das war der Moment, mit dem Bewohner über seine Krankheitssituation ins Gespräch zu kommen und die Möglichkeit für den Bewohner, sein Unbehagen über seine Situation auszusprechen. Am Ende konnte er seine aktuelle Realität anerkennen und seine Haltung dieser Realität anpassen.

Ähnlich argumentiert Schuchter in der Relecture der Beispiele bei Giovanno Maio.[33] Ein 74 Jahre alter Patient, der eindeutig in einer Vorausverfügung sein Leben an einem Beatmungsgerät ausgeschlossen hatte, erleidet einen Traktorunfall und muss an einem Beatmungsgerät beatmet werden. Zunächst scheint sich die Perspektive auf zwei Alternativen zu beschränken: Entweder man gibt dem offenkundigen verfügten Patientenwillen nach und lässt den Patienten ohne Beatmungsgerät versterben. Oder aber er wird dann weiter beatmet, was einer

---

32 Schuchter, *Begriff vom Leiden*, 333 (Kursiv im Original).
33 Giovanni Maio, *Mittelpunkt Mensch: Lehrbuch der Ethik in der Medizin* (Stuttgart: Schlattauer, ²2017), 210.

Zwangsbehandlung gleichkäme. Im Gespräch entstehen neue Perspektiven, neue Denkräume eröffnen sich. Kann man mit dem Patienten eine vorläufige Lösung vereinbaren, die darin bestehen könne, ihn in die Lage zu versetzen, ein Leben zu Hause mit einem Heimbeatmungsgerät zu erproben, damit er die Erfahrung macht, nicht notwendigerweise aus dem Familienleben ausgeschlossen zu sein? Schuchter plädiert für kreative Möglichkeiten, um *„über das eigene Selbstbild und die Vielfalt der menschlichen Lebensformen umzudenken"*.[34] Schuchter betont, dass dann nicht Normen in Frage stehen, auch hilft eine Orientierung an Normen nicht weiter. Vielmehr eröffnet die Frage, „wie wir Sorge realisieren können,"[35] neue Denk- und Handlungsräume. Voraussetzung für das Weiterleben mit der Heimbeatmung ist natürlich, dass sowohl Patient wie Angehörige dem zustimmen. Der Patientenwille ist in diesem Fall klar und geäußert. Der Patient möchte sterben. Es geht aber nicht um eine paternalistische Zwangsbehandlung, sondern um eine eingetragene Perspektive im Sinne eins Angebotes, das die aktuelle Alternative zu leben oder zu sterben um eine gewisse Zeit verschieben könnte. In dem Fall muss geklärt werden, wie ein mögliches Exitszenarium aussehen könnte für den Fall, dass der Patient unter der Bedingung der Beatmung nicht mehr weiterleben möchte.

Der Begriff Sorge ist geeignet, Phänomene von Spiritualität oder in derer bewussten Ausgestaltung im Kontext von Spiritual Care, inhaltlich zu füllen. Dabei ist der Sorgebegriff ähnlich vielfältig und spannungsgeladen wie der der Spiritualität.

Der Begriff der Sorge nimmt Bezug auf eine anthropologische Grunderkenntnis. Sorge steht in einer Nähe zur Vulnerabilität des Menschen. Das folgende Diktum von Richard Rorty kann in diese Richtung weisen. Er schreibt mit Blick auf eine wachsende Solidarität: Sie ist zu denken „als die Fähigkeit, immer mehr zu sehen, daß die traditionellen Unterschiede (zwischen Stämmen, Religionen, Rassen, Gebräuchen und dergleichen Unterschiede) vernachlässigbar sind im Vergleich zu den Ähnlichkeiten in Hinblick auf Schmerz und Demütigung – es ist die Fähigkeit, auch Menschen, die himmelweit verschieden zu uns sind, doch zu ‚uns' zu zählen."[36]

Sorge ist eine zwangsläufige Folge der Sozialität des Menschen. Sie bewegt sich in dem Spannungsfeld von Objektbezogenheit und Selbstbezug, zwischen der Sorge für andere und der Selbstsorge. Deutlich ist, dass beide Aspekte einander bedingen. Die Sorge um sich selbst ist eine Voraussetzung, sich um andere sorgen zu können.[37] Ebenso ist die Erfahrung, umsorgt worden zu sein, eine Voraussetzung dafür, sorgen zu können.[38]

---

34 Schuchter, *Begriff vom Leiden*, 340 (Kursiv im Original).
35 Schuchter, *Begriff vom Leiden*, 339 (Kursiv im Original).
36 Richard Rorty, *Kontingenz, Ironie und Solidarität* (Frankfurt am Main: Suhrkamp, 1989), 310.
37 So Harry G. Frankfurt, *Gründe der Liebe* (Frankfurt am Main: Suhrkamp, ³2021).

Wie realisiert sich Sorge? Fürsorge kann dem anderen die Sorge abnehmen. Das wird in akuten Fällen vonnöten sein. Fürsorge kann aber auch vorausspringen, um dem Anderen die Sorge als solche zurückzugeben. So wird Sorge zur Begleiterin, als Hilfe zur Selbsthilfe.[39] Sorge kann so in einem natürlichen Spannungsgefälle zur Autonomie gesehen werden. Sorge geschieht als Selbstsorge, als Sorge um einen anderen Menschen, aber auch als Motivation für politisches Handeln.[40]

Gerade im Gesundheitswesen, wo sich Vulnerabilitäten zugespitzt begegnen, werden verschiedene Sorgeverständnisse aufeinandertreffen. Gerade die Vieldimensionalität des Sorgebegriffs wird sich in verschiedenen Sorgeverständnissen und Sorgepraktiken auswirken, die dann im Konfliktfall zu auch gegensätzlichen Bewertungen einer Situation führen können. Ethische Konflikte lassen sich so auch als Konflikte um verschiedene Sorgeverständnisse verstehen.

Sorge geschieht im Alltag. Sie kann sich aber auch existentiell in der Frage auswirken, „was es heißt, *das eigene Leben verfehlt zu haben oder sich davor zu fürchten, es zu verfehlen.*"[41] Gemeint sein kann hier zum Beispiel die Sorge eines Arztes, seinen Lebenssinn zu verfehlen, wenn er zu viele Menschen sterben lassen muss, die Sorge einer Pflegekraft, ihre ursprüngliche Motivation zur Berufswahl als Illusion erkennen zu müssen, weil die Rahmenbedingen ein angemessenes berufliches Handeln nicht ermöglichen und eine alternative Motivation des Berufes nicht erkennbar ist oder schließlich die Sorge eines Patienten, der mit seiner Krankheit hadert, weil Kranksein und Angewiesensein im Lebensentwurf nicht vorgesehen sind. Sorge kann ein Handeln motivieren. Ein Übermaß an Sorge lässt sie in die Nähe zur Furcht, aber auch zur Angst geraten.[42] Diese ängstliche Sorge

---

38 Der Psychoanalytiker Donald W. Winnicott spricht von der „Entwicklung der Fähigkeit zur Besorgnis (Concern)" und ihrer Voraussetzung, wenn „ohne genügend gute Bemutterung die frühen Stadien der Entwicklung nicht stattfinden können" und die Fähigkeit zur Besorgnis nicht ausgebildet werden kann. Donald W. Winnicott, „Die Entwicklung der Fähigkeit zur Besorgnis (Concern)," in *Reifungsprozesse und fördernde Umwelt*, ed. Donald W. Winnicott (Gießen: Psychosozial, 2002), 93–105, 94.
39 Vgl. Eckhard Frick, „Sorge," in *Spiritual Care von A bis Z*, ed. Eckhard Frick und Konrad Hilpert (Berlin, Boston: De Gruyter, 2021), 316–18.
40 Nikola Biller-Adorno, „Fürsorgeethik (ethics of care)," in *Medizinethik: Grundlagentexte zur angewandten Ethik*, ed. Nikola Biller-Adorno, Settimo Monteverde, Tanja Krones und Tobias Eichinger (Wiesbaden: Springer VS, 2021), 91–107.
41 Schuchter, *Begriff vom Leiden*, 279 (Kursiv im Original).
42 „Ich meine nur, Angst bezieht sich auf den Zustand und sieht vom Objekt ab, während Furcht die Aufmerksamkeit gerade auf das Objekt richtet" (Sigmund Freud, Vorlesungen zur Einführung in die Psychoanalyse (1916–17), in: ders., *Studienausgabe Band 1*, Frankfurt am Main: Fischer, 2000, 382).

kann sich auch in verschiedenen, womöglich zugespitzten Konfliktsituationen manifestieren.

In der Praxis wird zu klären sein, wie es methodisch zum Beispiel in einer ethischen Fallberatung gelingen kann, diese Dimensionen zu benennen und wenn sie Teil eines Konfliktes sind, mit ihnen diskursiv umzugehen. Eine ethische Fallberatung kann nicht immer die Tiefen einer spirituellen Haltung entfalten. Andererseits kann es hilfreich sein, diese Dimension benennen zu können, wenn sie unerkannt und auf subtile Weise einen bestimmenden Einfluss ausübt.

5 Anthropologische Perspektiven

Ethik berührt das Alltagshandeln. Dann stellt sich zum Beispiel die Frage, mit welcher Bereitschaft zur Wahrnehmung von ethischen Herausforderungen ein Akteur unterwegs ist. Welches Maß an Anerkennung erfährt er? Welches Maß an Anerkennung anderer kann er zum Ausdruck bringen? Wie geschieht Alltagskommunikation? Wie geschieht Kommunikation in Krisenmomenten? Wie wirken sich Begrenzungen und Knappheiten auf das Miteinander aus?

Spirituell relevant ist die wahrnehmende Haltung. Das lässt sich am Beispiel des Umgangs mit Fehlern verdeutlichen. Lange hat sich das Gesundheitswesen mit der Etablierung einer Fehlerkultur schwergetan. Haftet einem Fehler doch grundsätzlich das Vermeidbare an. Ein offener und lernender Umgang mit Fehlern setzt eine anthropologische Grundannahme voraus: Dass Menschen grundsätzlich fehlerhaft sind und dass diese Fehlerhaftigkeit mit steigender Komplexität steigern kann. Der Mensch kann also an Grenzen kommen, ihm wird nicht alles glücken. Auch, weil Behandlungsentscheidungen immer auch ein Maß von Unsicherheit und Nicht-Wissen beinhalten, sind die Grenzen menschlichen Handelns spürbar. Die Fehlerkultur einer Einrichtung findet ihren Ausdruck in Leitlinien: Welche Meldesysteme gibt es? Wie kann die Bereitschaft, Fehler zu melden, erhöht werden? Diese eher praktischen Fragen lassen sich auch aus einer spirituellen Perspektive heraus begründen, die angesichts geschehener Fehler die Augen nicht verschließt und zur Wahrnehmung bereit ist, und dennoch den Akteuren ihre Würde belässt, weil die Fehlerhaftigkeit etwas zutiefst Menschliches ist.

Im Rahmen einer aus einer Spiritual-Care-Perspektive entwickelten Ethik-Fortbildung wird dieses erweiterte Selbstverständnis einbezogen. Es geht dann nicht nur darum, bestimmte Kenntnisse wie Moderationstechniken zu erwerben, sondern sie kann ein Ausdruck dessen sein, dass Lernen eine grundsätzliche anthropologische Dimension aufweist, in der es um fachliche und persönliche Weiterentwicklung, um Wachsen und Reifen sowie um den Umgang mit Krisen, Grenzen und Konflikten geht. Inwieweit dies dann in bestimmten thematischen

Schwerpunkten zum Ausdruck kommt, steht auf einem anderen Blatt. Die Themen einer aus dieser Spiritual-Care-Perspektive angebotenen Fortbildung müssen sich nicht von anderen Angeboten, die eher pragmatisch ausgerichtet sind, grundsätzlich unterscheiden. Der Alltag und seine Herausforderungen sind überall anzutreffen. Vielleicht wird eine von einem Spiritual-Care-Gedanken motivierte Fortbildung von einem Geist geprägt sein, der von Herausforderung, Krise und Grenze, aber auch Wachstum und Weiterentwicklung, geprägt ist.

Fortbildungen sind auch der Ort, Haltungen einzuüben, die Voraussetzung für eine gelebte Kultur in einer Einrichtung sind. Ethische Entscheidungen im Gesundheitswesen weisen oft ein hohes Maß an Komplexität auf. An Entscheidungen sind verschiedene Individuen, Gruppen und Teams, aber auch gesellschaftliche Stakeholder beteiligt. Gerade wenn viel auf dem Spiel steht, muss notwendigerweise differenziert werden. Das gilt auch in Hinblick auf die jeweilige Verantwortung der Beteiligten. Hier kann eine Rollenklärung den Blick schärfen, indem den einzelnen Rollen und Funktionen innerhalb der Hierarchie entsprechende Verantwortlichkeiten und Aufgaben zugeschrieben werden können.

Besonders bei tragischen Dilemmasituationen, in denen nur noch die Wahl zwischen zwei Übeln bleibt, sind die persönlichen Ressourcen der Entscheider gefragt. Und wenn Dimensionen von Schuld berührt sind, oder auch im Kontext von Entscheidungen über Leben oder Tod, sind auch spirituelle Haltungen im Spiel – auch wenn sie von den Beteiligten so nicht benannt werden. Aus welchen Ressourcen heraus treffen Menschen Entscheidungen?

Man kann Medizinethik als eine Weise begreifen, die Komplexität der Entscheidungssituationen durch ein transparentes Verfahren und durch eine klare Struktur zu reduzieren. Ethikberatung hat die Funktion, zu einer guten und wohlbegründeten Entscheidung beizutragen. Aber eine Entscheidung kann sie letztlich nicht ersetzen. Sie kann allenfalls die Plausibilität für eine Entscheidung erhöhen. Allerdings besteht dabei die Gefahr, dass die Komplexitätsreduktion zu einer Verengung des Blickes führt. Gerade bei Entscheidungen mit existentieller Tragweite kann es immer wieder notwendig sein, sich für eine spirituelle Dimension zu öffnen.

Spiritualität kann dann dazu beitragen, diese Komplexität wieder zu erhöhen. Denn es geht darin auch um Unverfügbares und Grenzüberschreitendes. Spiritualität verweist auch auf eine Dimension des Nicht-Machbaren. Andererseits kann Spiritualität auch den Blick dafür schärfen, was machbar und was nicht machbar ist. Das ist zum Beispiel hilfreich bei Therapieentscheidungen in Grenzsituationen. Spiritualität kann dazu beitragen, die Grenzen des Machbaren auszuloten. Das trägt paradoxerweise zur Komplexitätsreduktion bei. Die Fokussierung auf die primäre Aufgabe oder auf das, was wirklich wichtig ist, eine Gelassenheit in Bezug auf das, was zu lassen ist, trägt letztlich eine spirituelle Dimension in sich. Auch und gerade, weil hier eine soziale Dimension berührt ist.

Vor allem die Entscheidungen im Kontext von Ressourcenknappheit werden sich unweigerlich auf das soziale Gefüge von Teams auswirken. Andererseits ist die soziale Dimension auch eine Chance bei Entscheidungen in diesem Kontext. Natürlich ist organisierte Absicherung von Entscheidungen durch geregelte Entscheidungsstrukturen eine Unterstützungsmaßnahme. Für Mitarbeitende kann das Bewusstsein, in eine soziale Struktur eingebunden zu sein, in Verbindung mit der Nutzung reflexiver Gesprächsformate wie Fallbesprechungen oder Supervision gerade bei tragischen Entscheidungen eine hilfreiche Unterstützung im Umgang mit Schuld und Schuldgefühlen sein.

6 Fazit

Worin besteht der Mehrwert, mit einer spirituellen Dimension in der klinischen Ethik zu arbeiten? Neben der Perspektiverweiterung der ethischen Beratungspraxis trägt die Einbeziehung spiritueller Dimensionen dazu bei, wichtige anthropologische Perspektiven zu berücksichtigen. Es geht um eine tiefere Wahrnehmung und zugleich um eine Fokussierung auf zentrale Aspekte eines Konfliktes. So gesehen kann die Einbeziehung von Spiritualität und Spiritual-Care-Konzepten eine Bereicherung für die klinische Ethik bedeuten.

Literatur

Aebi, Renata und Pascal Mösli. Interprofessionelle Spiritual Care: Im Buch des Lebens lesen. Bern: Hogrefe, 2020.
Beauchamp, Tom L. und James F. Childress. Principles of Biomedical Ethics. New York/Oxford: Oxford University Press, [8]2019.
Beumer, Ulrich und Burkard Sievers. „Die Organisation als inneres Objekt: Einzelsupervision als Rollenberatung." In Theorie und Praxis psychoanalytischer Supervision, hg. v. Bernd Oberhoff und Ulrich Beumer, 108–23. Münster: Votum, 2001.
Biller-Adorno, Nikola. „Fürsorgeethik (ethics of care)." In Medizinethik: Grundlagentexte zur angewandten Ethik, hg. v. Nikola Biller-Adorno, Settimo Monteverde, Tanja Krones und Tobias Eichinger, 91–107. Wiesbaden: Springer VS, 2021.
Didion, Joan. Das Jahr magischen Denkens. Berlin: Claassen, [6]2007.
Düwell, Marcus, Christoph Hübenthal und Micha H. Werner. „Einleitung." In Handbuch Ethik, hg. v. Marcus Düwell, Christoph Hübenthal und Micha H. Werner, 1–23. Stuttgart/Weimar: J.B. Metzler, [3]2011.
Evangelische Kirchen Deutschland (EKD). „Spiritual Care durch Seelsorge." November 2020, https://www.ekd.de/ekd_de/ds_doc/spiritual_care_2020.pdf [abgerufen am 30.11.2022].

Foster Wallace, David. Das hier ist Wasser / This is Water. Köln: Kiepenheuer & Witsch, 2012.
Frankfurt, Harry G. Gründe der Liebe. Frankfurt am Main: Suhrkamp, ³2021.
Freud, Sigmund. „Vorlesungen zur Einführung in die Psychoanalyse (1916–17)", in: ders., Studienausgabe Band 1, Frankfurt am Main: Fischer, 2000.
Frick, Eckhard. „Sorge." In Spiritual Care von A bis Z, hg. v. Eckhard Frick und Konrad Hilpert, 316–18. Berlin, Boston: De Gruyter, 2021.
Gratz, Margit und Joachim Reber. „Seelsorge und Spiritual Care als Angebot und Beitrag zur Unternehmenskultur." In Handbuch der Krankenhausseelsorge, hg. v. Traugott Roser, 313–333. Göttingen: Vandenhoeck & Ruprecht, ⁵2019.
Hefti, René und Judith Albisser. „Glaubensüberzeugungen von Fachpersonen aus dem Gesundheitswesen: Ein integrativer Review zum internationalen Forschungsstand." Spiritual Care 10 (2021): 3–19.
Honneth, Axel. „Entmächtigungen der Realität." In Über den Trost: Für Johann Baptist Metz, hg. v. Tiemo Rainer Peters und Claus Urban, 30–37. Ostfildern: Matthias Grünewald Verlag, 2008.
Janhsen, Anna und Christiane Woopen. „Spiritualität in der Medizin – mehr als ein Add-On? Anthropologische Grundlegung eines ethisch relevanten Existential." Zeitschrift für medizinische Ethik 65 (2019): 183–98.
Ulrich H. J. Körtner in Doris Wierzbicki, Spiritual Care in der Praxis: Wie die Implementierung in den Klinikalltag erfolgreich gelingt (Stuttgart: Kohlhammer, 2022
Luckner, Andreas. „Klugheitsethik." In Handbuch Ethik, hg. v. Marcus Düwell, Christoph Hübenthal und Micha H. Werner, 206–17. Stuttgart, Weimar: J.B. Metzler, ³2011.
Maio, Giovanni. Mittelpunkt Mensch: Lehrbuch der Ethik in der Medizin. Stuttgart: Schlattauer, ²2017.
Marckmann, Georg. „Im Einzelfall ethisch gut begründet: Das Modell der prinzipienorientierten Falldiskussion." In Praxisbuch Ethik in der Medizin, hg. v. Georg Marckmann, 15–22. Berlin: Medizinisch Wissenschaftliche Verlagsgesellschaft, 2015.
Peng-Keller, Simon. Klinikseelsorge als spezialisierte Spiritual Care: Der christliche Heilungsauftrag im Horizont globaler Gesundheit. Göttingen: Vandenhoeck & Ruprecht, 2021.
Peng-Keller, Simon. „Spiritual Care im Gesundheitswesen des 20. Jahrhunderts: Vorgeschichte und Hintergründe der WHO-Diskussion um die ‚spirituelle Dimension'." In Spiritual Care im globalisierten Gesundheitswesen: Historische Hintergründe und aktuelle Entwicklungen, hg. v. Simon Peng-Keller und David Neuhold, 13–71. Darmstadt: WBG Academic, 2019.
Rabe, Marianne. Ethik in der Pflegeausbildung: Beiträge zur Theorie und Didaktik. Bern: Huber, 2009.
Riedel, Annette, Magdalene Goldbach und Sonja Lehmeyer. „Moralisches Belastungserleben von Pflegefachpersonen: Ein deskriptives Modell der Entstehung und Wirkung eines ethisch bedeutsamen Phänomens der Pflege." In Ethik im Gesundheitswesen, hg. v. Annette Riedel und Sonja Lehmeyer, 427–46. Berlin, Heidelberg: Springer, 2022.
Roew, Rolf. „Urteilen und Handeln." In Einführung in die Fachdidaktik des Ethikunterrichtes, hg. v. Rolf Roew und Peter Kriesel, 59–101. Bad Heilbrunn: Julius Klinkhardt, 2017.
Rorty, Richard. Kontingenz, Ironie und Solidarität. Frankfurt am Main: Suhrkamp, 1989.
Roser, Traugott. Spiritual Care: Der Beitrag von Seelsorge zum Gesundheitswesen. Stuttgart: Kohlhammer, ²2017.
Schäfers, Bernhard. „Soziales Handeln und seine Grundklagen: Normen, Werte, Sinn." In Einführung in Hauptbegriffe der Soziologie, hg. v. Hermann Korte und Bernhard Schäfers, 23–48. Wiesbaden: Springer VS, ⁹2016.

Schuchter, Patrick. Sich einen Begriff vom Leiden anderer machen: Eine praktische Philosophie der Sorge. Bielefeld: Transcript, 2016.
Sievers, Burkhard. „Auf der Suche nach dem Theater: Organisationen als Theater für die Dramen der Kindheit und der Arbeit." Gruppendynamik 24 (1993): 367–89.
Vogd, Werner. Zur Soziologie der organisierten Krankenbehandlung. Weilerswist: Velbrück, 2011.
Wierzbicki, Doris. Spiritual Care in der Praxis: Wie die Implementierung in den Klinikalltag erfolgreich gelingt. Stuttgart: Kohlhammer, 2022.
Winnicott, Donald W. „Die Entwicklung der Fähigkeit zur Besorgnis (Concern)." In Reifungsprozesse und fördernde Umwelt, hg. v. Donald W. Winnicott, 93–105. Gießen: Psychosozial, 2002.
Woellert, Katharina. „Versorgungsqualität braucht Organisations- und Führungsethik." In Ethik im Gesundheitswesen, hg. v. Annette Riedel und Sonja Lehmeyer, 955–76. Berlin, Heidelberg: Springer, 2022.

Simon Peng-Keller
Ethische Grundlagen spezialisierter Spiritual Care

Der vorliegende Beitrag erkundet die ethischen Grundlagen klinischer Seelsorge im Horizont interprofessioneller Spiritual Care. Als Leitfaden für diese Erkundung dient mir die Beobachtung Peter Sedgwicks, dass klinikseelsorgliches Handeln sich in normativer Hinsicht in einem doppelten ethischen Rahmen bewegt: dem medizinethischen einerseits und jenem einer bestimmten religiösen (gegebenenfalls auch humanistischen) Tradition andererseits.[1] Welche Konsequenzen hat diese doppelte Rahmung für die aktuelle Aufgabe, die klinikseelsorgliche Berufsethik neu zu artikulieren?[2]

Ich gehe dieser Frage in drei Schritten nach. Zunächst skizziere ich die Gründe, die dafür sprechen, klinische Seelsorge[3] als spezialisierte Spiritual Care in einem interprofessionellen Kontext zu verorten. Im zweiten Abschnitt beleuchte ich die ethischen Grundlagen interprofessioneller Spiritual Care, um in einem dritten Schritt die Leitfrage nach der klinikseelsorglichen Berufsethik aufzugreifen. Um möglichst nahe an der aktuellen Entwicklung zu bleiben, werden dazu zwei nordamerikanische Ethikkodizes jüngeren Datums beigezogen und analysiert. Das führt mich schließlich zu einer Auseinandersetzung mit Carmen Schuhmanns und Annelieke Damens Vorschlag, spezialisierte Spiritual Care durch eine spezifische ethische Orientierung zu profilieren.

1 Klinikseelsorge als spezialisierte Spiritual Care

Die Professionalisierung klinischer Seelsorge, die bereits 1925 mit der *Clinical Pastoral Education* (CPE) begann, findet gegenwärtig ihre Fortsetzung unter dem Leitwort *Spiritual Care*. Als *klinische* Seelsorge war diese von Beginn an anderen klinischen Berufen zugeordnet. Die der CPE innewohnende Professionsdynamik,

---

[1] Peter Sedgwick, „Chaplaincy and Ethics: What Does it Mean to Be a Good Chaplain?," in *A Handbook of Chaplaincy Studies: Understanding Spiritual Care in Public Places*, ed. Ch. Swift, M. Cobb und A. Todd (London/New York: Routledge, 2016), 97–108.
[2] Vgl. dazu auch den differenzierten Entwurf einer klinikseelsorglichen Professionsethik von Annette Haußmann und Thorsten Moos in diesem Band.
[3] Klinikseelsorge steht im Folgenden als Kurzform für „Seelsorge im Gesundheitswesen", das heißt als Oberbegriff für Krankenhausseelsorge, Psychiatrieseelsorge, Heimseelsorge, Kurseelsorge etc.

die in den USA früh schon zur Entstehung von Berufsverbänden führte, kam in der deutschsprachigen Aufnahme der Seelsorgebewegung nur sehr begrenzt zum Tragen – etwa in der Gründung der Deutschen Gesellschaft für Pastoralpsychologie (DGfP) im Jahre 1972.[4] Die Klinische Seelsorgeausbildung (KSA) in Deutschland und das Clinical Pastoral Training (CPT) in der Schweiz konnten sich nicht zuletzt deshalb etablieren, weil sie nicht als Qualifikation für einen klinischen Beruf konzipiert wurden, sondern als Zusatzqualifikation für eine kirchliche Berufstätigkeit. Dass die klinische Seelsorge sich derzeit im deutschsprachigen Raum in einer Spannung zwischen Professionalisierung und Deprofessionalisierung[5] befindet, hat mit zwei gegenläufigen Entwicklungen zu tun: dem Rückgang kirchlicher Ressourcen einerseits und einer neuen Offenheit gegenüber der spirituellen Dimension im Gesundheitswesen andererseits.[6] Im Folgenden werde ich mich auf den letzten Aspekt konzentrieren, der die Professionalisierungsdynamik befeuert. Die Gründe dafür liegen auf der Hand: Um in einem sich rasch verändernden und zunehmend komplexer werdenden professionellen Umfeld als Fachpersonen anerkannt zu werden bzw. anerkannt zu bleiben, müssen Seelsorgende ihre Expertenrolle spezifizieren und innerhalb des Gesundheitswesens plausibilisieren. Das gilt umso mehr, wenn der Einbezug der spirituellen Dimension als interprofessionelle Aufgabe verstanden wird. Wenn Gesundheitsfachpersonen beginnen, in ihren Gesprächen mit Patient*innen und Angehörigen auch spirituelle Aspekte anzusprechen und diese in der interprofessionellen Zusammenarbeit zu thematisieren, verändert sich dadurch das Berufsfeld klinischer Seelsorge.

Das seelsorgliche Bemühen, sich als „companion profession"[7] zu profilieren, die etwas Einzigartiges in die Gesundheitsversorgung einzubringen hat, reicht bis weit ins 20. Jahrhundert zurück. Der evangelische Pastor Russell L. Dicks betonte bereits 1939, dass Seelsorgende „are not ministers conducting rituals at the bedside but people interested in patients' physical recoveries and their spiritual growth".[8] Und das US-amerikanische *College of Chaplains*, die Vorgängerorganisation der

---

4 Michael Klessmann, „Deutsche Gesellschaft für Pastoralpsychologie (DGfP): Die Jahre ihrer Entstehung und Gründung (bis 1980)" (2012), https://www.pastoralpsychologie.de/fileadmin/user_upload/DGfP-Chronik.pdf [abgerufen am 24.01.2023].
5 Etwa durch die Streichung von finanzierten Seelsorgestellen zugunsten von ehrenamtlicher Seelsorge.
6 Für eine genauere Analyse dieser voneinander unabhängigen und zugleich interagierenden Transformationsprozesse vgl. Simon Peng-Keller, *Klinikseelsorge als spezialisierte Spiritual Care: Der christliche Heilungsauftrag im Horizont globaler Gesundheit* (Göttingen: Vandenhoeck & Ruprecht, 2021), 44–66.
7 Wendy Cadge, „Healthcare Chaplaincy as a Companion Profession: Historical Developments," *Journal of Health Care Chaplaincy* 25/2 (2019): 45–60, 49.
8 Cadge, „Healthcare Chaplaincy," 47.

Association of Professional Chaplaincy erwog schon in den 1970er Jahren, klinische Seelsorge als „allied health professionals" zu positionieren.[9] Das Aufkommen interprofessioneller Spiritual Care im Rahmen der Palliativversorgung (und darüber hinaus) hat diese Entwicklung weiter befördert und ermöglicht der klinischen Seelsorge, sich neu in einem gewandelten Umfeld zu verorten. Seelsorge als „spezialisierte Spiritual Care"[10] zu konzipieren und von einer *gesundheitsberuflichen* Spiritual Care zu unterscheiden, ist eine Differenzierung, die dazu dient, die spezifischen Rollen und Aufgaben innerhalb dieses neuen interprofessionellen Felds zu klären. Aufgrund ihrer Ausbildung und Rolle sind klinische Seelsorgende Spezialist*innen in einem Tätigkeitsfeld, in welchem Pflegefachpersonen, Ärztinnen und Ärzte und andere gesundheitsberufliche oder soziale Fachpersonen einen Grundversorgungsauftrag wahrnehmen.[11]

Die Unterscheidung zwischen gesundheitsberuflicher und seelsorglicher Spiritual Care betont zunächst verschiedene Spezialisierungsgrade, die sich analog zu jener zwischen Allgemeinpraktikern und spezialisierten Fachärzten verstehen lässt.[12] Ärztinnen und Ärzte, Pflegefachpersonen und Angehörige anderer patientennaher Berufe tragen zur spirituellen Grundversorgung bei, wenn sie die spirituelle Dimension bewusst in ihre Arbeit einbeziehen (zum Beispiel in die Anamnese oder Therapieplanung) und dazu eine ihrem Arbeitsfeld entsprechende Zusatzexpertise erwerben. Im Unterschied zu gesundheitsberuflicher Spiritual Care, die als Teilaspekt des ärztlichen, pflegerischen oder psychotherapeutischen Gesamtauftrags zu verstehen ist, zeichnet sich die Profession der Krankenhausseelsorge dadurch aus, dass Spiritual Care ihre primäre Aufgabe darstellt und ihre Rolle dadurch bestimmt wird. Dass sich das Selbstverständnis klinischer Seelsorge durch ein solches Reframing verändert, ist kaum zu bestreiten. Wie genau, ist allerdings weder durch den (der christlichen Tradition entstammenden) Begriff „Spiritual Care" noch durch die demografische Entwicklung determiniert, sondern weiter auszuhandeln.[13]

---

9 Cadge, „Healthcare Chaplaincy," 49.
10 Anne Vandenhoeck, „Chaplains as Specialists in Spiritual Care for Patients in Europe," *Polskie archiwum medycyny wewnętrznej* 123 (2013): 552–56.
11 Zur Begründung dieses Grundversorgungsauftrags vgl. Abschnitt 2.
12 Vgl. Thomas Hagen und Josef Raischl, „Allgemeine und spezielle Kompetenzen in Spiritual Care," in *Spiritualität und Medizin: Gemeinsame Sorge für den kranken Menschen*, ed. Eckhard Frick und Traugott Roser (Stuttgart: Kohlhammer, 2009), 280–88.
13 Ein Hinweis auf die Offenheit der Entwicklung bieten die divergierenden Entwicklungen in England und Schottland, vgl. Duncan MacLaren, „All Things to all People? The Integrity of Spiritual Care in a Plural Health Service," *Health and Social Care Chaplaincy* 9/1 (2021): 27–41.

Auch die Befürchtungen, die in diesem Zusammenhang auftreten, sind keineswegs neu. Kritisierte man in den 1970er Jahren, dass die Orientierung an dem „pastoral counseling" nach Rogers die Seelsorge psychologisiere, so wird in der jüngeren deutschsprachigen Spiritual-Care-Diskussion vor einer Fremdnormierung durch das „Medizinsystem"[14] gewarnt. Führt die eben skizzierte Entwicklung nicht – auf direktem Wege oder zumindest langfristig – zu einer Medikalisierung der Seelsorge? Keineswegs, finden die beiden schottischen Theologen John Swinton und Ewan Kelly. Sie plädieren dafür, Seelsorge als einen „einzigartigen und wichtigen Gesundheits- und Sozialberuf" zu beschreiben.[15] Ihre Kritik gegen eine Anpassung der Seelsorge an die Bedürfnisse eines ökonomisierten Gesundheitssystems markieren Swinton und Kelly dadurch, dass sie die Aufgabe der Klinikseelsorge nicht zuletzt darin sehen, für ein holistisches Verständnis von Gesundheit einzustehen. Nur dann, wenn man ein biomedizinisches Gesundheitsverständnis als normative Orientierung akzeptiert, sei es unpassend, die Klinikseelsorge als Gesundheitsberuf zu bezeichnen. Versteht man hingegen Gesundheit, Krankheit und Heilung als dichte und auch in spiritueller Hinsicht reichhaltige Phänomene, sei es nicht allein legitim, sondern geboten, das Prädikat eines Gesundheitsberufs selbstbewusst für die Klinikseelsorge in Anspruch zu nehmen. Denn: „Ohne Spiritualität wäre die Gesundheits- und Sozialversorgung ein sehr einsamer, leerer und dünner Ort für Kranke und Sterbende."[16]

Doch muss man rechtlich als Gesundheitsberuf anerkannt sein, um sich als Profession im Gesundheitswesen zu verankern? Schaut man die in diesem Feld tätigen Fachpersonen an, so fällt auf, dass es Berufe gibt, die im Gesundheitswesen eine wichtige Rolle spielen, ohne Gesundheitsberufe zu sein. Die in diesem Zusammenhang besonders interessanten Beispiele sind klinische Sozialarbeiter*innen und hauptberufliche klinische Ethiker*innen. Die Seelsorge fügt sich gut in die Gruppe dieser ihr nahestehenden Berufe, die nicht in einem engeren Sinn als therapeutisch gelten, jedoch bedeutsame Beiträge zur Gemeinwohlorientierung des Gesundheitswesens und seinen kurativen, palliativen, präventiven und reha-

---

14 Es ist auffällig, dass in dem deutschsprachigen Diskurs um Seelsorge und Spiritual Care häufig auf ein systemtheoretisches Vokabular zurückgegriffen und das „Medizinsystem" und das „Religionssystem" miteinander kontrastiert werden. Angesichts der spannungsvollen Komplexität des Gesundheitswesens mit einer Vielzahl von Akteuren mit sehr unterschiedlichen Interessen und den nicht weniger komplexen Welten unterschiedlicher religiöser Gemeinschaften und individueller Spiritualität scheint mir der Erkenntniswert einer solcher Dualisierung fraglich zu sein.
15 John Swinton und Ewan Kelly, „Contextual Issues: Health and Healing," in *A Handbook of Chaplaincy Studies: Understanding Spiritual Care in Public Places*, ed. Christopher Swift, Mark Cobb und Andrew Todd (London/New York: Routledge, 2016), 175–85, 175.
16 Swinton und Kelly, „Contextual Issues," 177.

bilitativen Prozessen leisten. Die Klinikseelsorge kann sich als eigenständiger *Beruf im Gesundheitswesen* etablieren, ohne damit den Anspruch zu erheben, ein Gesundheitsberuf im engeren Sinne zu sein. Ihre Zugehörigkeit folgt einem ähnlichen Muster wie jene der Sozialarbeit, die in ihrem professionellen Selbstverständnis ebenfalls nicht vom Gesundheitswesen bestimmt ist und weitgehend in denselben Bereichen tätig ist wie die Seelsorge (neben dem Gesundheitswesen auch im Gefängnis, dem Asylwesen sowie an Schulen und Universitäten).

2 Ethische Begründung interprofessioneller Spiritual Care

Wie jegliches professionelle Handeln ist auch Krankenhausseelsorge als spezialisierte Spiritual Care begründungsbedürftig. Je stärker sich die Krankenhausseelsorge als eigener Beruf im Gesundheitswesen versteht und gegebenenfalls auch von diesem finanziert wird, desto größer ist auch der Legitimierungsbedarf.[17] Weshalb sollen knappe finanzielle und zeitliche Ressourcen für spezialisierte Spiritual Care eingesetzt werden? Ähnliche Fragen stellen sich im Hinblick auf gesundheitsberufliche Spiritual Care: Weshalb sollen medizinische, pflegefachliche und psychologische Fachpersonen kostbare Zeit und Energie für Spiritual Care einsetzen? Es lassen sich mehrere Gründe anführen: grundrechtliche, therapeutische und ethische.[18]

Das *grundrechtliche Argument* lautet: Gesundheitsinstitutionen tragen aufgrund des besonderen Abhängigkeitsverhältnisses ihrer Patient*innen eine Mitverantwortung dafür, dass die Möglichkeit, den eigenen Glauben[19] auszuüben und in einer anspruchsvollen Zeit auf spirituelle Ressourcen zurückzugreifen, unter den einschränkenden Bedingungen des klinischen Alltags gewährleistet bleibt. Angesichts wachsender organisatorischer Komplexität und spirituell-weltanschaulicher Pluralität muss diese Aufgabe zumindest teilweise von den Institutio-

---

[17] Insofern Glaubensgemeinschaften weiterhin an der Ausbildung, Beauftragung und Finanzierung von Seelsorge beteiligt sind, entsteht durch den beschriebenen Professionalisierungsprozess auch ein gewisser Legitimierungsbedarf in dieser Hinsicht: Weshalb sollen die Kirchen Ressourcen für eine Aufgabe einsetzen, die nicht primär auf die eigenen Mitglieder ausgerichtet sind? Da dies jedoch für das diakonische Engagement insgesamt gilt, handelt es sich jedoch eher um eine Verschiebung bisheriger Wahrnehmungs- und Begründungsformen.
[18] Ich greife im Folgenden zurück auf Simon Peng-Keller, „Ansätze ärztlicher Spiritual Care," *Praxis* 106/24 (2017): 1339–43.
[19] Da der Begriff der Spiritualität in den grundrechtlichen Diskursen bislang kaum auftaucht, benutze ich hier die üblichere Rede von Glaubensausübung.

nen selbst übernommen werden. Es bedarf dazu auch Gesundheitsfachpersonen, die ausreichend geschult sind, um elementare Formen von Spiritual Care, zu denen etwa die Exploration von spirituellen Bedürfnissen und Nöten oder der Einbezug spiritueller Aspekte bei therapeutischen Entscheidungen gehören, in professioneller Weise auszuüben.

Eine Zwischenbemerkung: Dass auch gesundheitsberufliche Spiritual Care die Kriterien zu erfüllen hat, die für *professionelles* Handeln im Allgemeinen gelten, muss hier deshalb betont werden, weil es in diesem Bereich leicht zu Grenzverletzungen kommen kann (etwa durch mehr oder weniger subtile Formen des Missionierens[20]) und eine entsprechende Kompetenzvermittlung bislang in der gesundheitsberuflichen Ausbildung erst ansatzweise geschieht. Dabei sollte insbesondere auch dem Missverständnis begegnet werden, dass es sich bei gesundheitsberuflicher Spiritual Care um zeitaufwändige und komplizierte Aufgaben handle, die zusätzlich zu den ohnehin schon vielen ärztlichen, pflegerischen oder therapeutischen Tätigkeiten hinzukommen. Demgegenüber ist zu betonen, dass es zumindest in vielen Situationen um eine Erweiterung oder Vertiefung dessen geht, was Gesundheitsfachpersonen ohnehin tun (müssen). Gesundheitsberufliche Spiritual Care ist bereits dort gegeben, wo in fachgerechter Weise abgeklärt wird, ob der Einbezug spiritueller Aspekte im konkreten Fall geboten ist. Dieser Professionalitätsanspruch ist auch bei den folgenden beiden Argumenten vorauszusetzen.

Das *therapeutische Argument* lautet: Spirituelle Überzeugungen und Praktiken sind erstens nicht selten bedeutsam für Therapieentscheidungen und stellen zweitens für nicht wenige Patient*innen eine Ressource oder ein therapeutisch relevantes Problem dar.[21] Um ihren Auftrag zu erfüllen, hilfsbedürftige Menschen in fachgerechter Weise zu unterstützen, bedarf es einer Förderung interprofessioneller Spiritual Care.

Das *ethische Argument* schließt an das grundrechtliche und therapeutische an und orientiert sich an den allgemein anerkannten medizinethischen Prinzipien:[22] Wenn es in Abhängigkeitsverhältnissen einer besonderen Sorge für spirituelle

---

20 Lea Chilian und Michael Coors machen darauf aufmerksam, dass die Generalisierung eines bestimmten Verständnisses von Spiritualität zu einem „mehr oder weniger expliziten Paternalismus" führen kann, vgl. Lea Chilian und Michael Coors, „Zur moralischen Dimension von Spiritualität im Gesundheitswesen: Eine ethische Perspektive auf Spiritual-Care-Diskurse," *Zeitschrift für Evangelische Ethik* 67/1 (2023): 22–33.
21 Für einen Forschungsüberblick vgl. Tracy A. Balboni, Tyler J. VanderWeele, Stephanie D. Doan-Soares, Katelyn N. G. Long, Betty R. Ferrell, George Fitchett, Harold G. Koenig, Paul A. Bain, Christina Puchalski, Karen E. Steinhauser, Daniel P. Sulmasy und Howard K. Koh, „Spirituality in Serious Illness and Health," *JAMA* 328/2 (2022): 184–97.
22 Tom L. Beauchamp und James F. Childress, *Principles of Biomedical Ethics* (Oxford/New York: Oxford University Press, [8]2019).

Bedürfnisse bedarf, dann sind Gesundheitsinstitutionen in der Pflicht, allen Patient*innen eine Form professioneller Spiritual Care anzubieten, die ihre Autonomie stärkt und die der weltanschaulich-religiösen und kulturellen Diversität bestmöglich Rechnung trägt. Gemäß dem medizinethischen Prinzip der Benefizienz ist die spirituelle Dimension dann in die medizinische Versorgung einzubeziehen, wenn sie im konkreten Fall therapeutisch relevant ist und zu treffende Entscheidungen maßgeblich beeinflusst.

Insbesondere bei Entscheidungen am Lebensende kann davon ausgegangen werden, dass diese häufig durch spirituelle und religiöse Überzeugungen und Einstellungen beeinflusst werden. Es ist deshalb wenig erstaunlich, wenn sich die Diskussion auf existenzielle Grenzsituationen und ethische Konfliktfälle fokussiert.[23] Wie soll beispielsweise eine Ärztin damit umgehen, wenn Patient*innen oder Angehörige mit Berufung auf religiöse Überzeugungen medizinisch indizierte Interventionen ablehnen? Was bedeutet es für die Versorgung einer schwerkranken Patientin, wenn sich herausstellt, dass ihre Entscheidungen wesentlich vom Urteil eines Geistheilers beeinflusst werden, der sie dazu drängt, auf ein aus palliativmedizinischer Sicht gebotenes Schmerzmittel zu verzichten? Was soll die leitende Ärztin einer Palliativstation tun, wenn die Angehörigen eines aus einer ihr fremden Kultur stammenden Patienten am Sterbebett Heilungsrituale vollziehen, die im Widerspruch zu einer guten palliativen Versorgung stehen? Unabhängig davon, wie aus medizinethischer Perspektive solche Konflikte zu beurteilen sind, bedarf es von gesundheitsberuflicher Seite jeweils der Fähigkeit, in respektvoller Weise auf religiöse und spirituelle Überzeugungen einzugehen und sie ressourcenzentriert in die weitere Versorgung einzubeziehen (z.B. durch ein wertschätzendes Wiederanknüpfen an Vorstellungen und Überzeugungen, die in früheren Begegnungen geäußert wurden).[24]

Die Fokussierung auf Konfliktfälle hat allerdings zur Folge, dass Religiosität und Spiritualität im medizinethischen Kontext oft nur dann zum Thema werden, wenn sie für eine medizinische Versorgung *lege artis* zum Problem werden. Das

---

[23] Bernard Lo, Delaney Ruston, Laura W. Kates, Robert M. Arnold, Cynthia B. Cohen, Kathy Faber-Langendoen, Steven Z. Pantilat, Christina M. Puchalski, Timothy R. Quill, Michael W. Rabow, Simeon Schreiber, Daniel P. Sulmasy und James A. Tulsky, „Discussing Religious and Spiritual Issues at the End of Life: A Practical Guide for Physicians," *JAMA* 287/6 (2002): 749–54; Lawrence Martis und Anne Westhues, „Religion, Spirituality, or Existentiality in Bad News Interactions: The Perspectives and Practices of Physicians in India," *Journal of Religion and Health* 54 (2015): 1387–402.
[24] Vgl. Palliative-ch, „Spiritual Care in Palliative Care, Leitlinien zur interprofessionellen Praxis," (Bern: 2018), Spiritual_Care_in_Palliative_Care_-_Leitlinien_zur_interprofessionellen_Praxis.pdf [abgerufen am 11.05.2023].

widerspricht einem ressourcenorientierten Ansatz, wie er sich beispielsweise in den Empfehlungen zum Umgang mit Religion und Spiritualität in Psychiatrie und Psychotherapie findet, die die Deutsche Gesellschaft für Psychiatrie und Psychotherapie, Psychosomatik und Nervenheilkunde (DGPPN) 2017 veröffentlichte.[25] Unterstrichen wird in diesen Leitlinien sowohl der Unterschied psychiatrisch-psychotherapeutischen Handelns zur Seelsorge („Psychiatrische und psychotherapeutische Behandlungen einerseits und Seelsorge und spirituelle Führung andererseits sollten unterschieden werden und getrennt bleiben"[26]) als auch die Begrenzung auf das Methodenspektrum der eigenen Profession. Ausdrücklich ausgeschlossen werden „religiöse oder spirituelle Interventionen"[27], wozu etwa ein Gebet oder ein religiöses Ritual zu zählen sind. Hervorgehoben wird schließlich auch, dass die Behandler „auf eine respektvolle Weise religiös neutral bleiben"[28] sollten. Sowohl die von der DGPPN eingeforderten Kompetenzen als auch die Grenzen, die sie markiert, bedürfen der weiteren Diskussion. So argumentiert der US-amerikanische Bioethiker Mark Kuczewski, dass es Situationen gebe, in der es aus professionellen Gründen passend sein könne, eine strikte ärztliche Neutralität zu durchbrechen.[29] Zum einen sei es aus ethischen Gründen gefordert, dass Ärzte und Ärztinnen bereit sind, die Werte, von denen sie sich in ihren Entscheidungen leiten lassen, zu reflektieren und transparent zu machen. Zum andern tragen nach Kuczewski wohldosierte Selbstmitteilungen zur Vertrauensbildung bei.

3 Grundlagen einer klinikseelsorglichen Professionsethik

Vollzieht die Klinikseelsorge den Wandel zu einer spezialisierten Profession im Gesundheitswesen, steht sie vor der Aufgabe, ihre professionsethischen Grundlagen im Horizont interprofessioneller Spiritual Care zu klären und deren Verbindlichkeit institutionell zu gewährleisten. Dabei hat sie nicht zuletzt die von Peter

---

25 Michael Utsch, Ursula Anderssen-Reuster, Eckhard Frick, Werner Gross, Sebastian Murken, Meryam Schouler-Ocak und Gabriele Stotz-Ingenlath, „Empfehlungen zum Umgang mit Religiosität und Spiritualität in Psychiatrie und Psychotherapie: Positionspapier der Deutschen Gesellschaft für Psychiatrie und Psychotherapie, Psychosomatik und Nervenheilkunde (DGPPN)," *Spiritual Care* 6/1 (2017): 141–46.
26 Utsch et al., „Empfehlungen," 144.
27 Utsch et al., „Empfehlungen," 144.
28 Utsch et al., „Empfehlungen," 144.
29 Mark G. Kuczewski, „Talking about Spirituality in the Clinical Setting: Can Being Professional Require Being Personal?," *The American Journal of Bioethics* 7/7 (2007): 4–11.

Sedgwick beobachtete Spannung zu bearbeiten, dass klinikseelsorgliches Handeln, wie eingangs erwähnt, von einem doppelten ethischen Rahmen bestimmt ist: dem medizinethischen und dem religiösen. Was bedeutet dies für die Ausgestaltung einer klinikseelsorglichen Berufsethik?

3.1 Ethikkodizes für spezialisierte Spiritual Care

Um mich einer Antwort auf diese Frage anzunähern, analysiere ich zunächst zwei repräsentative Ethikkodizes jüngeren Datums. Der eine wurde 2016 von der *Canadian Association for Spiritual Care* (CASC) veröffentlicht, der andere 2021 von der US-amerikanischen *National Association of Catholic Chaplains* (NACC).[30] Ein Vergleich dieser Dokumente ist insofern aufschlussreich, als sie teilweise dieselben Formulierungen enthalten, sich jedoch an manchen Stellen deutlich voneinander unterscheiden. In der ihnen eigenen Prägnanz widerspiegeln diese beiden Kodizes nicht allein unterschiedliche nationale Kontexte und Gesetzgebungen, sondern auch unterschiedliche Weisen, sich auf die beiden genannten ethischen Referenzgrößen – Medizin und Glaubensgemeinschaft – zu beziehen. Schauen wir sie uns näher an.

Der Ethikkodex der CASC steht vor dem Hintergrund der staatlichen Anerkennung klinischer Seelsorge als selbstständiger Beruf im Gesundheitswesen. Seit 2010 ist es in Kanada möglich, sich an theologischen Fakultäten zu *spiritual care providers* oder *psycho-spiritual therapists* weiterbilden zu lassen und danach als Gesundheitsfachpersonen tätig zu sein.[31] Die Präambel des Kodex nennt beides: die professionelle Ausbildung als auch die Rückbindung an Glaubensgemeinschaften: „CASC/ACSS gathers together Spiritual Care Practitioners and Psycho-Spiritual Therapists who are grounded in communities of faith and informed by professional education and training." (3) Die Spiritual-Care-Fachpersonen werden aufgerufen,

---

30 Canadian Association for Spiritual Care, „Code of Ethics and Professional Conduct," 03.10.2016 https://www.spiritualcare.ca/uploads/1/3/9/8/139872819/cascacss-code-of-ethics-and-professional-conduct-1_7_.pdf [abgerufen am 09.06.2025]; National Association of Catholic Chaplains, „Code of Ethics for Spiritual Care Professionals," 09.2021 https://naocc.sharefile.com/share/view/s7eb171bf372245f1b0e9d808198cf1ff [abgerufen am 09.06.2025]. Es handelt sich in beiden Fällen um revidierte Versionen früherer Kodizes. Zahlen in Klammern beziehen sich im Folgenden auf Seitenzahlen bzw. Ziffern dieser Kodizes.

31 Die genannten Abschlüsse werden vom offiziellen Berufsverband registrierter Psychotherapeuten anerkannt. Einen Überblick bieten Thomas St. James O'Connor und Elizabeth Meakes, „Three Emerging Spiritual Practices in the Canadian Association for Spiritual Care (CASC): From Pastoral Care and Counselling to Multi-Faith, Evidence-Based Spiritual Care and Psycho-Spiritual Therapy," *The Journal of Pastoral Care & Counseling* 75/4 (2021): 278–83.

„to nurture their personal health of mind, body and spirit" (3), um auf diese Weise die Aufgabe zu erfüllen, beizutragen zu „greater justice, compassion and healing to our world" (3).[32] Die meisten Bestimmungen, die auf diese programmatische Präambel folgen, könnten auch in einem Ethikkodex eines gesundheitsberuflichen Berufsverbands stehen (und sind möglicherweise auch von einem solchen übernommen). Nur an wenigen Stellen wird sichtbar, dass die angesprochenen Personen Glaubensgemeinschaften zugehören und dass dies in ethischer Hinsicht von Bedeutung ist. So wird an einer Stelle hervorgehoben, dass Spiritual-Care-Fachpersonen ihren Glaubensgemeinschaften gegenüber rechenschaftspflichtig seien und eine gute Beziehung zu ihnen pflegen sollen (5).

Vergleicht man den Ethikkodex der CASC mit jenem der NACC, so fällt auf, dass in letzterem zwar die Rückbindung an ein – weit gefasstes – religiöses Ethos deutlich stärker betont wird, die beiden Dokumente im Übrigen jedoch weitgehend identisch sind. Das religiöse Ethos bildet gewissermaßen den weiteren Deutungshorizont und motivationalen Referenzrahmen für professionsethische Bestimmungen, die auch ohne diesen verständlich wären.[33] Um die christlich-religiöse Perspektive zu betonen, verwendet der von der US-amerikanischen Bischofskonferenz approbierte Kodex der NACC mitunter eine ausdrücklich theologische Sprache, etwa wenn „Spiritual Care Professionals"[34] aufgefordert werden, alle Menschen „as being created in the image and likeness of God" zu würdigen (102.411). Die Seelsorgenden werden zudem verpflichtet, „[to r]emain proficient by regularly updating themselves in theology, enhancing professional competence, and growing in personal spirituality" (102.11); darüber hinaus werden sie angehalten, „to nurture their personal health of mind, body, and spirit" (102.2). Bedeutsam im vorliegenden Zusammenhang ist schließlich, dass Spiritual-Care-Fachpersonen aufgefordert werden, sich als Team-Player zu verstehen und die gemeindliche Seelsorge einzubeziehen: „Spiritual Care Professionals engage in collegial relationships with peers, other chaplains, local clergy, and counselors, recognizing that perspective and judgment are maintained through consultative interactions rather than through isolation." (107) Bemerkenswert ist, dass das Dokument nicht nur die Zusammenarbeit mit religiösen Fachpersonen außerhalb

---

32 Dieselbe Formulierung findet sich auch im Kodex der NACC (Ziffer 102.3), der die „Spiritual Care Professionals" auch als „healers" bezeichnet (Ziffer 202).
33 Dies entspricht der Beobachtung von Annette Haußmann und Thorsten Moos in diesem Band, dass „die religiöse Perspektive der Verantwortung weniger material etwas hinzu[fügt] als sie die grundlegenden Aporien und Grenzbereiche von Verantwortung zu adressieren erlaubt" (80).
34 Dieser Begriff wird inklusiv gebraucht, vgl. NACC, „Code of Ethics"; Sedgwick, „Chaplaincy and Ethics": „Spiritual Care Professionals is the term commonly adopted by the Spiritual Care Collaborative to include chaplains, pastoral counselors, pastoral educators, and students."

der Gesundheitsinstitutionen betont, sondern ebenso die interprofessionelle Einbettung der Seelsorge (106.7; 106.9).

3.2 Drei Thesen zur doppelten Rahmung klinikseelsorglicher Berufsethik

Kommen wir zu unserer Ausgangsfrage zurück: Welche Konsequenzen hat die erwähnte doppelte Rahmung für eine klinikseelsorgliche Berufsethik im Horizont interprofessioneller Spiritual Care? Die Ethikkodizes der CASC und der NACC bieten hilfreiche Anhaltspunkte für eine Antwort. Ich bündle meine Überlegungen in drei Thesen:
1. *Klinikseelsorgliche Gütekriterien:* Die beiden ethischen Referenzrahmen konvergieren in der Frage nach den klinikseelsorglichen Gütekriterien: Was genau zeichnet eine gute Klinikseelsorge aus? Diese Frage zielt auf die professionelle Kompetenz, die mehreres umfasst: Fachwissen, Fertigkeiten, Gewissenhaftigkeit[35] sowie eine geklärte und gefestigte spirituelle Grundhaltung. Die ethische Relevanz professioneller Kompetenz ergibt sich aus der Gemeinwohlorientierung klinikseelsorglichen Handelns. Die Seelsorge kann ihre intrinsischen Zielsetzungen nur durch größtmögliche fachliche Kompetenz erreichen, wozu auch das Wissen um die eigenen Grenzen gehört, und zwar sowohl in therapeutischer wie in spiritueller Hinsicht.[36] Während es sich im ersten Fall um eine Selbstbegrenzung gegenüber therapeutischen Berufen handelt, so im letzten Fall um den Respekt vor anderen spirituell-religiösen Traditionen. Viele religiöse Rituale setzen nicht nur eine intime Kenntnis einer bestimmten Tradition voraus, sondern auch einer offiziellen Autorisierung. Diese erste grundlegende These kann mit Blick auf die beiden genannten ethischen Referenzrahmen weiter spezifiziert werden:

---

35 Nach Manuel Trachsel, Jens Gaab und Nikola Biller-Andorno, *Psychotherapie-Ethik* (Göttingen: Hogrefe, 2018), 55 ist professionelle Kompetenz insofern als professionelle Performanz zu verstehen, als es dazu nicht nur Fachwissen und Fertigkeiten bedarf, sondern auch deren sorgfältiger und gewissenhafter Einsatz. Gewissenhaftigkeit kann wiederum als ein Aspekt einer spirituellen Grundhaltung verstanden werden, zu der zum Beispiel auch die in den untersuchten Dokumenten erwähnte „compassion" zu zählen ist.
36 Dies betonen auch Annette Haußmann und Thorsten Moos in diesem Band im Hinblick auf die Grenzen des Moralischen: „Die Aufgabe einer ethischen Reflexion seelsorglicher Verantwortung liegt immer auch daran, Grenzen des Moralischen zu reflektieren und zu praktizieren, wie auch insgesamt darin, einen nichtmoralischen Kern der Seelsorgebeziehung wie des Seelsorgehandelns zu pflegen. Überall dort, wo es um Verantwortung geht, steht auch die Verantwortungsüberlastung als Möglichkeit im Raum" (79).

2. *Medizinethische Verpflichtungen:* Da Seelsorge zwar Gutes bewirken möchte, doch entgegen aller guten Absichten auch negative Wirkungen zeitigen kann, unterliegt sie in klinischen Kontexten den geltenden medizinethischen Grundprinzipien der Schadensvermeidung, der Förderung des Patientenwohls, der Gerechtigkeit sowie der Wahrung und Stärkung der Autonomie von Patient*innen.[37] Das bedeutet insbesondere, dass Seelsorgende ihre Tätigkeit zum einen gemäß allgemeinen Kriterien professioneller Sorgfalt auszuüben haben, und sie zum andern, soweit dies möglich ist, die Wirksamkeit des eigenen Tuns empirisch zu überprüfen haben.[38] Die Pflicht zu therapeutischer Wachsamkeit, zu kritischer Selbstüberprüfung und Selbstbegrenzung ist umso dringlicher, als die Kirchen durch dilettantische und übergriffige Seelsorge in den letzten Jahren und Jahrzehnten großes Leid verursacht und viel Vertrauen verspielt haben.[39] Im Gesundheitswesen tätige Klinikseelsorgende können nicht einfach voraussetzen, dass ihre Angebote (und sie selbst) den von ihnen begleiteten Personen guttun; sie müssen bereit sein, sich in ihrem Handeln am aktuell verfügbaren Wissen auszurichten und gegebenenfalls auch durch neue Evidenz korrigieren zu lassen.[40] Kurz: Wie andere Professionen hat auch die Seelsorge Rechenschaft darüber abzulegen, was sie mit welchen Zielsetzungen tut, woran sich ein gutes seelsorgliches Handeln bemessen lässt und wie eine verbindliche Qualitätssicherung durchgeführt wird.[41] Zur Verpflichtung zu professioneller Kompetenz[42] gehört nicht zuletzt auch die Befähigung, mit ethischen Fragen fachgerecht umzugehen.
3. *Professioneller Umgang mit den ‚prä- oder transprofessionellen' Grundlagen interprofessioneller Spiritual Care:* In all ihren Gestalten ist Spiritual Care geprägt von persönlichen Überzeugungen, Einstellungen, Erfahrungen und Praktiken. Die Professionalität gesundheitsberuflicher und spezialisierter Spiritual Care zeigt sich nicht zuletzt an einem professionellen Umgang mit

---

37 Tom L. Beauchamp und James F. Childress, *Principles of Biomedical Ethics* (Oxford/New York: Oxford University Press, [8]2019.
38 Die sogenannt „wirksamkeitsorientierte Seelsorge" hat sich diesem Anliegen verschrieben, vgl. Nika Höfler, *Wirksamkeit von Krankenhausseelsorge: Eine qualitative Studie* (Leipzig: Evangelische Verlagsanstalt, 2022).
39 So auch Jutta Mader, *Professionelle Krankenhausseelsorge: Chance und Aufgabe für Kirchen und konfessionelle Träger* (Stuttgart: Kohlhammer, 2017), 187.
40 Daniel Grossoehme, „The Role of Science in Enhancing Spiritual Care Practice," in *Chaplaincy and the Soul of Health and Social Care*, ed. Ewan Kelly und John Swinton (London/Philadelphia: Jessica Kingsley Publishers, 2019), 93–102, 99–100.
41 Margaret E. Mohrmann, „Ethical Grounding for a Profession of Hospital Chaplaincy," *The Hastings Center Report* 38/6 (2008): 18–23, 20.
42 Vgl. Trachsel et al., *Psychotherapie-Ethik*, 61.

diesen Schlüsselfaktoren, die der beruflichen Tätigkeit ebenso vorausliegen wie sie übersteigen (und insofern als ‚prä- oder transprofessionell' zu bezeichnen sind). Im Unterschied zu gesundheitsberuflicher Spiritual Care, die auch von Fachpersonen wahrgenommen werden kann, die keiner Glaubensgemeinschaft angehören und sich selbst als weder spirituell noch religiös bezeichnen, ist die Sorge um eine spirituelle Verwurzelung eine notwendige Voraussetzung für die Klinikseelsorge als spezialisierter Spiritual Care. Dieses transprofessionelle Moment spezialisierter Spiritual Care betrifft nicht nur einzelne Interventionen, sondern berührt letztlich die Frage nach den Inspirations- und Motivationsquellen seelsorglicher Arbeit. Ein professioneller Einbezug der spirituellen Dimension dürfte umso leichter fallen und umso wirksamer sein, je stärker jemand verwurzelt ist in persönlichen Überzeugungen und Praktiken. Wenn sich persönliche Spiritualität und professionelle Spiritual Care nicht nur nicht voneinander trennen lassen, sondern professionelles Handeln von transprofessionellen Quellen zehrt, bedarf diese Verschränkung einer besonderen Aufmerksamkeit.

3.3 Spiritualität als Orientierung am Guten?

Ein spirituelles Selbstverständnis und die lebendige Beziehung zu Glaubensgemeinschaften sind gemäß den untersuchten Ethikkodizes konstitutive Merkmale von Klinikseelsorge und gehören damit auch zum weiteren ethischen Bezugsrahmen. Es ist auffällig, dass dieser religiöse Referenzrahmen in beiden Dokumenten zwar programmatisch erscheint, doch nur ansatzweise mit konkreten Verpflichtungen verknüpft wird. Wie lässt sich diese Diskrepanz erklären? Ein plausibler Grund wurde bereits genannt: Das religiöse Ethos fungiert hier als ein interpretativer und motivationaler Referenzrahmen für professionsethische Festlegungen, die auch ohne diesen Rahmen verständlich sind. Hinzu kommt, dass beide Dokumente auf eine Situation antworten, in der die Rückbindung an Glaubensgemeinschaften abnimmt und die spirituelle und weltanschauliche Diversität (auch innerhalb religiöser Institutionen!) wächst. Das gilt insbesondere für den Kodex der CASC, einer Berufsorganisation, die anders als die NACC nicht an eine bestimmte konfessionelle Tradition gebunden ist.

Der Versuch der CASC, ein professionsspezifisches Ethos zu formulieren, das von Seelsorgenden mit unterschiedlichen weltanschaulichen Hintergründen geteilt werden kann, verfängt sich in einem Dilemma, das meines Erachtens für die Gesamtentwicklung im Bereich Spiritual Care charakteristisch ist: Was Spiritual Care Practitioners und Psycho-Spiritual Therapists von anderen Berufsgruppen unterscheidet, wird mit dem Terminus ‚spiritual' bezeichnet; dieser wird jedoch, um der weltanschaulich-spirituellen Diversität Rechnung zu tragen, so unbestimmt gehalten, dass er seine unterscheidende Funktion verliert. Hinzu kommt eine weitere Schwierigkeit: Wer sich als *Psycho-Spiritual Therapist* bezeichnet, ordnet sich dem psychotherapeutischen Berufsfeld zu und nicht der Seelsorge als einer eigenständigen Berufsgruppe.

Wie lässt sich dieses Dilemma lösen? Ich beschränke mich hier auf einen Lösungsvorschlag von Carmen Schuhmann und Annelieke Damen, der im thematischen Zusammenhang des vorliegenden Bandes beachtet zu werden verdient. Aus der Perspektive humanistischer Seelsorge niederländischer Prägung schlagen Schuhmann und Damen vor, spezialisierte Spiritual Care durch ihre spezifische existenzielle Orientierung zu profilieren.[43] Anders als in den psychologisch-psychiatrischen Berufen gehe es in der Seelsorge nicht primär um mentale Gesundheit, sondern um die existenzielle Orientierung am ‚Guten' in einem umfassenden (und nicht primär moralischen) Sinne. Um einer möglichst breiten Anschlussfähigkeit willen, verzichten Schumann und Damen darauf, das lebensorientierende und sinnstiftende ‚Gute' inhaltlich festzulegen, scheinen jedoch selbst einer humanistischen Variante zuzuneigen, in der diese Orientierung altruistisch bestimmt ist. Im Fokus der Seelsorge stehen gemäß diesem Modell die mehr oder weniger ausgeformten Überzeugungen bezüglich dessen, was dem Leben Sinn und Hoffnung verleiht. Die primäre Aufgabe von Seelsorgenden sei es, Menschen in krisenhaften Reorientierungsprozessen zu begleiten. Ein persönlicher Glaube an die Sinnhaftigkeit menschlichen Lebens sei dafür eine notwendige Voraussetzung: „whether or not pastoral caregivers work from a religious inspiration, their work involves a kind of faith: faith that it makes sense not to give up on goodness even though goodness is fragile".[44]

Von Ferne erinnert der von Schuhmann und Damen vorgelegte Entwurf an die Vorstellung, Seelsorgende, seien insofern für die ‚Moral' von Kranken, Gefangenen, Soldaten etc. zuständig, als sie durch ihre vertrauenserweckende Präsenz verhindern, dass Menschen in kritischen Situationen in einen Zustand der Demoralisierung und Verzweiflung abgleiten und die Verantwortung für sich selbst, für andere und die ihnen anvertrauten Aufgaben preisgeben. Ausgangspunkt und die *raison d'être* klinikseelsorglicher Arbeit ist, so gesehen, die Not existenzieller Desorientierung. In den Worten Schuhmanns und Damens:

> „The role of pastoral caregivers is probably most salient in ‚ultimate' situations—situations of severe disorientation in which our usual visions of the good lose their believability [...]. Ul-

---

[43] Carmen Schuhmann und Annelieke Damen, „Representing the Good: Pastoral Care in a Secular Age," *Pastoral Psychology* 67/4 (2018): 405–17.
[44] Schuhmann und Damen, „Representing the Good," 412.

timate situations may involve experiences of wonder or awe that do not fit in with our usual visions of the good and which render these visions of the good inadequate or irrelevant. Ultimate situations may also be desperate situations."[45]

Inwiefern gelingt es Schuhmann und Damen, das Dilemma zwischen weltanschaulicher Offenheit und professioneller Profilierung und Abgrenzung zu überwinden? In der eben skizzierten Version ist die Rede von „Orientierung am Guten" insofern keine rein formale Bestimmung, als sie eine starke Wertung beinhaltet: den Glauben daran, dass menschliches Leben trotz dem Widersinn von Leid und Tod zutiefst sinnhaft ist. Das erinnert an den Leitgedanken von Viktor E. Frankls Logotherapie, dass es für mentale Gesundheit entscheidend ist, an die Sinnhaftigkeit des eigenen Lebens zu glauben.[46] Es bestünde also die Möglichkeit, den eben skizzierten Ansatz logotherapeutisch zu entfalten. Doch würde damit nicht die von Schuhmann und Damen betonte Unterscheidung zwischen Seelsorge und Psychotherapie wieder verwischt?[47] Sie bedarf zumindest einer weiteren Präzisierung. Geht man vom Selbstverständnis und der Fremdwahrnehmung der betreffenden Professionen aus, so zeigt sich das, was sie voneinander unterscheidet, gerade in dem, was ihnen gemeinsam ist: der Begleitung von Menschen in Sinnkrisen. Der Unterschied liegt in einem anderen Fokus: Während die Psychologie und die Psychotherapie in solchen Sinnkrisen nach verschütteten Sinnquellen fragen (also nach dem *meaning in life*),[48] so stehen Seelsorgende eher für die Frage nach dem umfassenden Sinn, der auch dann noch trägt, wenn alle partikulären Sinnquellen versiegen (*meaning of life*).[49] Wenn Professionen „solche Berufe [sind], denen es obliegt, Wertuniversalien, welche infolge einer lebenspraktischen Krise in Frage

---

45 Schuhmann und Damen, „Representing the Good," 409. In der Rede von „ultimate situations" klingt Karl Jaspers „Grenzsituationen" an, vgl. Karl Jaspers, *Der philosophische Glaube angesichts der Offenbarung* (München: Piper, 1962).
46 Viktor E. Frankl, *Der Wille zum Sinn: Ausgewählte Vorträge über Logotherapie* (München: Piper, ⁴1997).
47 Die Nähe zwischen Logotherapie und Spiritual Care wird mitunter als Argument gegen letzteres gebraucht, vgl. Pär Salander, „The Emperor's New Clothes: Spirituality: A Concept Based on Questionable Ontology and Circular Findings," *Archive for the Psychology of Religion* 34 (2012): 17–32.
48 Vgl. Tatjana Schnell, *Psychologie des Lebenssinns* (Berlin/Heidelberg: Springer, 2016); Martin Fegg, Mechthild Kramer, Sibylle L'hoste und Gian Domenico Borasio, „The Schedule for Meaning in Life Evaluation (SMiLE): Validation of a New Instrument for Meaning-in-life Research," *Journal of Pain and Symptom Management* 35/4 (2008): 356–64.
49 Zur Unterscheidung zwischen *meaning of life* und *meaning in life* vgl. Roland Kipke, „Viktor Frankl und die gegenwärtige philosophische Sinndiskussion: Ein Beitrag zur Theorie des sinnvollen Lebens in Psychotherapie, Psychiatrie und Philosophie," *Zeitschrift für Praktische Philosophie* 5/2 (2018): 243–82.

gestellt sind, wieder zur Geltung zu verhelfen"[50], dann repräsentiert die Klinikseelsorge die in vielen Gestalten auftretende Orientierung an einem umfassend Guten, die Menschen davor bewahrt, in Situationen radikaler Entmächtigung zu verzweifeln. Dem Gemeinwohl verpflichtet fungieren Seelsorgende in kritischen Lebenssituationen als spirituelle „Vertrauensintermediäre"[51]: Sie zeichnen sich *ex professo* dadurch aus, dass sich ihre eigene Orientierung am Guten mit ihrer beruflichen Rolle verknüpft und damit auch auskunftspflichtig ist. Unter den Bedingungen einer pluralistischen Gesellschaft repräsentieren sie damit nicht nur eine partikulare Glaubensgemeinschaft, sondern eine Profession, die auf vielfältige Weise für spirituelle Belange aller Art und die Orientierung am Guten einsteht.

Literatur

Balboni, Tracy A., Tyler J. VanderWeele, Stephanie D. Doan-Soares, Katelyn N. G. Long, Betty R. Ferrell, George Fitchett, Harold G. Koenig, Paul A. Bain, Christina Puchalski, Karen E. Steinhauser, Daniel P. Sulmasy und Howard K. Koh. „Spirituality in Serious Illness and Health." *JAMA* 328/2 (2022): 184–97.

Beauchamp, Tom L. und James F. Childress. *Principles of Biomedical Ethics*. Oxford, New York: Oxford University Press, [8]2019.

Cadge, Wendy. „Healthcare Chaplaincy as a Companion Profession: Historical Developments." *Journal of Health Care Chaplaincy* 25/2 (2019): 45–60.

Canadian Association for Spiritual Care. „Code of Ethics and Professional Conduct," 03.10.2016, https://www.spiritualcare.ca/uploads/1/3/9/8/139872819/cascacss-code-of-ethics-and-professional-conduct-1__7_.pdf [abgerufen am 09.06.2025].

Chilian, Lea und Michael Coors. „Zur moralischen Dimension von Spiritualität im Gesundheitswesen: Eine ethische Perspektive auf Spiritual-Care-Diskurse." *Zeitschrift für Evangelische Ethik* 67/1 (2023): 22–33.

Fegg, Martin, Mechthild Kramer, Sibylle L'hoste und Gian Domenico Borasio. „The Schedule for Meaning in Life Evaluation (SMiLE): Validation of a New Instrument for Meaning-in-life Research." *Journal of Pain and Symptom Management* 35/4 (2008): 356–64.

Frankl, Viktor E. *Der Wille zum Sinn: Ausgewählte Vorträge über Logotherapie*. München: Piper, [4]1997.

Grossoehme, Daniel. „The Role of Science in Enhancing Spiritual Care Practice." In *Chaplaincy and the Soul of Health and Social Care*, hg. v. Ewan Kelly und John Swinton, 93–102. London, Philadelphia: Jessica Kingsley Publishers, 2019.

---

50 Michaela Pfadenhauer, *Professionalität: Eine wissenssoziologische Rekonstruktion institutionalisierter Kompetenzdarstellungskompetenz* (Opladen: Leske + Budrich, 2003), 88.
51 Vgl. Simon Peng-Keller, „Kommunikation des Vertrauens in der Seelsorge," in *Kommunikation des Vertrauens*, ed. Ingolf U. Dalferth und Simon Peng-Keller (Leipzig: Evangelische Verlagsanstalt, 2012), 101–32.

Hagen, Thomas und Josef Raischl. „Allgemeine und spezielle Kompetenzen in Spiritual Care." In *Spiritualität und Medizin: Gemeinsame Sorge für den kranken Menschen*, hg. v. Eckhard Frick und Traugott Roser, 280–88. Stuttgart: Kohlhammer, 2009.

Höfler, Nika. *Wirksamkeit von Krankenhausseelsorge: Eine qualitative Studie*. Leipzig: Evangelische Verlagsanstalt, 2022.

Jaspers, Karl. *Der philosophische Glaube angesichts der Offenbarung*. München: Piper, 1962.

Kipke, Roland. „Viktor Frankl und die gegenwärtige philosophische Sinndiskussion: Ein Beitrag zur Theorie des sinnvollen Lebens in Psychotherapie, Psychiatrie und Philosophie." *Zeitschrift für Praktische Philosophie* 5/2 (2018): 243–82.

Klessmann, Michael. „Deutsche Gesellschaft für Pastoralpsychologie (DGfP): Die Jahre ihrer Entstehung und Gründung (bis 1980)." (2012): https://www.pastoralpsychologie.de/fileadmin/user_upload/DGfP-Chronik.pdf [abgerufen am 24.01.2023].

Kuczewski, Mark G. „Talking about Spirituality in the Clinical Setting: Can Being Professional Require Being Personal?" *The American Journal of Bioethics* 7/7 (2007): 4–11.

Lo, Bernard, Delaney Ruston, Laura W. Kates, Robert M. Arnold, Cynthia B. Cohen, Kathy Faber-Langendoen, Steven Z. Pantilat, Christina M. Puchalski, Timothy R. Quill, Michael W. Rabow, Simeon Schreiber, Daniel P. Sulmasy und James A. Tulsky. „Discussing Religious and Spiritual Issues at the End of Life: A Practical Guide for Physicians." *JAMA* 287/6 (2002): 749–54.

MacLaren, Duncan. „All Things to all People? The Integrity of Spiritual Care in a Plural Health Service." *Health and Social Care Chaplaincy* 9/1 (2021): 27–41.

Mader, Jutta. *Professionelle Krankenhausseelsorge: Chance und Aufgabe für Kirchen und konfessionelle Träger*. Stuttgart: Kohlhammer, 2017.

Martis, Lawrence und Anne Westhues. „Religion, Spirituality, or Existentiality in Bad News Interactions: The Perspectives and Practices of Physicians in India." *Journal of Religion and Health* 54 (2015): 1387–402.

Mohrmann, Margaret E. „Ethical Grounding for a Profession of Hospital Chaplaincy." *The Hastings Center Report* 38/6 (2008): 18–23.

National Association of Catholic Chaplains. „Code of Ethics for Spiritual Care Professionals," September 2021, https://naocc.sharefile.com/share/view/s7eb171bf372245f1b0e9d808198cf1ff [abgerufen am 09.06.2025].

O'Connor, Thomas St. James und Elizabeth Meakes. „Three Emerging Spiritual Practices in the Canadian Association for Spiritual Care (CASC): From Pastoral Care and Counselling to Multi-Faith, Evidence-Based Spiritual Care and Psycho-Spiritual Therapy." *The Journal of Pastoral Care & Counseling* 75/4 (2021): 278–83.

Palliative-ch. *Spiritual Care in Palliative Care, Leitlinien zur interprofessionellen Praxis*. Bern: 2018. Spiritual_Care_in_Palliative_Care_-_Leitlinien_zur_interprofessionellen_Praxis.pdf [abgerufen am 11.05.2023].

Peng-Keller, Simon. *Klinikseelsorge als spezialisierte Spiritual Care: Der christliche Heilungsauftrag im Horizont globaler Gesundheit*. Göttingen: Vandenhoeck & Ruprecht, 2021.

Peng-Keller, Simon. „Ansätze ärztlicher Spiritual Care." *Praxis* 106/24 (2017): 1339–43.

Peng-Keller, Simon. „Kommunikation des Vertrauens in der Seelsorge." In *Kommunikation des Vertrauens*, hg. v. Ingolf U. Dalferth und Simon Peng-Keller, 101–32. Leipzig: Evangelische Verlagsanstalt, 2012.

Pfadenhauer, Michaela. *Professionalität: Eine wissenssoziologische Rekonstruktion institutionalisierter Kompetenzdarstellungskompetenz*. Opladen: Leske + Budrich, 2003.

Salander, Pär. „The Emperor's New Clothes: Spirituality: A Concept Based on Questionable Ontology and Circular Findings." *Archive for the Psychology of Religion* 34 (2012): 17–32.

Schnell, Tatjana. *Psychologie des Lebenssinns*. Berlin, Heidelberg: Springer, 2016.

Schuhmann, Carmen und Annelieke Damen. „Representing the Good: Pastoral Care in a Secular Age." *Pastoral Psychology* 67/4 (2018): 405–17.

Sedgwick, Peter. „Chaplaincy and Ethics: What Does it Mean to Be a Good Chaplain?" In *A Handbook of Chaplaincy Studies: Understanding Spiritual Care in Public Places*, hg. v. Ch. Swift, M. Cobb und A. Todd, 97–108. London, New York: Routledge, 2016.

Swinton, John und Ewan Kelly. „Contextual Issues: Health and Healing." In *A Handbook of Chaplaincy Studies: Understanding Spiritual Care in Public Places*, hg. v. Christopher Swift, Mark Cobb und Andrew Todd, 175–85. London/New York: Routledge, 2016.

Trachsel, Manuel, Jens Gaab und Nikola Biller-Andorno. *Psychotherapie-Ethik*. Göttingen: Hogrefe, 2018.

Utsch, Michael, Ursula Anderssen-Reuster, Eckhard Frick, Werner Gross, Sebastian Murken, Meryam Schouler-Ocak und Gabriele Stotz-Ingenlath. „Empfehlungen zum Umgang mit Religiosität und Spiritualität in Psychiatrie und Psychotherapie: Positionspapier der Deutschen Gesellschaft für Psychiatrie und Psychotherapie, Psychosomatik und Nervenheilkunde (DGPPN)." *Spiritual Care* 6/1 (2017): 141–46.

Vandenhoeck, Anne. „Chaplains as Specialists in Spiritual Care for Patients in Europe." *Polskie archiwum medycyny wewnętrznej* 123 (2013): 552–56.

Register

Alterität 8, 15, 17, 20, 27
Anthropologie 45
Arzt*Ärztin 16, 41, 59, 61, 153, 180, 187, 195, 207

Belastung 49, 102, 104, 116, 127, 130, 132, 147, 154
Beratung 9, 14, 21, 28, 30, 40, 63, 71, 74, 88, 144, 146, 148–151, 156, 170, 181, 193

Dilemma 13, 30, 152, 213–215

Entscheidungsprozess 8–10, 18, 63, 67, 95, 170, 172, 185
Erzählen 52 f., 134, 149
Ethik 1–6, 8–10, 13–16, 18–25, 27–30, 33–36, 38–49, 51–54, 59–90, 95–99, 101, 105, 107–116, 121, 123–127, 129, 132 f., 135–137, 139 f., 143, 145–152, 154–156, 159–163, 169–172, 177–188, 190–193, 195–198, 201, 204–213
Ethikkomitee 3, 65, 67, 95, 110, 147, 162, 170 f.
Ethos 72 f., 88, 138, 180, 187 f., 210, 213

Freiheit 8, 28, 40, 45–47, 49–52, 62, 137 f.
Fürsorge 8, 45, 50, 110, 171, 179, 183, 192, 195

Gerechtigkeit 2, 8, 40 f., 51, 109–111, 152, 159, 164, 171 f., 178, 182–184, 212
Gespräch 6, 9, 15, 46, 52, 66, 74, 83 f., 88, 103, 123, 125, 130, 132 f., 135 f., 146, 149, 152, 161, 164, 168, 179, 193 f., 202
Gesundheit 8, 18, 24, 33 f., 37, 50, 54, 67, 84, 87, 97, 99 f., 102, 105, 115, 131, 146, 152, 156, 161, 179, 183, 202, 204, 214 f.
Gesundheitswesen 1, 3, 5–7, 9 f., 13, 36, 48, 64, 67 f., 72, 77, 84, 95, 97 f., 105, 107–111, 113, 115, 146, 153, 179 f., 183–185, 190, 192 f., 195–197, 201 f., 204–206, 208 f., 212
Glaube 22, 27, 48, 53, 62, 87, 89, 105 f., 114, 145, 152, 177, 205, 214 f.
Gott 42, 44, 46, 53 f., 62, 76, 79, 81, 84, 102 f., 131, 137 f., 153, 177

Handlungsmacht 25, 51 f., 132

Identität 8, 22, 30, 45, 49 f., 53, 77, 81, 97, 103–105, 136, 148

Kasualien 144
Kirche 2 f., 7, 34 f., 38, 61, 68 f., 71, 73, 77, 87, 106, 133, 144–146, 151, 154, 205, 212
Klinik 3, 6, 8 f., 23, 33–38, 41, 43–46, 48 f., 52–54, 59–61, 64 f., 67, 69–75, 77, 79 f., 84–87, 89, 131, 159, 161–163, 169 f., 178 f., 184, 187 f., 192, 201, 204 f., 208, 213
Kompetenz 4, 13, 59 f., 63, 66 f., 71 f., 81, 83, 87, 113 f., 145, 152 f., 155, 163, 178, 182, 188, 190, 203, 208, 211 f.
Konflikt 3, 13 f., 30, 37, 60 f., 63 f., 71, 77, 82, 84, 88, 96, 102, 109, 111, 113, 115, 128, 132, 143, 146, 148 f., 178, 180–182, 185, 191, 193, 196, 198
Kontingenz 179, 194
Kooperation 8, 36, 45, 170
Krankenhaus 3, 34, 36, 46, 62, 64, 68–74, 78, 80–82, 85 f., 88–90, 124, 135, 150 f., 153–156, 159, 161 f., 173, 178, 183, 187, 190, 201, 203, 205
Krankheit 22–24, 26 f., 33–36, 39, 41, 45–50, 53 f., 77, 81, 84, 96, 100, 105, 140, 145, 152, 154, 156, 161–163, 190, 195, 203 f., 214

Leben 1 f., 5 f., 8, 10, 15, 26, 29 f., 42, 48–50, 53, 59, 72, 76, 81, 83 f., 101, 103, 105, 108, 110, 112, 122, 124, 131 f., 134 f., 137–140, 143–146, 150, 152, 154, 156, 161, 167, 172, 178, 181, 186 f., 193–195, 197, 215
Lebensende 9, 42, 61, 65, 147, 151, 159–161, 164–171, 173, 207
Lebensführung 2, 5 f., 70, 74, 95, 103 f., 107 f., 112, 153, 185, 187
Leid 27, 34 f., 52, 81, 84, 102–104, 106, 111, 116, 125, 131, 134, 152, 161, 172, 186, 191–195, 212, 215

Macht 25, 47 f., 50, 63, 66, 80 f., 100 f., 128, 157, 167, 191, 194
Medizin 2, 4 f., 10, 13, 22 – 24, 33 f., 36 f., 39, 41, 48, 60, 67 – 69, 81, 83 – 85, 88, 96, 145, 150, 165 f., 171 f., 181 f., 193, 201, 203 f., 206 f., 209, 212
Medizinethik 1 – 3, 5, 8, 13 f., 16, 19, 24, 27 – 29, 33 f., 36, 38 – 43, 48 – 50, 53 f., 67, 81, 109, 123, 164, 186 f., 195, 197
Moral 1 – 10, 13 – 15, 19 – 22, 24 f., 28 – 30, 39 – 46, 49 – 51, 54, 61, 64, 73, 75, 78 – 80, 82, 84, 88, 97 f., 107 – 110, 112 – 116, 121, 123 – 130, 132, 135 – 137, 139, 149, 156, 181, 184 – 186, 188, 192, 206, 211, 214

Narrativ 6, 8, 22, 30, 35, 44 f., 48, 52 f., 134, 151, 156, 168 f., 191
Norm 18, 39, 42 f., 48, 61, 70, 77 – 80, 84 f., 88, 116, 123 f., 136, 139, 155, 180, 188, 192 – 194

Organisation 9, 61, 65, 72, 75 – 77, 80, 85, 124, 126, 133, 156 f., 159, 162 f., 172 f., 183, 188 – 191

Patient*in 5, 8 f., 15 – 17, 22, 24, 36, 38, 40, 46, 48, 52 f., 67, 69, 77, 83, 87 – 89, 95 f., 98 f., 101 f., 111, 113 f., 116, 135 f., 147, 152 f., 155 f., 159, 161, 168, 171, 179 f., 183, 186 – 188, 190, 193 – 195, 202 f., 205 – 207
Patient*innenwille 183, 193 f.
Pfarrberuf 71, 145, 148
Pfarrer*in 144, 148
Pflege 23 f., 33, 41, 73, 79, 83 f., 88, 143, 148, 161, 181, 210 f.
Pflegeheim 47
Pflegekraft 195
Philosophie 8, 18 f., 22, 25 – 28, 34, 42, 44 – 48, 76, 181, 186, 215
Poimenik 61 – 63, 74, 80, 85, 88, 101, 139
Profession 16, 24, 68 – 70, 73 f., 80, 82, 85 f., 180, 202 – 204, 208
Professionalisierung 38, 59, 61, 70 f., 86 f., 161, 201 f.
Professionsethik 9, 59 – 62, 68, 70 – 76, 78, 80 f., 83 – 90, 127, 186, 201, 208, 210, 213
Professionstheorie 70

Qualifikation 4, 202

Rechte 1, 8, 24, 45 – 48, 51, 77, 157, 191, 193
Religion 5 – 7, 28, 33, 39, 48, 52 f., 61, 63, 65, 76 f., 80, 95, 98 – 100, 102 – 104, 107 f., 114, 116, 152, 180, 185, 194, 207 f., 215
Religiosität 84, 96, 98 – 102, 106 f., 113, 115 f., 155, 165 f., 171, 207 f.
Rolle 4, 7, 9, 13, 15, 18 – 24, 30, 38 f., 49, 54, 65 f., 68 f., 74, 76 f., 79, 81 – 84, 89, 112 – 114, 116, 124, 143 – 147, 150 f., 153, 156 f., 160, 170, 172, 179 f., 183, 186, 188, 190 f., 203 f., 216

Seelsorge 1, 3, 7, 9 f., 15, 24, 33 – 39, 52 – 54, 59 – 62, 64 f., 68 – 75, 77, 79 f., 82, 84 – 90, 101, 105, 115, 121 – 129, 132, 134, 139, 143 – 151, 153 – 157, 159 – 161, 163, 169 f., 180, 190, 201, 203 – 205, 208 f., 211, 214 f.
Seelsorgegeheimnis 61, 68, 72, 150
Seelsorger*in 3, 30, 37 f., 52 f., 59 – 61, 72, 74 – 77, 80, 85 f., 121 f., 125, 127, 130 f., 135 f., 138, 140, 145 – 147, 154 f., 166, 172, 178, 187
Selbstsorge 8, 18, 45, 194 f.
Sinn 2, 4 f., 9, 17 f., 20, 26, 28, 34, 44, 48, 50, 63, 68, 72, 78, 82 f., 85, 95, 102, 105, 111 f., 114, 116, 122 f., 137 f., 144, 148, 150, 154, 160, 168 f., 172, 177, 180, 184, 188, 190, 192, 194 f., 204 f., 214 f.
Solidarität 8, 35, 46, 49, 51, 54, 126 f., 194
Sorge 10, 18, 24, 26, 30, 33 f., 36, 43, 45 f., 50, 72, 88, 96, 103, 129, 178 f., 184, 186, 192 – 195, 203, 206
Spiritual Care 1, 6 – 10, 15, 30, 33 – 38, 41, 49, 52, 54, 62 f., 66 – 70, 72 – 74, 78, 82, 84 – 86, 88 f., 95 – 99, 101 – 107, 109 – 116, 143, 145 – 148, 151, 153, 161 – 163, 166 – 169, 177 – 181, 185, 190, 192, 194 f., 201 – 215
Spiritualität 1, 3 f., 6 – 10, 15, 29, 33 – 36, 38, 44, 51 f., 54, 62, 64, 67, 69, 72, 84, 88, 95 – 116, 145, 149, 151 – 155, 162, 165 – 169, 177 – 181, 184 – 187, 190 – 192, 194, 196 – 198, 202 – 208, 210 f., 213 – 216
Spital 3
Sterben 10, 53, 81, 83, 134, 144 f., 161 f., 169 – 172, 187, 191, 194 f.

Suizid 9, 65 f., 90, 131, 144–147, 149, 151, 157, 161, 169, 172
System 3, 36 f., 46–48, 65, 68 f., 81–83, 87, 110, 127, 132, 150, 155–157

Theologie 1–4, 6–8, 34 f., 37–39, 41–44, 46–49, 51, 53 f., 60, 62 f., 65, 67, 70–73, 76, 78–89, 95 f., 98, 101, 105, 112, 122, 130, 138, 145 f., 148, 150, 153 f., 156, 163 f., 166, 172, 209 f.
Tod 6, 25–27, 30, 34, 39, 51, 61, 81, 135, 143, 149, 153, 161 f., 165, 168, 172, 186, 191, 197, 215
Tradition 6, 8, 10, 34 f., 39–43, 46 f., 53, 62, 102–104, 152, 163, 185, 201, 203, 211, 213

Urteil 8, 15, 20 f., 41, 45, 49, 51, 75, 78, 129, 186, 207

Verantwortung 8 f., 16–18, 26, 35, 44–49, 73, 77–80, 83, 89, 110 f., 113, 127, 188, 197, 210 f., 214
Verletzlichkeit 40, 45, 49–53, 121, 123 f., 135, 154–156
Verletzung 9, 51, 114, 121 f., 124–130, 132, 135 f., 155
Vulneranz 121, 124 f., 132, 139

Weiterbildung 4, 65, 67, 82, 162
Wert 8, 18, 45–48, 61, 80, 83 f., 88, 112, 116, 123 f., 139, 148, 156 f., 168 f., 188, 190, 208
Wohlbefinden 9, 95–102, 104, 108, 111, 115 f., 129
Würde 8, 24, 42, 44 f., 47, 49, 59 f., 72, 79, 86, 99, 102, 105, 108, 111, 113 f., 122, 128, 153, 156 f., 164, 171, 177, 196, 215